Manuel de lutte contre la maladie du sommeil

La collection « Didactiques » propose des ouvrages pratiques ou pédagogiques. Ouverte à toutes les thématiques, sans frontières disciplinaires, elle offre à un public élargi des outils éducatifs ou des mises au point méthodologiques qui favorisent l'application des résultats de la recherche menée dans les pays du Sud.
Elle s'adresse aux chercheurs, enseignants et étudiants mais aussi aux praticiens, décideurs et acteurs du développement.

JEAN-PHILIPPE CHIPPAUX

Directeur de la collection
chippaux@dakar.ird.sn

Parus dans la collection DIDACTIQUES

Venins de serpent et envenimations
Jean-Philippe Chippaux

Les procaryotes. Taxonomie et description des genres (cédérom)
Jean-Louis Garcia, Pierre Roger

Photothèque d'entomologie médicale (cédérom)
Jean-Pierre Hervy, Philippe Boussès, Jacques Brunhes

Lutte contre la maladie du sommeil
et soins de santé primaires
Claude Laveissière, André Garcia, Bocar Sané

Outils d'enquête alimentaire par entretien
Élaboration au Sénégal
Marie-Claude Dop *et al.*

Awna Parikwaki
Introduction à la langue palikur de Guyane et de l'Amapá
Michel Launey

Grammaire du nengee
Introduction aux langues aluku, ndyuka et pamaka
Laurence Goury, Bettina Migge

Pratique des essais cliniques en Afrique
Jean-Philippe Chippaux

Manuel de lutte contre la maladie du sommeil

Claude Laveissière

Laurent Penchenier

IRD Éditions
INSTITUT DE RECHERCHE
POUR LE DÉVELOPPEMENT

Collection DIDACTIQUES

Paris, 2005

Préparation éditoriale
Yolande Cavallazzi

Mise en page
Aline Lugand / Gris Souris

Correction
Marie-Odile Charvet

Coordination fabrication
Catherine Plasse

Maquette intérieure
Pierre Lopez

Maquette de couverture
Michelle Saint-Léger

Photo de couverture :
IRD/P. Grébaut : piège Vavoua au bord d'une rivière, au point de lavage du linge (Bipindi, Cameroun).

Photos 4e de couverture :
- OMS : prospection de masse, prélèvement de sang au bout du doigt.
- OMS : forêt-galerie, lieu principal de la transmission de la THA en zone de savane.
- OMS : plaque à microtitration utilisée pour les dilutions dans les tests sérologiques.

ISBN : 2-7099-1567-7
ISSN : 1142-2580

Sommaire

Préface

La maladie du sommeil, ou trypanosomose humaine africaine[1] (THA), a profondément marqué la démographie et l'économie des États africains. Cette affection demeure l'une de celles qui, jusqu'à l'émergence du sida, ont le plus profondément touché le développement du continent. La lutte contre la trypanosomose a pesé sur l'organisation administrative et même politique des colonies africaines entre 1920 et 1960, date des indépendances ; elle a créé des habitudes, jusqu'au vocabulaire, spécifiques et particulières qui feraient sourire si elles n'étaient associées aux pires heures de l'Afrique.

L'action sanitaire coloniale ne peut se dissocier de la lutte contre cette endémie majeure. Le service de santé colonial, essentiellement composé de médecins militaires, l'Institut Pasteur et ses filiales africaines, l'Orstom – aujourd'hui IRD – ont été intimement mêlés à ce passé héroïque que l'on a peine à imaginer après l'oubli contraint de la décolonisation.

La maladie est connue depuis l'invasion arabe de l'Afrique au sud du Sahara. Ne dit-on pas que l'avancée de l'islam a été stoppée par la mouche tsé-tsé, vecteur des trypanosomes humains et animaux, ces derniers ayant éliminé les chevaux arabes ? Selon Ibn Khaldoum, historien tunisien de la fin du XIVe siècle, Mari Djata, le dernier grand sultan de l'empire du Mali, succomba à la maladie du sommeil à Tombouctou en 1374. C'est la première mention historique certaine de cette endémie. L'affection est systématiquement recherchée par les négriers chez les esclaves originaires du golfe de Guinée avant qu'ils ne soient embarqués pour les Amériques. John Atkins, chirurgien de la marine britannique, donne une description clinique en 1734 (Hoeppli, 1969). L'identification du parasite d'abord puis de son vecteur, moins de trois ans plus tard, datent du début du XXe siècle.

[1] Dont il existe beaucoup d'autres dénominations, ce qui traduit sa fréquence et la marque qu'elle a laissée : maladie de Gorée, maladie de Nianing, hypnosie, léthargie des nègres, narcotisme des Noirs, Névalane (wolof), Dadane (sereer) et quantité d'autres noms locaux.

Méningo-encéphalite parasitaire rapidement mortelle une fois qu'elle est déclarée, la maladie du sommeil est caractérisée autant par sa clinique que par les flambées épidémiques qui frappaient les populations rurales. Le « sommeilleux » présente des troubles majeurs du rythme nycthéméral que l'on a longtemps considérés comme une simple inversion du sommeil : assoupi le jour, il est insomniaque la nuit. Après une brève période de coma, le patient meurt, décharné et déshydraté.

La médecine coloniale, ignorante des écrits historiques arabes, a d'abord enseigné que la maladie du sommeil était une endémie côtière. La pénétration des colonnes de pacification devait permettre de rappeler qu'elle sévissait également – et même surtout – dans la profondeur des terres, en forêt comme en savane, jusqu'aux confins du Sahel en suivant les vallées. Ainsi, les régions les plus fertiles, donc les plus peuplées, étaient décimées par la trypanosomose africaine. Il est vraisemblable que le brassage de population entraîné à la fin du siècle dernier par les conquêtes coloniales et la mise en valeur des territoires a favorisé la dissémination du parasite et son expansion au sein de populations nouvelles et non immunes. Cet argument, hautement vraisemblable, est difficile à étayer avec le recul, d'autant plus que l'augmentation des cas correspondait non seulement à l'effort de « construction » colonial, mais surtout à la mise en place du recensement démographique et sanitaire[2]. En outre, on sait aujourd'hui que la trypanosomose est endémique et qu'elle explose périodiquement sous forme d'épidémies meurtrières. Quelles qu'en soient les raisons, les puissances coloniales – françaises, britanniques et belges surtout – ont rapidement pris la mesure du désastre. L'exploitation politique qui en sera faite par la suite n'en réduit pas la portée ni les conséquences.

Au début du XXe siècle, face à une situation devenue catastrophique, on organisa le diagnostic. En cette période trouble d'institutionnalisation du système colonial, la médecine tropicale se fonda autour de la maladie du sommeil. Certes, le paludisme, qui sévissait en Europe encore à l'époque et, dans une moindre mesure, la fièvre jaune dont certaines épidémies frappaient les ports des pays tempérés, constituaient également des pôles d'intérêt, mais le développement de la recherche et de la médecine coloniale s'est essentiellement focalisé sur le trypanosome et son épidémiologie. Les

[2] On peut toutefois observer que l'expansion actuelle est favorisée par les nombreux conflits civils et militaires qui embrasent le continent africain.

sociétés savantes, les revues spécialisées se consacrèrent à ce nouveau fléau qui semblait pouvoir ruiner tous les efforts de colonisation de l'Afrique subsaharienne. Des missions scientifiques ont été organisées en Afrique équatoriale (1906 : mission Roubaud, Martin et Lebœuf) puis occidentale (1908 : mission Bouffard et Gouzien ; 1909-1912 : mission Bouët et Roubaud) (MATHIS, 1946), pour ne citer que les missions françaises qui eurent bien évidemment leur équivalent chez les Belges au Congo et les Britanniques en Afrique orientale. L'objectif était, chaque fois, de faire un bilan chiffré de la situation et d'étudier la transmission pour trouver une parade efficace. C'est l'époque de la création des Instituts Pasteur les plus prestigieux : Brazzaville (1909), Sor[3], près de Saint-Louis (1908, déplacé à Dakar en 1924), puis Kindia (1923) dont la vocation était la recherche sur la maladie du sommeil et la lutte contre celle-ci (DEDET, 2000).

Un médecin militaire, Eugène Jamot, structura et formalisa cette lutte au lendemain de la Première Guerre mondiale qu'il avait passée au Cameroun à combattre – avant la maladie du sommeil – l'ennemi allemand qui occupait alors ce territoire (LAPEYSSONNIE, 1987). Au-delà de la création d'un véritable corps de santé, il instaura une nouvelle stratégie sanitaire, d'ailleurs très critiquée par l'autorité coloniale plus encline à maintenir un système de soins curatifs individuel plus conventionnel. Les craintes de l'administration se vérifièrent : rapidement, les équipes mobiles devinrent un État dans l'État. On comprend ainsi que cette administration, voyant son pouvoir lui échapper, s'opposera insidieusement à Jamot et finira par l'évincer dans des circonstances aussi injustes que navrantes. L'affaire de Bafia (WANG SONNÉ, 1999), où l'un de ses collaborateurs provoqua un accident oculaire grave chez 695 patients, dont 596 restèrent aveugles[4], à cause d'un surdosage médicamenteux, sonna le glas de sa carrière. Malgré une ultime mission en Afrique occidentale de l'Ouest qui lui permettra de dépister plus de 70 000 trypanosomés en trois ans, l'administration aura finalement raison de sa ténacité. Mais d'autres, comme Muraz, convaincus par la justesse et l'efficacité de la méthode, prirent le relais et poursuivirent son action.

[3] Ce laboratoire a été créé par Thiroux à l'occasion de la construction d'un « village de ségrégation de la maladie du sommeil », destiné à héberger les malades en vue de leur traitement. Ce type de village-hôpital allait se développer et donner les « hypnoseries ».

[4] LAPEYSSONNIE (*op. cit.* : 127) mentionne 526 cécités définitives.

Les équipes de l'hygiène mobile[5], ou équipes Jamot, étaient composées chacune d'un médecin, d'infirmiers, de microscopistes, chargés de sillonner le territoire pour diagnostiquer tous les cas de sommeilleux. La population était convoquée par l'intermédiaire des chefs traditionnels chargés d'organiser le rassemblement au jour et au lieu dits. Un refus ou une réticence pouvait être sanctionné et entraîner l'intervention musclée des gardes de cercle. Placés en rang, hommes, femmes et enfants étaient systématiquement examinés et subissaient, éventuellement, une ponction ganglionnaire ou lombaire à la recherche du mortel parasite. Le diagnostic était immédiat : les malades en phase précoce étaient traités sur place[6], les patients atteints plus sévèrement étaient adressés à l'hypnoserie, centre d'hospitalisation spécialisé dans la cure de la maladie du sommeil. Ce vocable, aujourd'hui disparu, était forgé sur le modèle des léproseries...

La catastrophe démographique est avérée. Au début du siècle, les morts se comptaient chaque année par centaines de milliers, encore ne percevait-on probablement que la partie émergée de l'iceberg. L'administration ne pouvait donc laisser se poursuivre cette saignée. Mais, comme le montre DOZON (1985), les Pastoriens, au premier rang desquels Jamot, soulignaient la responsabilité de l'entreprise coloniale qui crée les voies de communication, déplace les populations, conduisant à leur rassemblement, brassage et promiscuité. De plus, pour ces importuns, non seulement la colonisation favorisait l'émergence et la diffusion du parasite, mais son administration montrait son impuissance à organiser son dépistage et son contrôle : son œuvre civilisatrice se trouvait ainsi compromise par sa propre faute.

L'action des médecins militaires et des Pastoriens, auxquels s'ajouteront les Orstomiens après la Seconde Guerre mondiale, a tenu ses promesses.

En 1960, au moment des indépendances, la plupart des foyers de trypanosomose sont stérilisés et l'on ne dénombre plus que quelques cas dans toute l'Afrique subsaharienne. Cette victoire n'est malheureusement pas un triomphe car, déjà, se profile la

[5] Ce service, alimenté par des médecins militaires, portera plusieurs noms : Service autonome de lutte contre la maladie du sommeil en Afrique équatoriale française, Service spécial de lutte contre la maladie du sommeil en Afrique occidentale française, puis Service général d'hygiène mobile et de prophylaxie et, enfin, Service commun de lutte contre les grandes endémies, resté dans la mémoire des populations sous le terme de Grandes Endémies, voire encore parfois de « trypano ».

[6] Une pratique, aujourd'hui critiquée, consistait à inscrire sur la poitrine du patient, avec de la craie ou de la cendre délayée dans de l'eau, un grand T (pour trypanosomé) accompagné de la dose prescrite.

lourde condamnation qui motivera en grande partie l'arrêt de ce combat : la méthode employée est coercitive et, déjà contestée à l'époque coloniale, devient inacceptable après les indépendances. Avec la « décolonisation », il convenait de changer de stratégie… Cela, ajouté à une situation socio-économique catastrophique, aux conflits civils et militaires diffus et au naufrage du système de santé africain, explique la recrudescence de la maladie du sommeil qui atteint aujourd'hui son niveau de 1925, celui qui, justement, avait légitimé la mise en œuvre de la stratégie Jamot.

Dès 1947, moins de cinq ans après sa création, l'Orstom s'est associé aux Services d'hygiène mobile et de prophylaxie ainsi qu'au service de Santé des Armées pour faire l'inventaire des glossines présentes dans les principaux foyers de transmission de la maladie du sommeil. Au début des années soixante, une équipe d'entomologistes de l'Orstom basée au centre Muraz à Bobo Dioulasso entreprit des recherches sur la biologie de *Glossina palpalis*, l'un des principaux vecteurs, pour préciser les paramètres de la transmission : dynamique de population, longévité, taux d'infection, âge épidémiologiquement dangereux… Les parasitologistes de l'Orstom ont contribué à développer les techniques de dépistage, précisé la distribution de la maladie et étudié la génétique des trypanosomes. Ces recherches ont ensuite été étendues au Cameroun, au Congo, à la Centrafrique et à la Côte d'Ivoire.

Face à la recrudescence de la maladie du sommeil, les chercheurs de l'Orstom ont ouvert des pistes nouvelles pour des stratégies de contrôle efficaces, adaptées à l'économie des États africains et acceptables par les populations rurales. Fondée sur les études entomologiques menées au cours des trente années précédentes, l'invention des pièges « Challier-Laveissière » en 1973 a permis d'envisager la lutte antivectorielle. Les mouches, attirées par la couleur bleue et la forme des pièges, y sont détruites par un puissant insecticide. Outre l'amélioration technique des pièges, les équipes de l'Orstom se sont attachées à favoriser leur utilisation par les populations rurales et l'intégration de la lutte antivectorielle dans le cadre de la santé communautaire.

C'est dans cet esprit que l'Oceac[7], il y a quelques années, avait publié un manuel pratique de lutte contre la maladie du sommeil. Cet ouvrage en cinq fascicules rédigés

[7] L'Organisation de coordination pour la lutte contre les endémies en Afrique centrale a été créée en 1963, comme l'OCCGE (Organisation de coopération et de coordination pour la lutte contre les grandes endémies) trois ans plus tôt pour l'Afrique occidentale, dans le but de reprendre les missions fondamentales des équipes Jamot en les élargissant aux autres endémies tropicales sévissant en Afrique centrale.

par Laveissière et Penchenier était imprégné des leçons de l'histoire. Les auteurs y perpétuaient le paradigme qui a conduit au succès. Il est notable, en effet, que depuis le début de l'épopée de la lutte contre la maladie du sommeil, toutes les vénérables institutions qui y ont pris part se sont davantage singularisées par l'organisation du contrôle de l'endémie et la recherche opérationnelle que par des recherches fondamentales. Ces dernières, pour indispensables qu'elles soient, ne peuvent se suffire à elles-mêmes et doivent être relayées par leur application sur le terrain dans des conditions propres à les rendre efficientes. Ce véritable mode d'emploi de la lutte contre la maladie du sommeil à l'usage des acteurs de terrain a rapidement été épuisé et il est apparu naturel aux éditions de l'IRD de le rééditer dans la collection « Didactiques » où il trouve naturellement sa place. Actualisé, il vient merveilleusement compléter un autre petit guide, paru en 2003 dans la même collection, « Lutte contre la maladie du sommeil et soins de santé primaires » qui relatait une expérience de terrain, véritable prélude au livre que nous publions aujourd'hui. L'un et l'autre servent parfaitement le propos de Lapeyssonnie : « l'heure n'est pas aux commémorations. Il faut repartir au combat ».

Jean-Philippe Chippaux,
Médecin spécialisé en santé publique
Dakar, juillet 2004

Glossaire

Adénopathie

La présence des trypanosomes dans le système lymphatique entraîne chez celui-ci, une grande activité cellulaire qui se traduit, en particulier, par une inflammation des ganglions (adénite) qui augmentent de volume. Dans le cas de *T. b. gambiense*, ce sont les ganglions cervicaux et sus-claviculaires qui sont les plus concernés, alors que dans le cas de *T. b. rhodesiense*, ce sont les ganglions épitrochléens (du coude). La présence de ces adénites, indolores ou douloureuses, constitue un excellent signe clinique pour la recherche des suspects de THA mais ne peut en aucun cas permettre de poser le diagnostic de la maladie du sommeil si le trypanosome n'a pas été mis en évidence par ponction ganglionnaire et lecture microscopique. En effet, la présence de ganglions cervicaux et sus-claviculaires s'observe assez fréquemment du fait d'autres pathologies comme la gale ou des problèmes bucco-dentaires (voir aussi ganglions).

Allogène

Se dit de personnes ou de populations arrivées récemment dans un pays ou une région. Par opposition on parle d'indigène (ou autochtone). Un allogène peut aussi bien être issu d'un autre pays que d'une autre région d'un même pays.

Aménorrhée

C'est une absence de menstruation. L'arrêt des règles dans la THA est dû à une atteinte de l'axe diencéphalo-hypophysaire qui se trouve dans le cerveau. C'est lui qui régule la sécrétion des hormones, et en particulier des œstrogènes, de la testostérone et des hormones luthéiniques dont la présence dans le sang commande le cycle ovarien.

Amyotrophie neurogène

Diminution des muscles, en poids ou en volume, d'origine neurologique.

Anthropisé

Se dit d'un milieu qui a subi l'installation de l'homme et les transformations qu'il a provoquées du fait de ses activités.

Anthropophile

On utilise ce terme pour désigner des glossines qui vivent dans l'environnement immédiat de l'homme (lisières de villages, campements, points d'eau) mais surtout pour distinguer les espèces qui se nourrissent sur l'homme. *A priori* l'homme est, pour la tsé-tsé, un hôte moins apprécié que les animaux (comme le porc) mais certaines espèces comme *Glossina palpalis* peuvent adapter leur régime alimentaire et, faute de mieux, se nourrir sur lui. Il s'agit d'opportunisme alimentaire.

Anthropozoonose

Maladie vectorielle touchant l'homme et l'animal, par opposition à une zoonose qui ne touche que l'animal et une anthroponose qui ne touche que l'homme.

Anticorps

Ce sont des protéines plasmatiques particulières que l'on appelle globulines ou immunoglobulines. Elles se trouvent dans le sérum et sont engendrées par l'organisme à la suite de l'introduction dans celui-ci d'un antigène (corps étranger à l'organisme, tel qu'une bactérie, un parasite, ou une molécule chimique). Elles participent au mécanisme de l'immunité. Les anticorps sont produits par les cellules du tissu lymphoïde (lymphocytes, plasmocytes, etc.) que l'on retrouve entre autres dans les ganglions. Les trypanosomes sont, pour l'organisme dans lequel ils se trouvent, des antigènes. La partie la plus antigénique du trypanosome est constituée par ses protéines de surface. L'organisme va réagir en produisant des anticorps qui vont concourir à la destruction des trypanosomes.

Apathie
État, caractère d'une personne qui ne réagit pas, qui paraît sans volonté, sans énergie. Dans la THA, le malade éprouve de la fatigue au moindre effort, il se traîne et sa figure prend un aspect triste et apathique.

Apyrexie
Absence de fièvre.

Aréfléxie
Absence de réflexe.

Asymptomatique
Qui ne présente aucun symptôme de la maladie, qui n'a aucun signe clinique. Cette situation se retrouve dans la période d'incubation de la maladie du sommeil.

Athétosique
Mouvements involontaires, lents et ondulatoires, prédominants aux extrémités. Ils s'observent dans les affections touchant le thalamus ou l'hypothalamus. C'est le cas de l'encéphalite.

Autochtone
L'autochtone est originaire, par voie ancestrale, de la région où il vit au moment présent.

Barrière
C'est la partie d'un gîte aménagée ou traitée de façon à rendre impossible son franchissement par les glossines ou leur maintien. Une barrière peut être chimique (pulvérisations d'insecticide), mécanique (déboisement) ou constituée d'une série de SAT (systèmes attractifs toxiques comme les pièges ou les écrans). Les barrières naturelles sont les zones désertiques, les vastes étendues d'eau, les montagnes suffisamment élevées.

Barrière méningée
Barrière protectrice constituée de trois membranes (méninges) entourant le cerveau et la moelle épinière. La présence de trypanosomes dans l'organisme entraîne des modifications de la barrière méningée, surtout de type vasculaire avec une pie-mère (membrane la plus interne) inflammatoire et épaissie en certains points.

Bois sacré
Cette formation végétale, en zone de savane, est naturelle, résiduelle ou non, généralement dense : dans certaines régions d'Afrique, les bois sacrés sont réservés à des cérémonies rituelles. Compte tenu des superstitions dont ils font l'objet, ils sont maintenus en l'état, abritant ainsi des populations de glossines totalement isolées des gîtes de type classique et totalement inféodées à l'homme.

Bradycardie
Ralentissement de la fréquence cardiaque à moins de 60 pulsations par minute.

Cachexie
État d'affaiblissement, d'amaigrissement extrême, du corps constituant la phase terminale de certaines maladies ou infections chroniques. La faiblesse extrême des malades entraîne la cachexie. Leur appétit n'est pas diminué mais

ils n'ont plus la force de l'exprimer et se retrouvent dans un état de maigreur extrême. De plus, du fait de leur impossibilité à se mouvoir, ils vont avoir des ulcérations cutanées aux points de pression (escarres) qui se surinfectent, ce qui augmente la dégradation de leur état général.

Campement

Le terme de campement peut avoir plusieurs significations selon les pays. En matière d'épidémiologie de la THA, le mot campement désigne un habitat permanent ou semi-permanent installé sur le lieu des cultures (par exemple, dans une plantation) ou à proximité.

Il est constitué de petites maisons rustiques et peut abriter une à cinq familles. Au-delà nous parlons, dans ce manuel, de hameau. Ce type d'habitat regroupe plus de cinq familles et peut fréquemment être assimilé à un village. Étant souvent installés par des allogènes, ils ne sont ni cartographiés ni recensés.

Cellules de Purkinje

Cellules constitutives de la couche moyenne de l'écorce grise du cervelet. Leurs cylindraxes (ou « axones ») sont la seule voie efférente de l'écorce. Le cervelet contrôle les mouvements automatiques. La destruction ou la raréfaction des cellules de Purkinje a donc des conséquences directes sur ces mouvements.

Cérébelleux

Se rapporte au cervelet. Le syndrome cérébelleux est un ensemble de troubles causés par des lésions du cervelet qui contrôle les mouvements automatiques. On observe une incoordination des mouvements, des troubles de la parole, de l'équilibre, un nystagmus, etc.

Cérébéllo-vestibulaire

Se rapporte au cervelet et aux noyaux vestibulaires du cervelet. Les noyaux vestibulaires sont situés dans la partie la plus archaïque du cervelet (archéocérébellum). Ils sont en relation directe avec la portion vestibulaire du nerf acoustique et donc avec les canaux semi-circulaires de l'oreille interne qui jouent un grand rôle dans le maintien de l'équilibre. Le syndrome cérébello-vestibulaire (cf. cérébelleux) est particulièrement marqué par les troubles de l'équilibre.

Chimioprophylaxie

Prise médicamenteuse pour prévenir l'apparition ou la propagation de la THA (et de toute autre maladie).

Choréiforme

Qui ressemble à la chorée, maladie nerveuse caractérisée par des mouvements involontaires et irréguliers, tantôt lents, tantôt rapides, accompagnés d'hypotonie musculaire et de troubles de la coordination.

Crises comitiales

Synonyme de crises d'épilepsie. Ce terme vient du nom « comices » qui désignait une assemblée populaire sous la Rome antique parce qu'on interrompait les comices lorsqu'un participant faisait une crise d'épilepsie.

Défenses immunologiques

Type de défense de l'organisme faisant intervenir le système immunitaire et plus particulièrement la réaction antigène-anticorps. L'antigène est un corps étranger à l'organisme, tel qu'une bactérie, un parasite ou une molécule chimique. Les anticorps sont des protéines plasmatiques particulières que l'on appelle globulines ou immunoglobulines qui se trouvent dans le sérum (voir taux de séroprévalence) et qui sont engendrées par l'organisme à la suite de l'introduction dans celui-ci d'un antigène. Les anticorps concourent au mécanisme de l'immunité. Les trypanosomes sont, pour l'organisme, des antigènes. Il va donc y avoir production d'anticorps dirigés contre les trypanosomes pour essayer de les détruire.

L'organisme peut également répondre à une agression extérieure par la production de cellules spécialisées réagissant spécifiquement avec l'antigène qui a provoqué leur production. C'est en particulier le cas dans la réaction immunitaire de greffe ou la réaction d'hypersensibilité retardée.

Dégénérescence spongieuse ou vasculaire des cellules étoilées

Les cellules étoilées font partie de la couche moléculaire de l'écorce grise du cervelet. L'écorce du cervelet est constituée de trois couches : la couche moléculaire à l'extérieur, la couche des cellules de Purkinje au milieu et la couche des grains en dessous.

Densité des populations

En matière d'entomologie, on parle de densité de populations pour quantifier le nombre d'insectes (par exemple, de glossines) pouvant être capturés à un moment donné dans un lieu donné et pendant un certain temps. Ce n'est pas un chiffre réel mais une évaluation car il est impossible de dire combien exactement il y a de tsé-tsé par kilomètre carré. Le terme exact est donc « densité apparente ». Aujourd'hui, on peut évaluer la densité apparente par piège et par jour (DAP) qui est égale au nombre de glossines capturées divisé par le nombre de pièges utilisés, lui-même multiplié par le nombre de jours de capture.

Exemple : en utilisant 100 pièges, 4 jours de suite, on a capturé 1 200 *Glossina palpalis palpalis*. La DAP sera égale à : 1 200/100 x 4 = 3 glossines par piège et par jour. Cette donnée est utilisée dans les études entomologiques pour suivre l'évolution quantitative des populations dans les différents gîtes, pour évaluer les variations saisonnières ou géographiques en comparant les gîtes entre eux et l'impact d'une campagne de lutte antivectorielle.

Diencéphalo-hypophysaire (axe)

Le diencéphale situé entre les hémisphères cérébraux, autour du 3e ventricule, comprend le thalamus, l'épithalamus et l'hypothalamus. Ce dernier représente le centre principal de la vie végétative et est relié à l'hypohyse, glande endocrine logée sous la face inférieure du cerveau, par la tige pituitaire (cordon de substance nerveuse). Les différents constituants du diencéphale et de l'hypophyse interagissent entre eux. C'est ce qu'on appelle l'axe diencéphalo-hypophysaire. L'ensemble agit sur toutes les fonctions de la vie végétative, c'est-à-dire les fonctions vitales de base mais aussi sur la vie génitale et en particulier, la reproduction.

Dysarthrie

Difficulté d'élocution due à des troubles moteurs de la phonation (langue, lèvres…) lors d'atteintes bulbaires ou cérébelleuses.

Dysglobulinémie

Groupe de maladies caractérisées par la présence dans le sérum d'une immunoglobuline produite par un clone unique de cellules lymphoïdes.

Efficiente

Se dit de quelque chose ou de quelqu'un dont l'action aboutit à de bons résultats (efficace). Ainsi, pour qu'une équipe mobile aboutisse à de bons résultats (soit efficiente), il ne faut pas qu'elle disperse ses efforts en intervenant n'importe où, ou n'importe comment. On comprend alors l'intérêt des Soins de santé primaires qui vont entre autres permettre à l'équipe mobile de focaliser son intervention.

Éluat

C'est le produit de la remise en solution d'un liquide imprégnant une surface solide. Dans le cas présent il s'agit du sang séché fixé sur du papier Whatman (languette) qui est remis en solution dans du tampon PBS (voir ce mot).

Encéphalite

L'invasion par les trypanosomes des vaisseaux de l'encéphale (ensemble des centres nerveux constitué du cerveau, du cervelet et du tronc cérébral contenus dans la boîte crânienne) entraîne une infiltration de leurs parois. Le sang circule alors difficilement et les centres nerveux sont mal nourris. Il s'ensuit une inflammation de l'encéphale qui peut être due à la production de toxines par les trypanosomes, ou aux trypanosomes eux-mêmes. Les encéphalites laissent souvent des séquelles mentales.

Encéphalite mésenchymateuse périvasculaire et démyélinisante

C'est une forme particulière d'encéphalite avec atteinte des tissus entourant les vaisseaux et perte, par endroits, de la gaine des nerfs (myéline).

Encéphalopathie arsenicale

Le Mélarsoprol contient des dérivés de l'arsenic qui sont toxiques pour l'encéphale et qui peuvent entraîner des troubles graves, voire mortels.

Endémique

Une maladie est dite endémique si elle est propre à une région particulière et y demeure de façon presque permanente. C'est le cas de la maladie du sommeil en Afrique intertropicale. On peut classer les zones endémiques selon leur degré d'endémicité : faible, moyen ou fort. On dira alors que la région est hypoendémique, mésoendémique ou hyperendémique.

Érythèmes maculeux surélevés

Une macule est une tache cutanée plane. L'érythème est une rougeur congestive de la peau disparaissant à la pression. L'érythème maculeux surélevé est donc une tache rouge et surélevée.

Exhaustif

À propos d'une prospection, le terme exhaustif sous-entend « qui touche l'ensemble de la population » ou du moins sa grande majorité.

Exoérythrocytaire

Ce terme, qui veut dire « en dehors des érythrocytes » (globules rouges), est appliqué aux trypanosomes car ceux-ci, contrairement au plasmodium (agent du paludisme), ne pénètrent pas les globules rouges.

Extrapyramidal

Le système pyramidal est l'axe nerveux allant du cortex cérébral à la moelle épinière. Le système extrapyramidal est l'ensemble des structures nerveuses qui assurent le contrôle de la motricité autre que pyramidal. Le syndrome extrapyramidal est l'ensemble des manifestations dues à une lésion du système extrapyramidal (tremblement, hypertonie, etc.).

Faune non cible

La faune non cible est composée, dans une région donnée, de tous les animaux vivants qui ne font pas l'objet d'une campagne de lutte, qui n'en sont pas la cible. Ces animaux peuvent être aussi bien les mammifères (toujours atteints par la déforestation) que les reptiles ou les oiseaux (touchés par les insecticides) ou encore les poissons. Mais dans la faune non cible on inclut aussi tous les arthropodes c'est-à-dire les insectes et les crustacés, terrestres ou aquatiques. Ces derniers sont particulièrement sensibles aux pulvérisations d'insecticides sur la végétation ou aux écoulements de pesticides dans les cours d'eau. En pratiquant des pulvérisations, aériennes ou terrestres, sur la végétation, on peut détruire tous les insectes pollinisateurs comme les abeilles. Les ruisseaux et rivières peuvent être contaminés par ces techniques ou bien par écoulement des eaux de pluie qui lessivent la végétation et entraînent les produits. Dans ce cas-là, on peut empoisonner directement certains organismes vivants (poissons, crevettes, etc.) ou rompre la chaîne alimentaire et détruire indirectement un certain nombre d'espèces. La lutte contre les insectes d'intérêt agricole est particulièrement polluante dans ce sens. Les organisations internationales sont particulièrement pointilleuses sur la préservation de la faune non cible : cela a entraîné l'amélioration des techniques de lutte dites chimiques, basées sur les pulvérisations d'insecticide, et a favorisé le renouveau du piégeage. Un piège est en général spécifique d'une espèce et ne provoque aucun désordre dans l'environnement.

Ganglions

Petits renflements situés sur le trajet des vaisseaux lymphatiques. Ils servent en quelque sorte de filtres aux infections car ils possèdent des cellules lymphoïdes, qui participent à la réaction immunitaire, et des cellules dites réticulo-histiocytaires qui jouent un rôle majeur dans la phagocytose (c'est l'absorption, puis la digestion par certaines cellules de l'organisme, d'éléments à détruire) des particules antigéniques. L'augmentation d'activité de ces cellules, liée, en particulier, à la présence de trypanosomes, va entraîner une augmentation de volume des ganglions (voir adénopathie).

Giemsa

La solution mère de Giemsa est très sensible à la lumière. Elle doit être contenue dans une bouteille de verre brun hermétiquement fermée. Il faut éviter de l'agiter en la maintenant dans un endroit où l'on ne risque pas de la déplacer trop souvent (armoire fermée). On prélève avec une pipette la quantité nécessaire à la dilution souhaitée (5 à 10 %) que l'on versera dans une burette graduée. Il ne faut pas reverser la solution mère excédentaire dans son flacon d'origine. On complète la dilution en versant dans la burette graduée le volume nécessaire d'eau. Celle-ci doit être limpide, avec un pH compris entre 7,0 et 7,2. Si ce n'est pas le cas, il faudra la neutraliser.

Glossine riveraine

Une glossine riveraine est une glossine, généralement du groupe *palpalis*, qui vit à proximité des cours d'eau à l'intérieur des galeries forestières ou forêts galeries dans les zones de savane. Ces mêmes espèces peuvent se trouver aussi en zone de forêt, largement disséminées dans tous les biotopes suffisamment humides.

Hématophage

Un insecte hématophage est un insecte qui vit de sang (mammifères, oiseaux ou reptiles). Les glossines sont des insectes strictement hématophages, le mâle comme la femelle se nourrissant uniquement de sang contrairement aux moustiques ou aux tabanidés chez qui les mâles se nourrissent de jus sucrés.

Hépatosplénomégalie

Augmentation du foie et de la rate. Ces deux organes font partie du système de défense immunitaire de l'organisme, un peu au même titre que les ganglions (voir ce mot). C'est pourquoi, ils peuvent être modérément augmentés de volume dans la THA.

Histioplasmocytaires (infiltrats)

L'histiocyte est une cellule du tissu réticulo-endothélial (voir système réticulo-endothélial) issue du monocyte à très grand pouvoir phagocytaire et capable d'évoluer en d'autres formes cellulaires. Le plasmocyte est une cellule ressemblant au lymphocyte que l'on trouve surtout dans les inflammations chroniques. La présence de ces deux types de cellules traduit ici une réaction inflammatoire d'origine allergique.

Hôte

Pour le trypanosome, l'hôte est l'homme ou l'animal qui l'abrite. Pour l'insecte, un hôte est un animal vertébré terrestre qui peut fournir du sang permettant la survie de l'espèce. Chaque espèce de glossines a ses hôtes préférés, ce qui détermine, en partie, son aire de répartition. Certaines glossines peuvent choisir leurs hôtes en fonction de la disponibilité de ces derniers. Des tsé-tsé comme *Glossina palpalis* sont dites opportunistes car elles se nourrissent sur l'hôte qu'elle trouve.

Hyperesthésie

Désigne une augmentation de la sensibilité superficielle (le moindre effleurement d'un objet se ressent fortement) ou profonde (la pression sur un objet, comme le fait de tenir un objet, entraîne une vive douleur). **L'hypoesthésie** est une diminution de la sensibilité.

Hyperplasie

Prolifération anormale de cellules.

Hyperplasie folliculaire

Il s'agit ici d'une prolifération anormale des cellules des follicules ganglionnaires qui sont des amas de lymphocytes et de lymphoblastes situés dans la région corticale des ganglions lymphatiques.

Hypopharynx

C'est un stylet très fin, inséré dans le canal alimentaire de la glossine, réuni au canal salivaire impair et servant à l'injection de la salive pendant la piqûre.

Incidence

Voir prévalence.

Infectante

Se dit d'une glossine porteuse de trypanosomes qui peut être à l'origine d'une contamination. Par extension, on parle de piqûre infectante si celle-ci introduit des trypanosomes dans l'organisme de la personne piquée.

Infection intercurrente

C'est une infection qui survient au cours d'une maladie sans qu'il y ait de relations directes entre les deux. On peut, par exemple, faire un paludisme alors qu'on a une trypanosomiase. Le paludisme n'est pas directement lié à la trypanosomiase. C'est une autre infection qui survient au cours de la trypanosomiase. Il faut distinguer « infection intercurrente » et « complication ». La complication d'une maladie lui est directement liée. Si l'on a un paludisme et que l'on fait un coma neuropalustre, c'est une complication.

Jabot

Chez la glossine, le jabot est une poche extensible à l'intérieur de l'abdomen, qui stocke le sang prélevé au cours du repas avant que celui-ci ne repasse dans l'intestin, à l'intérieur de la membrane péritrophique, pour y être digéré. La durée du stockage détermine la possibilité pour un trypanosome sanguin de survivre ultérieurement dans l'intestin.

Kinétoplaste

Le kinétoplaste est une masse, colorée en rouge par le Giemsa (cf. p. 18), située à l'extrémité postérieure du trypanosome et d'où part le flagelle. Il joue un rôle dans la production d'énergie du trypanosome.

Leucocytorrhée

Dans la THA il s'agit d'une présence anormale de leucocytes dans les selles

Leucoplasmocytaire périvasculaire (infiltration)

Présence de leucocytes et de plasmocytes autour des vaisseaux (voir histioplasmocytaires).

Liquide céphalo-rachidien (LCR)
Liquide clair qui baigne l'ensemble du système nerveux central. On peut le prélever en faisant une ponction, au bas du dos, dans la colonne vertébrale. C'est ce que l'on appelle la ponction lombaire. Dans la seconde phase de la maladie, les trypanosomes se trouvent, entre autres, dans le liquide céphalo-rachidien. On pourra les mettre en évidence par la ponction lombaire suivie d'une observation de ce liquide au microscope.

Lymphatico-sanguine
Nom donné à la première phase de la maladie du sommeil car le trypanosome se retrouve dans le sang et le système lymphatique.

Lymphatique
Le système lymphatique est un appareil circulatoire, au même titre que les vaisseaux sanguins, dans lequel coule la lymphe qui est un liquide riche en protéines et en lymphocytes. Ces derniers sont des cellules produites, en particulier, par les ganglions lymphatiques, et qui participent aux défenses immunitaires de l'organisme.

Lymphoplasmocytaire péricapillaire (infiltration)
Présence de lymphocytes et de plasmocytes autour des capillaires (voir histioplasmocytaires).

Malléolaire (œdème)
Les malléoles sont les deux bosses que l'on trouve à la cheville. L'externe correspond à l'extrémité inférieure du péroné et l'interne à l'extrémité inférieure du tibia. L'œdème malléolaire est donc l'œdème de la cheville.

Membrane péritrophique
La membrane péritrophique de la glossine est un tube chitinisé (constitué de chitine, élément essentiel du corps des insectes) extensible, semi-perméable, contenu à l'intérieur de l'intestin. Elle est sécrétée en permanence par le proventricule, et sert à contenir le sang durant sa digestion.

Méso-diencéphalique (région)
Partie médiane du diencéphale (voir diencéphalo-hypophysaire).

Métacyclique
La forme métacyclique du trypanosome correspond au deuxième stade de sa transformation chez la glossine. Le trypanosome ayant rejoint les glandes salivaires de la glossine, se raccourcit et son kinétoplaste migre à l'arrière du noyau. À l'étape suivante, le kinétoplaste se replace en avant du noyau et le trypanosome reconstitue son manteau antigénique de surface. Il est alors à nouveau capable d'infecter un hôte mammifère (**forme métacyclique infestante**) chez lequel il recouvrira sa forme trypomastigote.

Morbidité
Ce terme caractérise ce qui est pathologique, malade. Réduire la morbidité liée à une affection (comme la maladie du sommeil) revient à diminuer le rapport entre le nombre des malades et celui de la population dans laquelle vivent ces malades. Moins il y aura de malades dans une population donnée, plus la morbidité sera faible.

Myoclonique (mouvement)
Contractions musculaires brèves et rapides se reproduisant à des intervalles variables.

Nébulisation
Ou encore brumisation. C'est un mode d'épandage d'insecticide, non rémanent, au sol, réalisé avec des appareils type Swingfog ou TIFA (Todd Insecticide Fog Applicator)

produisant un brouillard à partir du produit en solution huileuse et d'un courant d'air chaud. Ce mode de traitement malgré quelques succès ne s'est pas généralisé du fait des complications dues aux conditions atmosphériques et aux risques d'inhalation d'un brouillard hautement toxique.

Névroglie fibreuse (éléments de)
Fibrose du tissu de soutien du système nerveux qui est formé par des cellules « névrogliques » ou « gliales ».

Nycthéméral (rythme)
Succession du jour et de la nuit (ou de la nuit et du jour) sur une durée de 24 h. Dans la THA, il peut y avoir une inversion du rythme nycthéméral (ou nyctéméral), ce qui, schématiquement, revient à dire que le malade dort le jour et reste éveillé la nuit.

Nymphose
Chez certains insectes, comme la glossine (ou le papillon), c'est la période entre le stade larvaire et le stade adulte où s'accomplissent des transformations radicales. On parle aussi de métamorphose. Chez la glossine, la larve, une fois déposée au sol par la femelle, se transforme en pupe. Son enveloppe extérieure durcit et noircit formant un cocon assez résistant à l'intérieur duquel la larve va peu à peu se transformer en mouche adulte. Cette période de nymphose dure de 25 à 60 jours selon la température.

Pancardite infiltrative
Inflammation globale du cœur (péricarde, myocarde et endocarde) avec infiltrat des tissus.

Pandémie
Se dit d'une endémie très étendue, touchant plusieurs pays, voire plusieurs continents. Les pandémies de trypanosomiase à *Trypanosoma gambiense* se sont étendues à tous les pays de l'Afrique centrale et de l'Ouest et ont touché des centaines de milliers de personnes.

Parasite
Le nom de parasite s'applique à un être vivant qui vit aux dépens de son hôte chez qui il puise tout ce qui lui est nécessaire pour vivre et se multiplier sans lui apporter quelque chose d'utile en échange. Les trypanosomes sont des parasites.

Parasitémie
Désigne la présence de parasites dans le sang de l'hôte.

Pathogène
Se dit d'un organisme qui peut provoquer une maladie. *Trypanosoma b. gambiense* est pathogène pour l'homme et provoque la THA.

Pathognomonique
Symptôme ou signe caractéristique d'une maladie et suffisant à lui seul pour en faire le diagnostic.

Polarisation cérébrale
C'est l'un des qualificatifs de la seconde phase de la maladie du sommeil (phase de polarisation cérébrale). Il indique bien qu'en seconde phase les trypanosomes provoquent des troubles neurologiques d'origine cérébrale.

Polémique
Vive discussion entre personnes aux positions différentes. Dans le cas présent, les divergences portent sur la classification des trypanosomes. Pour les uns, le groupe *brucei* se subdivise en *T. brucei brucei*, *T. b. gambiense* et *T. b. rhodesiense* sur la base de constatations cliniques et géographiques. Pour les autres qui se réfèrent aux résultats obtenus par des techniques modernes

comme la biologie moléculaire, ce groupe est extrêmement complexe et se subdivise en de nombreux sous-groupes.

Polynévritique (signe)
Signe d'une polynévrite, c'est-à-dire d'une atteinte dégénérative de plusieurs nerfs périphériques qui se caractérise par des troubles sensitifs et un déficit moteur bilatéral et symétrique.

Pré-imaginale
Le terme de période pré-imaginale est employé pour désigner la vie de la glossine entre son dépôt par la femelle (larviposition) et sa sortie du puparium. En fonction des conditions climatiques cette période varie de 25 à 60 jours. Elle est toujours plus brève de quelques jours chez le mâle. Durant cette période, si le développement est rapide à cause de hautes températures, la glossine « naîtra » avec des réserves faibles et ses chances de survie seront limitées si elle ne trouve pas immédiatement un hôte pour se nourrir. De même, si le développement est long à cause de basses températures, la glossine aura épuisé ses réserves de graisses et devra immédiatement se nourrir pour survivre. La durée idéale de cette période se situe aux alentours de 35 jours (ce qui est couramment observé en forêt).

Prévalence
C'est le rapport (%) entre le nombre de malades connus et l'effectif de la population concernée d'où proviennent ces malades, sans distinction entre anciens et nouveaux malades. Dans une région où vivent 10 000 personnes et où il y a 100 trypanosomés, la prévalence de la maladie du sommeil sera de 100/10 000 = 1 %. Ne pas confondre prévalence avec incidence. L'incidence est le rapport entre le nombre de nouveaux malades diagnostiqués durant une période donnée (6 mois, 1 an, etc.) et l'effectif de la population d'où proviennent ces malades. On ne tient donc pas compte des anciens malades.

Proboscis
Le proboscis est l'ensemble des pièces buccales de la glossine, horizontales au repos, très nettement visibles à l'œil nu (voir fig. 10, p. 55).

Procyclique
La forme procyclique du trypanosome correspond au premier stade de sa transformation chez la glossine : dans le tube digestif de l'insecte, il s'allonge et perd son manteau antigénique de surface (couche de glycoprotéines variable de surface située sur la partie externe de la membrane cellulaire du trypanosome et responsable de la variation antigénique).

Protidogramme
Répartition, après fractionnement par électrophorèse, des différentes fractions des protéines du sérum que l'on traduit généralement par une courbe.

Proventricule
C'est un organe musculaire faisant office de sphincter. Il est situé entre le jabot, l'œsophage (qui rejoint les pièces buccales) et l'intestin moyen (voir fig. 8, p. 52). Il sécrète en continu la membrane péritrophique.

PSG
C'est un tampon qui contient du phosphate de sodium, du sel et du glucose. Sa composition est la suivante :
- $NaH_2PO_4.2H_2O$: 8,45 g ;
- $NaH_2PO_4.1H_2O$: 0,34 g ;
- NaCl : 2,13 g ;
- glucose : 15,00 g ;
- eau distillée pour faire 1 litre ;
- pH à 20 °C : 7,95 à 8,05 ;
- force ionique : 0,18 ;
- stérilisation sur filtre Sartorius 0,22 µm après passage par un filtre épais.

Pulvérisation aérienne

C'est une technique relativement récente. L'insecticide (surtout la dieldrine et l'endosulfan) est épandu par des pulvérisateurs spéciaux montés sur avion ou hélicoptère volant entre 1 et 3 m de la cime des arbres. La pulvérisation est totale avec de grands risques pour la faune non cible, particulièrement la faune aquatique. Le coût de l'opération n'est pas forcément plus élevé que celui des pulvérisations au sol et le travail est très rapide. Mais ce genre de pulvérisations exige un matériel adapté et du personnel qualifié. Les opérations sont aussi tributaires des conditions climatiques : les inversions thermiques en empêchant le dépôt de l'insecticide limitent le traitement à quelques heures par jour, le matin et le soir. Les consommations d'insecticides en matière active par hectare sont évaluées à : 800-1 000 g de dieldrine, 10-100 g d'endosulfan et 12,5 à 30 g de deltaméthrine, mais peuvent varier en fonction de la densité de la végétation, de la saison et du type d'appareil utilisé.

Pulvérisation terrestre

L'insecticide est épandu à l'aide d'appareils portés à dos d'homme (pulvérisateurs à pression préalable ou à moteur) ou, dans certaines savanes, à l'aide de pulvérisateurs plus puissants montés sur camions. Cette technique permet de pratiquer des pulvérisations, discriminatives ou sélectives, en réduisant le risque de pollution. Elle nécessite cependant une main-d'œuvre nombreuse et un appui logistique très lourd. On considère que pour un appareil il faut disposer de trois hommes : un porteur, un débroussailleur, un approvisionneur sans compter les chefs d'équipe et les chauffeurs. Le travail est généralement long, mais au Nigeria des milliers de kilomètres carrés ont pu ainsi être libérés pour l'élevage. Les consommations en matière active par hectare, plus élevées qu'en pulvérisation aérienne, sont estimées à : 3 000-9 000 g de DDT, 2 000-6 000 de dieldrine et 12 à 60 g de deltaméthrine, mais peuvent varier en fonction de la densité de la végétation, de la saison et du type d'appareil utilisé.

Pyréthrinoïde de synthèse

Les pyréthrinoïdes de synthèse sont apparus relativement récemment sur le marché. De nouvelles formulations et même de nouveaux composés sont sans cesse créés : perméthrine, cyperméthrine, alphacyperméthrine, cyfluthrine et surtout, le plus employé, la deltaméthrine. C'est l'un des insecticides les plus toxiques, même à très faible dose, pour les tsé-tsé. Moins rémanent, car dégradé par la lumière, et plus cher que les organochlorés (comme le DDT), il possède de grandes qualités : biodégradabilité et faible toxicité pour les mammifères. Le désagrément le plus marquant des pyréthrinoïdes est l'effet irritant : solubles dans les graisses, ils traversent rapidement les parois cellulaires par contact, inhalation ou ingestion. Cet effet est de courte durée et ne représente pas un risque important (la sensation de brûlure peut être calmée par friction avec un demi-citron). Les pyréthrinoïdes possèdent la particularité de provoquer un effet *knockdown* sur les insectes. Une glossine recevant ou prenant une dose non mortelle tombe et reste plus ou moins immobilisée pendant plusieurs heures ; la plupart d'entre elles sont dévorées par les fourmis dans les six heures.

Rémanence

Si on pulvérise de l'insecticide, le dépôt de produit doit être efficace : 1°) durant le temps que mettront à se développer, à l'intérieur du puparium, les larves déposées juste avant la pulvérisation (cette période peut durer jusqu'à deux mois) ; 2°) suffisamment longtemps pour freiner la réinvasion de la zone par des glossines venues de l'extérieur et pour réduire le nombre de traitements. Les insectes sont visés au niveau de leurs lieux de repos, diurne ou nocturne. L'insecticide est déposé sous forme de grosses gouttelettes sur tout ou partie de la végétation. Ce genre de traitement est utilisé pour créer des barrières chimiques destinées à isoler une région. Inversement, dans le cas de pulvérisations non rémanentes, l'insecticide utilisé à petite dose, est nébulisé pour tuer les adultes présents dans le gîte sans effet rémanent supérieur à quelques jours, voire quelques heures. Économique en insecticide et en main-d'œuvre, moins polluant qu'une pulvérisation rémanente, ce traitement exige un matériel spécialisé et plusieurs passages successifs espacés de deux à trois semaines pour atteindre les jeunes imagos issus de leur puparium entre deux traitements avant qu'ils n'aient pu mûrir une éventuelle infection trypanosomienne.

Rénitente (tuméfaction)

Masse élastique résistant à la pression du doigt.

Réponse humorale

Réponse de l'organisme à une agression due à la présence d'antigènes. L'organisme produit des cellules immuno-compétentes (lymphocytes, en particulier) et des anticorps qui vont attaquer les antigènes en utilisant la circulation sanguine et lymphatique. On parle alors d'anticorps circulants. On peut les mettre en évidence dans le sérum par des tests immunologiques (comme le CATT dans le cas de la THA). Cette immunité humorale est opposée à l'immunité tissulaire qui est une réponse localisée ou élective pour un organe ou pour un système tissulaire de l'organisme. Le chancre d'inoculation est la traduction clinique d'une défense tissulaire à la pénétration des trypanosomes.

Réponse immunologique

C'est la réponse, par voie tissulaire ou humorale, de l'organisme à une agression due à la présence d'antigènes. Elle met en jeu la production de tout ou partie des éléments intervenant dans la défense immunitaire.

Réticulo-endothéliose

Atteinte du système réticulo-endothélial.

Sanguicole

Se dit de tout organisme, de tout parasite, qui vit dans le sang.

Selvatique

Le cycle selvatique passe par des animaux sauvages (le mot selvatique vient du mot latin *selva* qui veut dire « forêt ») comme les antilopes. On l'oppose au cycle domestique qui, dans le cas de la trypanosomiase, se passe au village et fait intervenir le porc.

Sensibilité/spécificité

La sensibilité se définit comme la capacité à mettre en évidence un problème dans une population donnée. Lors d'un dépistage immunologique de la maladie du sommeil, le test à utiliser devra être choisi en fonction de sa sensibilité. Plus il est sensible, plus on aura l'assurance qu'il englobe, dans les positifs, le plus grand nombre de malades. Une grande sensibilité implique *a priori* un manque de spécificité, c'est-à-dire que, parmi les positifs, il y aura des malades, mais aussi des non-malades (faux positifs). Il faudra donc pratiquer sur l'ensemble des positifs (que l'on appelle les suspects immunologiques) un examen parasitologique permettant de déterminer qui est un vrai malade et qui est un faux positif. La spécificité se définit comme la capacité à éviter les faux positifs. Un test est d'autant plus spécifique que les positifs qu'il met en évidence sont de vrais malades (vrais positifs).

Le risque d'un test trop spécifique est de manquer de sensibilité, c'est-à-dire qu'il va laisser passer des malades (faux négatifs). La sensibilité se calcule comme le rapport des vrais positifs sur la somme des vrais positifs + les faux négatifs.

On comprendra que, pour le dépistage de la THA, il faut un test très sensible, afin d'inclure tous les malades parmi les suspects, mais également suffisamment spécifique pour qu'il n'y ait pas trop de faux positifs et donc pas trop d'examens parasitologiques à faire. Le test diagnostic, lui, doit être très spécifique puisqu'il doit permettre d'affirmer que la personne est malade. Mais il doit être également suffisamment sensible pour éviter de rendre un résultat négatif alors que la personne est malade. L'examen spécifique par excellence est celui qui visualise le trypanosome. C'est le cas des techniques parasitologiques, particulièrement celles qui concentrent les parasites dans l'échantillon examiné. La spécificité se calcule comme le rapport des vrais négatifs sur la somme des faux positifs + les vrais négatifs.

Symbionte

Un symbionte est un organisme vivant dans un autre organisme en association à bénéfices réciproques (contrairement au parasite). Le tube digestif de la glossine se caractérise par la présence, dans la partie médiane de l'intestin moyen, du mycétome, amas de cellules géantes contenant des symbiontes bactéroïdes ou RLO's (Rickettsia-Like Organisms). Transmis de l'adulte à la larve par les glandes nourricières de la femelle, ces symbiontes ont un rôle mal connu, peut-être la sécrétion de vitamines, mais capital pour la survie de l'insecte puisque l'absorption d'antibiotiques provoque sa mort. On sait seulement, depuis peu, qu'ils peuvent favoriser ou inhiber l'installation du trypanosome chez la glossine.

Système réticulo-endothélial

Ensemble de cellules diverses, toutes capables de phagocytose, dont les histiocytes, les macrophages, les cellules réticulaires (cellules des organes hématopoïétiques, précurseurs des cellules sanguines et des cellules conjonctives libres), les cellules endothéliales (en particulier, du système lymphatique), et les cellules gliales (du système nerveux central). On en trouve dans le sang, les ganglions lymphatiques, la moelle osseuse, la rate, le foie, les alvéoles pulmonaires, le système nerveux central, etc. Elles jouent, entre autres, un rôle dans la défense immunitaire (fabrication d'anticorps et élimination de corps étrangers) et la production de nouvelles cellules (surtout phagocytaires).

Tabanidés

Les tabanidés sont communément appelés taons. Hématophages comme la glossine, ils sont souvent confondus avec elle par les populations.

Tachycardie

Accélération du rythme cardiaque à plus de 100 pulsations par minute.

Tampon PBS

Tampon (*Buffer* en anglais, d'où le « B » dans le sigle) composé de phosphate (Na^2HPO4 et NaH_2PO_4) et de sel (NaCl). Ce tampon est un des plus couramment utilisés en biologie. Il sert de base à la composition du PSG (PBS + Glucose) utilisé dans les minicolonnes échangeuses d'anions qui servent au diagnostic de la THA.

Taux de séroprévalence

On désigne sous ce terme le rapport (pourcentage) des personnes positives à un test immunologique pratiqué sur le sérum (partie « liquide » du sang, en opposition à la partie « figurée » constituée des différentes cellules du sang et des plaquettes) en fonction de la population dans laquelle elles vivent. Si le test immunologique est réalisé pour la THA et que dans un village de 1 000 habitants on trouve 100 d'entre eux positifs au test, on dira que le taux de séroprévalence dans ce village est de 10 % (100/1 000). Le taux de séroprévalence donne une indication de la proportion des malades dans le village. Le nombre exact de malades ne pourra être déterminé que par les examens parasitologiques qui seuls, peuvent mettre en évidence la présence du trypanosome chez un individu.

Taxonomie

La classification des trypanosomes en genres, sous-genres et espèces s'appelle la taxonomie (ou taxinomie). Le tableau de Hoare est un tableau taxonomique (tabl. I, p. 47).

Teigne

Maladie due à un champignon microscopique touchant le système pileux en général et plus particulièrement les cheveux. Elle se traduit par la présence de plaques sans cheveux. Ces plaques ont souvent un aspect blanchâtre et peuvent être surinfectées. L'une des conséquences des teignes est la présence d'adénopathies (voir ce mot) en rapport avec la mise en action des défenses immunitaires du malade. Il faut pouvoir distinguer ces adénopathies dues aux teignes de celles dues à la maladie du sommeil.

Ténérale

Une glossine ténérale, mâle ou femelle, est une glossine jeune qui ne s'est pas encore nourrie de sang. On la reconnaît à son aspect assez clair par rapport aux individus plus âgés et surtout à la mollesse de ses téguments (de l'enveloppe de son corps). Une technique consistant à appuyer la tête d'une épingle sur le thorax permet de distinguer *grosso modo* les glossines ténérales : le tégument s'enfonce et ne revient pas à sa place. En réalité, cette technique est peu précise car il faut quelques jours à la glossine pour que ses téguments se rigidifient et pour consolider ses muscles thoraciques qui commandent le vol. La seule façon d'être certain de l'état ténéral de la glossine est de pratiquer la dissection. Si la tsé-tsé ne s'est pas nourrie, il subsiste dans l'intestin un sac d'origine larvaire, brunâtre et en général bien visible. Ce sac sera poussé et évacué vers l'anus par la membrane péritrophique remplie du sang du premier repas. L'intérêt des glossines ténérales est double. Ce sont les seules glossines à pouvoir s'infecter lors de leur premier repas si elles piquent un individu porteur de trypanosomes de l'espèce *Trypanosoma brucei* ; leur densité est donc utilisée (entre autres facteurs) pour déterminer les zones à risque de transmission. Elle sert également à évaluer le résultat d'une campagne de lutte : si la technique employée a été efficace, les captures faites dans les jours qui suivent donnent une majorité de ténérales, nouvellement sorties de leur puparium, et donc pas encore touchées par la méthode de lutte.

Test sérologique

Test immunologique réalisé sur le sérum ou le plasma (partie liquide du sang, voir taux de séroprévalence) d'une personne afin de mettre en évidence la présence d'anticorps ou d'antigènes en rapport avec une pathologie déterminée. Dans le cas de la maladie du sommeil, le test le plus couramment utilisé est le CATT. Ce test sert à rechercher la présence d'anticorps chez la personne testée. Si le test est positif, cette personne sera considérée comme suspecte d'avoir la maladie du sommeil, mais pas comme malade. Pour cela, il faudra mettre en évidence le trypanosome, ce que le CATT ne peut pas faire. On pratiquera donc, sur tous les suspects, des examens parasitologiques pour rechercher les trypanosomes au microscope.

Transmission mécanique

Les trypanosomes sont transmis par la glossine après avoir effectué un cycle de maturation, d'abord dans le tube digestif de la mouche, puis dans ses glandes salivaires. C'est ce qu'on appelle la transmission cyclique. Mais les trypanosomes peuvent aussi être transmis mécaniquement – sans cycle de maturation – avec ou sans intervention d'une glossine. La transmission peut s'effectuer, par exemple, à l'occasion d'une transfusion sanguine si le sang du donneur contient des trypanosomes. Elle peut également être due à un insecte hématophage qui pique un malade puis aussitôt après un homme sain. Les trypanosomes restant dans, ou sur, ses pièces buccales pourront être inoculés à l'homme sain si le délai entre les deux repas est assez court pour que le parasite soit encore actif. C'est une des causes des transmissions de la mère à l'enfant. La mère, malade, piquée par un insecte (par exemple, une glossine), va le chasser ; celui-ci peut alors piquer l'enfant qu'elle porte au dos et lui transmettre mécaniquement des trypanosomes.

Trypanocide

Se dit d'un produit qui tue les trypanosomes. Ce peut être un médicament, de l'alcool... Un médicament trypanocide ne doit pas être confondu avec un médicament trypanostatique qui empêche la multiplication des trypanosomes sans les détruire.

ULV

La technique ULV (Ultra Low Volume) consiste à nébuliser l'insecticide (surtout l'endosulfan) par un atomiseur monté sur avion ou hélicoptère volant entre 10 et 15 m au-dessus de la cime des arbres et perpendiculairement au vent dominant. Les gouttelettes émises (20 à 40 microns) forment un brouillard qui, sous l'effet de la vitesse de l'appareil, et plus particulièrement sous celui des pales de l'hélicoptère, englobe toute la végétation. Les avantages et les inconvénients de cette technique sont les mêmes que ceux des pulvérisations rémanentes aériennes, mais la consommation en insecticide est moins importante bien qu'il faille plusieurs passages successifs. Il faut entre 6 et 20 g de matière active d'endosulfan par hectare contre 1 000 g en pulvérisation normale.

Vecteur

Un vecteur peut être tout organisme vivant, généralement un arthropode (une tique ou un insecte comme le moustique), susceptible de véhiculer d'un hôte à l'autre des agents pathogènes (virus, bactéries, protozoaires) par piqûre, sécrétion ou déjection. La glossine est le vecteur de la trypanosomiase humaine africaine, comme l'anophèle est vecteur du paludisme et l'*Aedes*, vecteur de la fièvre jaune, autant de maladies qui font partie des maladies dites transmissibles.

Introduction

« Pour arriver à juguler ce terrible fléau… il faut un chef bien choisi et établi sur place au milieu de la région contaminée et non un "chef-papier" installé à quelque 1 400 kilomètres d'où, en tout bon sens, il ne peut diriger une lutte aussi serrée que celle qu'exige ce fléau pour le vaincre. »

M. le gouverneur Louveau
Administrateur supérieur de la haute Côte d'Ivoire
29 septembre 1938

Comme de nombreuses endémies tropicales, la trypanosomose humaine africaine (THA) est d'abord une maladie à transmission vectorielle contre laquelle aucun vaccin n'a été mis au point. Ses premiers symptômes sont discrets, pouvant évoquer un paludisme ou un syndrome grippal : le malade ne va donc pas consulter. Un diagnostic précoce est indispensable car elle est mortelle en l'absence de traitement spécifique. Trop souvent, quand l'infection est mise en évidence, il est trop tard pour intervenir et, malgré le traitement, la maladie laisse de graves séquelles.

La THA est une maladie endémique, mais elle peut passer au stade épidémique dans des milieux très particuliers, localisés en zone intertropicale africaine. Sous la pression de l'homme, l'environnement naturel est transformé de telle sorte que le vecteur s'installe et entretient avec les populations humaines des relations de plus en plus étroites sans toutefois interrompre celles qu'il a naturellement avec la faune sauvage. On assiste ainsi à des flambées épidémiques dans des régions, souvent difficiles d'accès, où cohabitent populations autochtones et populations immigrées, excessivement mobiles et dispersées qui pour leur survie ont détruit un équilibre précaire.

Qui, dans les pays du Nord, ne connaît la fameuse mouche tsé-tsé pour en avoir lu de multiples définitions, souvent humoristiques, dans les mots croisés ? Pourtant, son rôle de vecteur n'est pas toujours compris, ni par les populations concernées, ni par les décideurs.

Bien qu'on observe désormais une propagation périurbaine et même urbaine de la THA, celle-ci est une maladie rurale dont le dépistage et le diagnostic difficile débouchent sur un traitement délicat et dangereux. Aussi, n'est-il pas inutile de rappeler certains des principes édictés par Jamot.

■ **1er principe : dans les territoires où la densité médicale est faible, les distances considérables, la population dispersée, et où règnent d'autres endémies meurtrières, on ne peut attendre aucun résultat appréciable d'une médecine statique.**

On peut y ajouter l'inaccessibilité persistante des centres de santé et la désorganisation croissante du système de soins en Afrique intertropicale.

■ **2e principe : aucun renseignement précis sur le taux d'endémicité ne peut être escompté de l'examen, pratiqué dans les formations fixes, de malades qui se présentent spontanément. Seules les enquêtes portant sur des tranches entières de population sont susceptibles d'apporter à cet égard des renseignements exploitables.**

La médiocre formation du personnel de santé au dépistage et au diagnostic de la THA renforce cette mise en garde de Jamot qui souligne le danger d'une information parcellaire.

■ **3e principe : une condition nécessaire du succès de ces enquêtes est un recensement complet et la possibilité d'obtenir par persuasion, ou à la rigueur par contrainte, un pourcentage de présence élevé aux tournées de prospection.**

Le troisième principe de Jamot est à la fois pertinent et inapplicable aujourd'hui. Pertinent, car il préconise une opération totalement oubliée et décriée de nos jours : le recensement. En revanche, la coercition préconisée par Jamot est évidemment inenvisageable aujourd'hui. Il serait difficile de procéder au dépistage systématique de villages sous la surveillance de « gardes cercles » armés ! Mais il existe un moyen, indirect, d'obtenir une participation suffisante : la persuasion par l'information et la discussion.

■ **4e principe : une des premières tâches à remplir (puisqu'il est vain d'espérer les accomplir toutes en même temps) est de déterminer parmi les maux à combattre ceux auxquels il convient de s'attaquer en premier lieu. Étant bien entendu que le but poursuivi n'est pas de faire de la recherche pure dans de beaux instituts, mais de travailler à une tâche urgente : empêcher des hommes de mourir !**

Jamot a bien compris l'importance de la recherche qui « a sa place dans l'organisation qui nous occupe, mais (…) constitue non une fin, mais un moyen » (SANNER et MASSEGUIN, 1954). Ceci illustre la nécessité d'une recherche intégrée qui permet une meilleure utilisation de ses résultats en vue d'une amélioration et d'une pérennisation de l'intervention.

■ **5e principe : parmi les moyens de lutte possibles (stérilisation des porteurs de virus, éradication des vecteurs, protection des individus sains par la chimioprophylaxie, etc.), variables selon l'endémie qu'il s'agit de combattre, on choisira ceux dont l'efficacité est établie et qui se prêtent à une exploitation sur une large échelle.**

Ce principe est certainement le plus oublié de tous. Non seulement on omet la lutte contre les vecteurs, mais on ne choisit jamais les moyens les plus efficaces et les plus adaptés à une situation donnée.

Le 8e principe de Jamot, nous interpelle sur plusieurs points :

– **affranchissement des frontières administratives** qui peut être étendu aujourd'hui aux frontières politiques et souligne le besoin de programmes transfrontaliers pour la coordination de la lutte contre les maladies ;

– **spécialisation du personnel**, ce qui implique une formation appropriée ;

– **existence chez le personnel d'un esprit d'équipe générateur de dévouement et de rendement** que l'on rencontre chez tous ceux qui ont travaillé sur le terrain.

La « méthode Jamot » a montré son efficacité mais elle est inapplicable aujourd'hui dans les mêmes conditions. L'évolution sociologique, politique, économique et technologique rend indispensable une adaptation des procédures décrites par Jamot aux besoins et situations actuels. La participation des populations, autrefois jugée superflue, apparaît aujourd'hui comme un gage d'efficacité et surtout de pérennité.

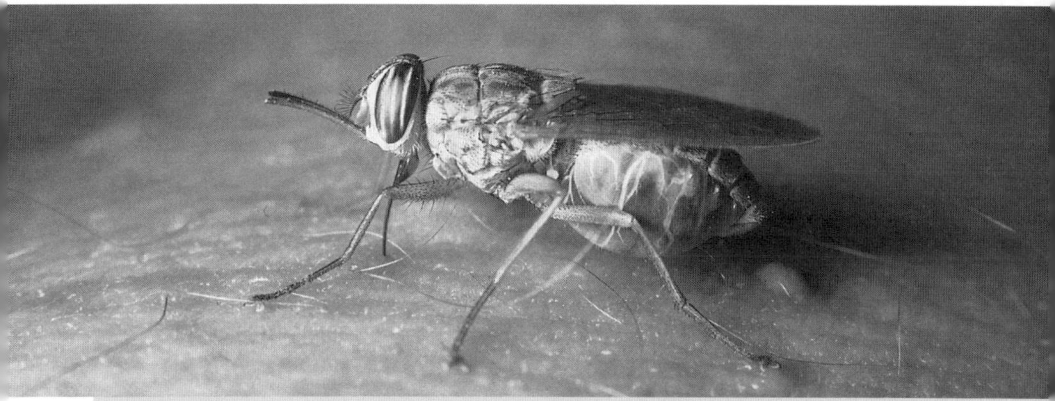

La maladie du sommeil, généralités

Historique

LE PARASITE

La maladie du sommeil est vraisemblablement aussi vieille que l'humanité, mais on la signale pour la première fois en 1374, à l'occasion de la mort du sultan du Mali survenue après une longue maladie se terminant dans un état de sommeil continu. Les marchands d'esclaves comprennent déjà les conséquences de cette maladie : tous les esclaves présentant de gros ganglions à la base du cou sont écartés. Il faut attendre encore 350 ans (1724) pour que la première description de la maladie soit faite. Mais c'est en 1901 que le parasite responsable de la maladie est identifié. Cette année-là, Forde voit des « vermicules mobiles » dans le sang d'un capitaine de bateau faisant du trafic fluvial depuis six ans en Gambie. Dutton, en 1902, examine le sang du patient et identifie un trypanosome qu'il décrit sous le nom de *Trypanosoma gambiense.* Dans les dix ans qui suivent, les découvertes vont s'enchaîner.

En 1903, en Gambie, la présence des trypanosomes dans le sang humain est confirmée : tout le monde pense alors que ce parasite est très peu pathogène et qu'il n'a aucun rapport avec la maladie du sommeil. La même année on découvre, en Ouganda, des trypanosomes dans le liquide céphalo-rachidien (LCR) de malades sommeilleux. Pour les chercheurs de l'époque, c'est lui le responsable de la maladie du sommeil. Ils en concluent alors qu'il existe en fait deux trypanosomes distincts : un dans le sang, peu pathogène, et un autre dans le LCR et le système nerveux central qui est le vrai responsable de la maladie du sommeil. D'autres chercheurs constatent que les trypanosomes **sanguicoles**[8] ne sont présents que dans les zones où sévit la maladie du sommeil : comme ils sont en tout point identiques à ceux du système nerveux, ils en concluent que le trypanosome se trouvant dans le sang constitue le premier stade de la maladie du sommeil.

[8] Les mots apparaissant en gras renvoient au glossaire (p. 13).

Sachant que cette maladie évolue en deux périodes et que le trypanosome en est l'agent pathogène, il reste alors à découvrir comment il se transmet. C'est chose faite en 1903. Bruce, suspectant les glossines d'être les vecteurs de la maladie, en fournit la preuve expérimentale en transmettant des trypanosomes à des animaux par l'intermédiaire de glossines sauvages nourries sur des sommeilleux.

En 1908, en Afrique de l'Est, on rapporte des cas de maladie du sommeil remarquables par leur sévérité et leur courte durée d'évolution vers la mort. En 1912, il est démontré que le trypanosome responsable de cette forme aiguë diffère de *T. gambiense.* Du fait de son origine géographique, l'agent pathogène de cette nouvelle forme de maladie du sommeil est appelé *T. rhodesiense.*

LE VECTEUR

Les méfaits de la glossine semblent connus depuis l'Antiquité puisque des textes anciens mentionnent la piqûre d'insectes entraînant la mort du bétail dans les contrées reculées de la haute Égypte. L'historique de la tsé-tsé et des trypanosomoses a été écrit en 1929 par Hegh.

La première mention « scientifique » de la glossine remonte à la fin du XVIIIe siècle. L'explorateur J. Bruce, lors de ses voyages en Nubie et en Abbyssinie, rapporte l'existence d'une mouche piqueuse, la *Tsaltsalya* en éthiopien (fig. 1). Toutefois, la description qu'il en fait et ses croquis font plutôt penser à un insecte de la sous-famille Pangoninae (AUSTEN, 1903).

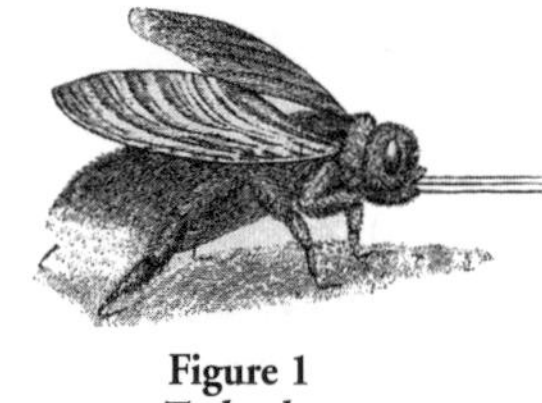

Figure 1
Tsaltsalya

Entre 1792 et 1796, en Sierra Leone, le naturaliste A. Afzelius récolte des insectes parmi lesquels Wiedemann, en 1830, fera la première description du genre Glossina et de l'espèce *Glossina longipalpis* (en fait *G. palpalis* d'après AUSTEN, 1903).

En 1816, le long du fleuve Congo, J. Cranch, lui aussi naturaliste, capture une mouche qui ne sera décrite que quatorze ans plus tard par Robineau-Desvoidy sous le nom de *Nemorhina palpalis* (l'actuelle *G. palpalis*).

À la même époque, le rôle de la glossine dans la transmission d'éventuelles maladies est alors toujours ignoré. Un entomologiste, J. Macquart prétend même que, du fait de la ténuité de ses pièces buccales, cette espèce ne peut se nourrir que de jus sucré.

Entre 1836 et 1838, dans le Transvaal, Trigardt, son escorte et son troupeau, sont agressés par des mouches hématophages au niveau des gués qu'ils traversent. Une partie du bétail meurt au bout de deux semaines. Après avoir traversé des régions où les indigènes sont incapables de maintenir le moindre bétail, il ne lui reste plus un seul animal. Il est certain que des **tabanidés** ne peuvent provoquer de tels dégâts en si peu de temps. Des observations similaires sont faites dans la même région par d'autres explorateurs.

En 1846, au Transvaal et au Bechouanaland, R. Cummings cite, pour la première fois, le mot « tsé-tsé » qui pourrait être d'origine Matabélé ou Zoulou. La même année, un échantillon de tsé-tsé provenant du fleuve Limpopo est expédié à Londres par C. Oswell et F. Vardon : cet exemplaire servira à Westwood pour décrire *Glossina morsitans* en 1850.

En 1852, Arnaud décrit une mouche provenant d'Afrique du Sud dont les piqûres tuent les animaux. Austen doute encore de cette identification et affirme qu'il s'agit toujours d'un tabanidé (*Pangonia* sp.)

En 1857, D. Livingstone est le premier à faire des observations « bio-écologiques et éthologiques » sur cette espèce. Il commence à suspecter la tsé-tsé de transporter un « poison » dont le germe est inoculé lors de la piqûre. Mais le rôle vecteur de certains insectes ne sera admis et prouvé que vingt ans plus tard. En 1895, Bruce est le premier à mettre en évidence la relation entre le trypanosome (connu, lui, depuis la moitié du XVIIIe siècle), la trypanosomose animale (la Nagana) et la tsé-tsé.

Ce n'est que dix ans plus tard que les mêmes découvertes seront faites sur la trypanosomose humaine. En 1913, Roubaud et Bouet précisent l'évolution cyclique de chaque type de trypanosome à l'intérieur de la glossine.

LES GRANDES FLAMBÉES ÉPIDÉMIQUES

Sur le plan épidémiologique, la THA reste longtemps discrète et limitée à quelques villages ; elle peut aussi s'étendre brutalement, touchant parfois plusieurs pays en même temps. C'est ce que l'on appelle une « **pandémie** ». Historiquement on connaît trois pandémies. Nous sommes actuellement entrés dans la troisième.

La première connue débute en 1885 au confluent des fleuves Oubangui et Zaïre, s'étendant jusqu'au lac Victoria. Elle fait près de cinq cent mille morts dans le bassin du Congo et l'on considère que c'est l'une des causes principales du sous-peuplement de cette région.

La deuxième commence en Afrique centrale et s'étend, dès 1920, à l'Afrique occidentale. C'est lors de cette pandémie que Jamot met en place ses fameuses « équipes mobiles », d'abord en Oubangui-Chari (République centrafricaine) puis au Cameroun. Durant cette période, sont créés les « Secteurs de prophylaxie de la maladie du sommeil ». Les mêmes dispositions sont appliquées en Afrique de l'Ouest entre 1931 et 1935. Dans les années 1950, grâce aux efforts des équipes de lutte, la deuxième pandémie est maîtrisée. Dans la majorité des pays touchés, la **prévalence** de la maladie reste inférieure à 0,1 %.

La troisième se développe dans les années 1970 dans les anciens foyers de THA à la suite, en particulier, de la désorganisation des services administratifs après les indépendances et le relâchement des efforts des équipes médicales en place. Elle est sûrement accentuée par les modifications de l'environnement (climat et végétation) liées à l'intervention de l'homme sur son milieu (déforestation) qui favorisent l'installation des populations de glossines. Si, dans certains pays, la situation est relativement contrôlée, dans d'autres l'endémie prend aujourd'hui des proportions catastrophiques comme aux pires moments des pandémies précédentes.

LE TRAITEMENT

En 1803, Winterbottom fit une description de la maladie. Il la nomma « *Lethargus* » et nota la présence de glandes développées sur le cou. En fait, il décrivit un symptôme fort bien connu des marchands d'esclaves qui refusaient d'acheter les sujets porteurs de ganglions.

Jusqu'en 1900, le traitement repose sur cette constatation et se pratique de deux manières : chirurgicale et médicale.

Traitement « chirurgical »

Dans plusieurs pays d'Afrique de l'Ouest tels que le Sénégal, le Soudan, et la haute Côte d'Ivoire, des guérisseurs extirpaient les ganglions du cou. Cette ablation grossière (évidemment dans des conditions d'hygiène déplorables) consistait à extraire les ganglions, au niveau du triangle de Winterbottom, par une fente dans le cou ou dans la joue, voire sur la nuque. Les Sérère, les Diola de Basse-Casamance, les Bambara, et les Dioula connaissaient bien cette intervention.

Traitement « médical »

La plupart des groupes ethniques africains ne pratiquaient pas l'ablation des ganglions. Même ceux qui connaissaient cette technique, avant d'y arriver, avaient recours à un traitement « médical » par voie externe ou interne : préparations végétales prises en boisson, bain, massage, instillation.

Les Agni (du sud de la Côte d'Ivoire), en particulier, employaient un certain nombre de recettes qui, d'après eux, faisaient fondre les ganglions. La durée du traitement varie de 7 à 10 jours. Le manuscrit « Les missions du pharmacien colonel Lafitte à propos de la pharmacopée indigène en A.O.F. » rapporte quelques « recettes » :

– une décoction d'un mélange de racines (egonigne, sician, kpaglan) peut être employée en fumigations ou bien le mélange des écorces est broyé et utilisé en massages ;

– aux écorces des trois espèces précédentes, on ajoute des graines de sindian. Celles-ci sont écrasées et la pâte obtenue est utilisée en massages ;

– on peut appliquer une pâte faite de racines de dodo après avoir pratiqué des incisions et des ventouses.

Le traitement est pratiqué jusqu'à la disparition des ganglions.

Les guérisseurs dioula de la région de Ferkessédougou (Côte d'Ivoire) commençaient par frotter les ganglions avec les feuilles vésicantes de *Ficus exasperata* (appelé encore figuier papier de verre), puis ils faisaient disparaître les ganglions grâce à l'action caustique du latex d'*Euphorbia unispina.*

Dans la région de Kong (Côte d'Ivoire), le traitement consistait en l'absorption de boissons et en bains de vapeur utilisant la décoction des racines et des feuilles des plantes suivantes :

– *Afzelia africana*, ou « lingué » ;

– *Tamarindus indica* ;

– *Ficus capensis.*

Les Guéré utilisaient un mélange de feuilles de *Cola caricifolia* et de *Nicotiana rustica.* Le mode de préparation était le suivant : faire sécher les feuilles de *Cola* à l'ombre dans la case, piler ensuite avec le tabac à priser et introduire dans les narines à longueur de journée. Il est aussi recommandé d'ajouter des feuilles de *Cola* au riz destiné à l'alimentation. Le traitement dure un mois.

Les Krou, à la frontière libérienne, pratiquaient des instillations oculaires du suc des feuilles d'une Tubiacée, *Virecta procumbens.*

Les tribus de la région frontalière du Ghana utilisaient un décocté aqueux de racines et de feuilles d'une Zingibéracée appelée *Aframomum melegueta* ou poivre maniguette. Le décocté était employé en boissons et en instillations nasales.

Chez les Bambara, on utilisait aussi les graines d'*Aframomum melegueta* mélangées avec du sel de Taoudenni ou sel noir. On frottait l'intérieur de la bouche à la hauteur des ganglions qui devaient disparaître au bout de quelques jours.

Les Tagouana de la région de Katiola (Côte d'Ivoire) utilisaient un décocté aqueux de *Cleiostopholis patens* employé en boissons, frictions et lavements. Ils employaient aussi l'écorce de racines de *Glyphaea lateriflora* additionnée de sel et de maniguette.

Les Diola de Basse-Casamance, avant le traitement « chirurgical », tentaient d'abord l'action d'un purgatif drastique et par voie externe des applications *in situ* d'un emplâtre constitué à parties égales de racines, rameaux et feuilles de *Ritchiea fragrans* accompagné de massage avec une pâte d'écorces de *Trichilia prieuriana.*

Tous les traitements pratiqués par les guérisseurs de l'Afrique occidentale utilisaient des plantes douées d'activités drastiques et vésicantes. Cette thérapeutique apportait un soulagement momentané qui effaçait provisoirement les manifestations extérieures de la maladie. La guérison n'était certainement pas garantie.

La chimiothérapie

Peu de parasitoses ont motivé, autant que la trypanosomose, un aussi grand nombre de recherches dans tous les domaines de la chimie thérapeutique. Plusieurs scientifiques réputés, au premier rang desquels figurent Laveran, Koch, Fourneau, ont été associés à ces recherches (annexe 1, p. 273).

La première substance utilisée contre des trypanosomes l'a été en 1867 par Livingstone, sur son cheval, alors qu'il était au bord du lac Tanganyika et qu'il devait traverser une zone infestée de glossines. Il s'agissait de la solution de Fowler, de l'arséniate de potassium à 1 %.

En 1893, Lingard utilise de l'arsenic acide sur des chevaux atteints par la surra (due à *Trypanosoma evansi*, du même sous-genre que *Trypanosoma brucei*).

En 1896, Bruce utilise le même produit sur du bétail ayant la Nagana. Cette même année, Bruce découvre que la Nagana et la maladie du sommeil sont dues à une espèce de trypanosomes (connue depuis sous le nom de *Trypanosoma brucei*) et qu'elles sont transmises par la glossine.

En 1902, Dutton identifie et nomme le trypanosome responsable de la maladie humaine (*Trypanosoma brucei gambiense*). La même année, à l'Institut Pasteur de Paris, Laveran et Mesnil proposent, comme traitement, l'injection en sous-cutanée d'une solution à 0,4 % d'arséniate de sodium. Depuis, et malgré des progrès considérables, les arsenicaux ont toujours joué un grand rôle dans le traitement.

À partir de 1905, l'utilisation de l'Atoxyl® (sodium-p-amino-phényl arsonate), connu depuis 1863, représente un grand tournant dans le traitement de la THA.

D'autres molécules sont testées entre 1916 et 1920 avec pour principal résultat la découverte du pouvoir trypanocide de la suramine (Moranyl®). En 1918, le glyphénarsine (Tryparsamide®) est mis au point. C'est un dérivé de l'Atoxyl®, plus actif que celui-ci en deuxième période mais inefficace sur *T. b. rhodesiense.* Il présente, malheureusement une toxicité pour le nerf optique ; en 1930, au Cameroun, du fait d'un surdosage, il va entraîner la cécité de près de 700 personnes.

La recherche est alors relancée pour trouver un traitement alternatif : ce sera le mélarsoprol ou Mel B (Arsobal®). En 1940, Friedheim propose le mélarsan (disodium p-melaminyl-phenyl arsonate), extrêmement toxique ; puis, en 1944, il décrit une forme trivalente appelée mélarsénoxide dont l'efficacité sur l'homme est démontrée en 1948. L'adjonction de BAL (British Anti Lewisite), dès 1949, abaisse sa toxicité d'un facteur proche de 100 alors que son efficacité n'est diminuée que de 2,5.

Parmi les médicaments mis au point, il faut faire une place spéciale à la pentamidine (Lomidine®), car elle a servi pendant des années à protéger massivement les populations exposées. Toutes les personnes, malades ou non, vivant dans un foyer de la maladie du sommeil, recevaient une injection de Lomidine®. On l'appelle alors la « lomidinisation » que certains anciens considèrent, à tort, comme une vaccination.

C'est une chimioprophylaxie. Elle est utilisée pour la première fois à Nola (RCA) en 1946 et mise en place dès 1947 au Congo, en 1950 au Gabon (Mayombe) ; elle ne sera pas utilisée au Cameroun avant 1952. Actuellement on ne fait plus de « lomidinisation » .

Depuis quelques années, on utilise un médicament, l'alpha-difluoro-méthyl-ornithine (DFMO), conçu pour le traitement de certains cancers.

LA LUTTE ANTIVECTORIELLE

Peu d'insectes d'intérêt médical ou vétérinaire ont fait l'objet d'études aussi poussées que les glossines. Leur taille et leur comportement ont facilité ces recherches. Toutefois, la lutte contre ce vecteur mettra longtemps à voir le jour et ne sera jamais faite à grande échelle comme les prospections médicales.

Au tout début du XXe siècle, Maldonado, colon portugais de l'île de Principe, tente avec succès l'élimination des glossines par un procédé original : faire porter par ses manœuvres des dossards noirs enduits de glu. Appliquée de façon empirique, cette technique est basée sur l'attractivité, pour la tsé-tsé, des couleurs sombres et des odeurs.

Les recherches montrent très tôt que la vie de la glossine dépend de deux éléments essentiels : les animaux qui lui apportent le sang dont elle se nourrit et la végétation qui lui procure l'ombre et l'humidité nécessaire.

Lors de la première pandémie en Afrique de l'Est, il est proposé d'abattre tout le gibier sur lequel se nourrissent les glossines. Entre 1923 et 1950, en Rhodésie et en Ouganda, cette technique est largement appliquée et se révèle inutile. Il est alors envisagé, au lieu de tuer les animaux, de les éloigner en installant des clôtures, ce qui n'est pas plus efficace. La chasse et l'isolement ne touchent en fait que les gros mammifères ; or la glossine se nourrit aussi sur des petits animaux et peut survivre là où subsistent les petites antilopes, les phacochères, les reptiles et les oiseaux.

Roubaud, en 1909, propose les éclaircissements forestiers : l'élagage d'une partie de la végétation suffit pour détruire une population de tsé-tsé en modifiant la température et l'humidité. L'idée est reprise plus tard par Nash et plusieurs techniques sont mises au point en se basant sur ce principe :

– éclaircissement sélectif ne concernant qu'une partie du gîte ;

– éclaircissement discriminatif ne touchant que certaines espèces de plantes ;

– éclaircissement total ou « *clearing* ».

La technique la plus utilisée durant la colonisation est la prophylaxie agronomique dont l'objectif est de remplacer la végétation bordant les cours d'eau par des cultures. Son application est d'autant plus aisée à l'époque que la main-d'œuvre est gratuite.

Les feux de brousse sont même utilisés en zone de savane pour détruire les fourrés et buissons où se réfugient les glossines vectrices de trypanosomes d'animaux. Cette pratique est, elle aussi, abandonnée : un feu précoce ne détruit pas les gîtes ; avec un feu tardif, la végétation est remplacée par une végétation buissonnante, donc plus favorable aux tsé-tsé.

Les pièges sont très tôt utilisés pour la surveillance des **densités des populations**, ils servent aussi pour la lutte avec des résultats variables. Le premier modèle, conçu par Harris (1930) a un succès retentissant au Zululand.

En 1931, Harris place 487 pièges qui capturent 7 millions de glossines ; en 1937, il place 8 928 pièges qui n'en capturent plus que 57 000 ! La densité des glossines a été réduite de 99,96 % !

Vient ensuite toute une série de pièges, mais bien peu servent effectivement à la lutte et cette technique est abandonnée après la Seconde Guerre mondiale avec l'avènement du DDT.

Rupp, en 1952 dans l'ex-Congo belge, tente pourtant de lutter avec de simples tissus noirs, imprégnés de DDT et tendus en travers des cours d'eau. Son succès relatif (car l'insecticide n'est pas le mieux adapté à la technique) ne donne pourtant pas une deuxième chance au piégeage.

À partir des années 1950, la lutte chimique est l'objet de nombreuses recherches, tant sur les insecticides que sur l'appareillage et les techniques. On passe de la **nébulisation** aux **pulvérisations terrestres**, puis aux **pulvérisations aériennes**. Les pulvérisations classiques, dites **rémanentes**, sont ensuite remplacées par des techniques moins offensives pour le milieu comme les **ULV** (Ultra Low Volume).

Les premiers insecticides utilisés, les organochlorés (comme le DDT), sont remplacés par les organophosphorés puis finalement par les **pyréthrinoïdes** de synthèse. Ces techniques ne sont utilisées, avec un certain succès d'ailleurs, que dans la lutte contre les trypanosomoses du bétail, au Nigeria et surtout dans toute l'Afrique orientale.

Cette méthode de lutte finit quand même par être très critiquée par les protecteurs de l'environnement à cause de ses effets néfastes sur la **faune non cible**.

En 1978, pour tenter de lutter contre les glossines d'intérêt médical, la lutte par piégeage est remise à jour d'abord grâce au piège biconique puis avec toute une série de modèles issus de différents pays. Cependant, même si le matériel et les protocoles sont prêts et déjà éprouvés, on attend toujours des réalisations à grande échelle.

Statistiques et répartition

STATISTIQUES

Selon les estimations de l'OMS :

– la maladie sévit dans 36 pays d'Afrique au sud du Sahara ;

– 55 millions de personnes sont exposées à la maladie ;

– 3,5 millions (soit 6,4 %) seulement font l'objet d'une surveillance ;

– près de 400 000 personnes sont infectées dont plus de 250 000 en république démocratique du Congo et plus de 100 000 en Angola, alors que seulement 30 000 cas sont déclarés officiellement chaque année pour l'ensemble des pays touchés ;

– 100 personnes meurent chaque jour de la THA.

Ces chiffres sont approximatifs, non basés sur les résultats de campagnes de dépistage systématiques et de grande envergure, mais sur des estimations. Cependant, il est certain que dans plusieurs pays, la situation est revenue à un niveau aussi dramatique que celui du début du XXe siècle.

Parmi les États concernés, il faut distinguer l'Angola, la République démocratique du Congo (ex-Zaïre), l'Ouganda et le Soudan qui sont en situation d'**hyperendémie** ; le Tchad, le Congo, la République centrafricaine, la Guinée, la Côte d'Ivoire, la Tanzanie, le Malawi, le Mozambique et le Cameroun qui sont en situation de **mésoendémie** et quatorze autres pays qui sont encore considérés à risque (fig. 2).

RÉPARTITION GÉOGRAPHIQUE

L'aire de répartition de la THA est directement liée à celle de son vecteur, la glossine. Elle se situe, en Afrique intertropicale, entre les latitudes 15° N et 29° S ; les foyers de THA ne recouvrent pas l'ensemble de la zone de répartition des glossines (fig. 3 et 4) :

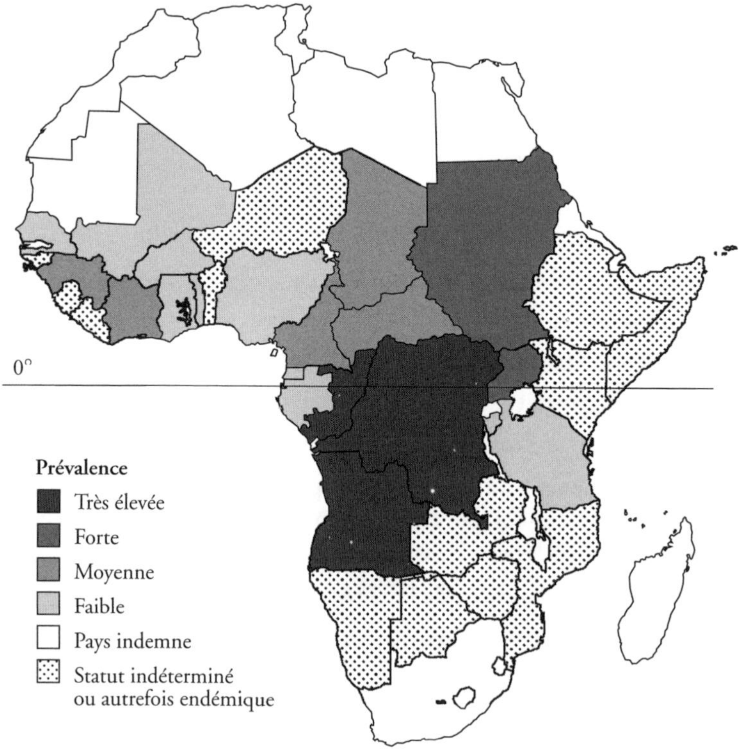

Figure 2
Carte des pays à risque classés par ordre d'importance de la prévalence

leurs limites dépendent de l'existence de conditions épidémiologiques favorables à l'apparition ou au maintien de la maladie (glossines locales anthropophiles, présence chez l'homme ou l'animal d'une souche de trypanosome pathogène, etc.). Ainsi, en savane, du fait du comportement des glossines **anthropophiles**, la maladie se superpose avec le réseau de galeries forestières alors que sa répartition est beaucoup plus diffuse en forêt.

La répartition de la maladie du sommeil est en évolution permanente. La sécheresse qui frappe depuis des décennies les zones sahéliennes et soudaniennes a peu à peu

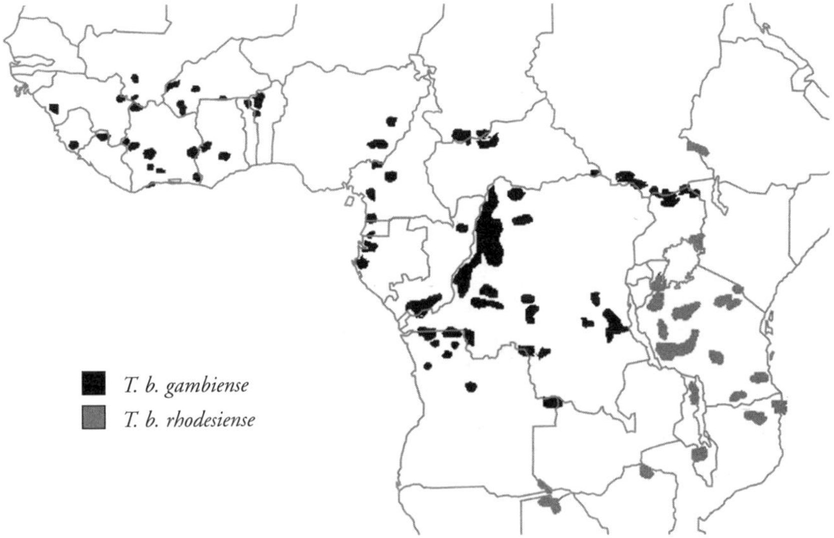

Figure 3
Carte des principaux foyers de THA
et la répartition de *T. b. gambiense* et de *T. b. rhodesiense*

entraîné la dégradation des gîtes à glossines, parfois leur disparition complète : la végétation a été soit coupée par les bergers pour nourrir le bétail, soit détruite par des incendies. La limite nord des tsé-tsé vectrices a donc reculé et par la même occasion celle de la maladie. Dans le même temps, poussés par les problèmes économiques engendrés par cette sécheresse, les populations du Nord se sont massivement déplacées vers les régions forestières. Cette migration avait déjà commencé, notamment en Afrique de l'Ouest, du temps de la colonisation ; l'installation de tout nouveau migrant a été facilitée par l'implantation déjà ancienne de son propre groupe ethnique dans les régions concernées. De vastes superficies, alors indemnes de vecteurs, ont été colonisées pour la mise en place des cultures de rente comme le café et le cacao. De nouveaux espaces ont été ainsi ouverts aux espèces de glossines vectrices de l'endémie sommeilleuse : la maladie y a pris des allures d'épidémie. Plusieurs de ces régions de colonisation récente avaient d'ailleurs été touchées par la THA au milieu du XXe siècle. Le trypanosome circulait toujours à bas bruit parmi les autochtones, mais pouvait aussi avoir été hébergé par le réservoir animal sauvage.

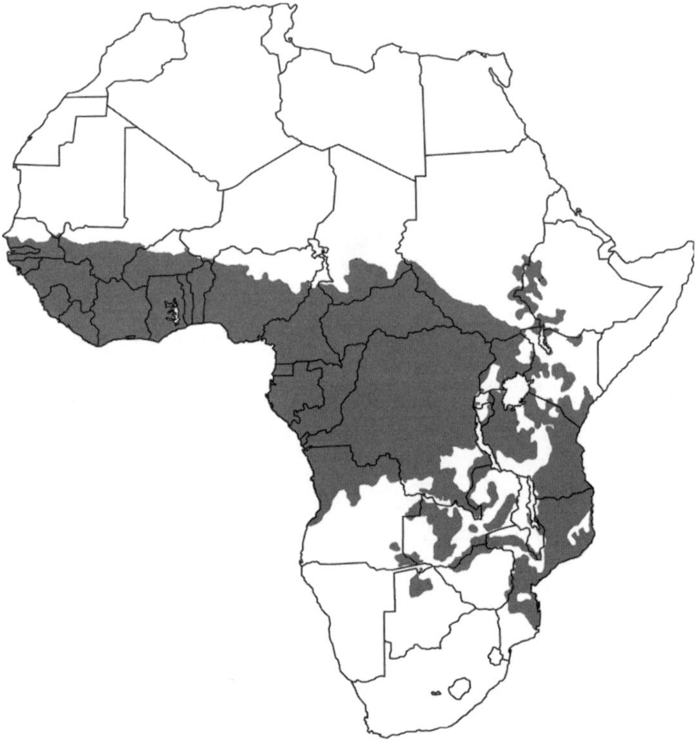

Figure 4
Carte des zones colonisées par les tsé-tsé

Les acteurs

LE PARASITE

Identité

Les trypanosomes sont des protozoaires flagellés sanguicoles **exoérythrocytaires** ; ce sont des êtres vivants constitués d'une seule cellule munie d'un flagelle. Ils se trouvent dans le sang – où ils se déplacent entre les différentes cellules du sang comme les globules rouges et blancs – et dans d'autres liquides biologiques.

Il n'y a que deux espèces pathogènes pour l'homme :

– *Trypanosoma cruzi*, responsable de la trypanosomose humaine américaine (ou maladie de Chagas) qui n'existe qu'en Amérique latine et dont le vecteur est une punaise de la famille des Triatomidae ;

– *Trypanosoma brucei*, strictement localisé en Afrique noire dans les régions où vivent les tsé-tsé. *T. brucei* fait partie du sous-genre des *Trypanozoon* subdivisé en trois espèces (tabl. I).

Tableau I
Classification sommaire des trypanosomes de mammifères
(d'après Hoare, 1972)

Genre	*Trypanosoma*		
Sous-genres	*Duttonella*	*Nannomonas*	*Trypanozoon*
Espèces	*T. (D.) vivax* *T. (D.) uniforme*	*T. (N.) congolense* *T. (N.) simiae*	*T. (T.) equiperdum* *T. (T.) evansi* *T. (T.) brucei*
Sous-espèces			*T. (T.) b. brucei* *T. (T.) b. rhodesiense* *T. (T.) b. gambiense*

Il existe un grand nombre d'espèces pathogènes pour les animaux mais non transmises par la glossine, parmi lesquelles :

– *Trypanosoma equiperdum*, responsable d'une maladie cosmopolite des équidés, la Dourine, est transmis sexuellement ;

– *Trypanosoma evansi*, responsable de la Sura, maladie des chevaux et des camélidés d'Afrique et d'Asie. Il est **transmis mécaniquement** par les tabanidés et les chauves-souris vampires ;

– *T. brucei* qui comprend trois sous-espèces, uniquement transmises par les glossines donc n'existant que dans leur zone de répartition. Depuis la découverte des trypanosomes du groupe *brucei*, il existe une controverse au sujet de leur **taxonomie**. Nous retiendrons que l'on admet l'existence d'une seule espèce *T. brucei* se subdivisant en trois sous-espèces :

- *Trypanosoma brucei brucei* est un parasite du bétail, responsable d'une trypanosomose appelée Nagana, mais il n'est pas pathogène pour l'homme ;
- *Trypanosoma brucei gambiense* est l'agent de la maladie du sommeil dans sa forme chronique, en Afrique occidentale et centrale ; il n'est théoriquement pathogène que pour l'homme ;
- *Trypanosoma brucei rhodesiense* est l'agent d'une **anthropozoonose** ; présent en Afrique de l'Est, il est responsable chez l'homme d'une THA d'évolution aiguë.

Morphologie

Trypanosoma brucei gambiense mesure de 20 à 30 µm de long (fig. 5).

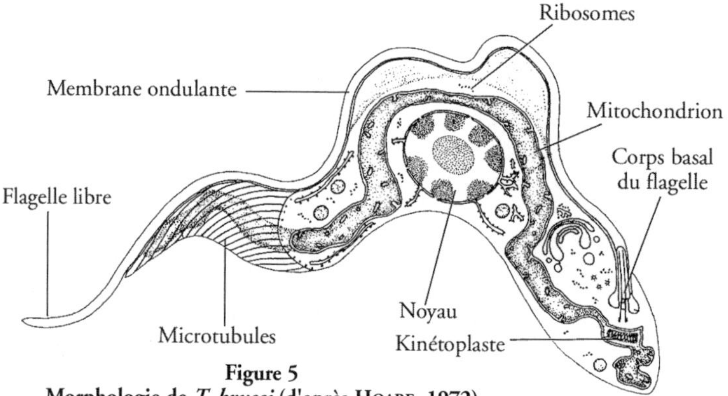

Figure 5
Morphologie de *T. brucei* (d'après Hoare, 1972)

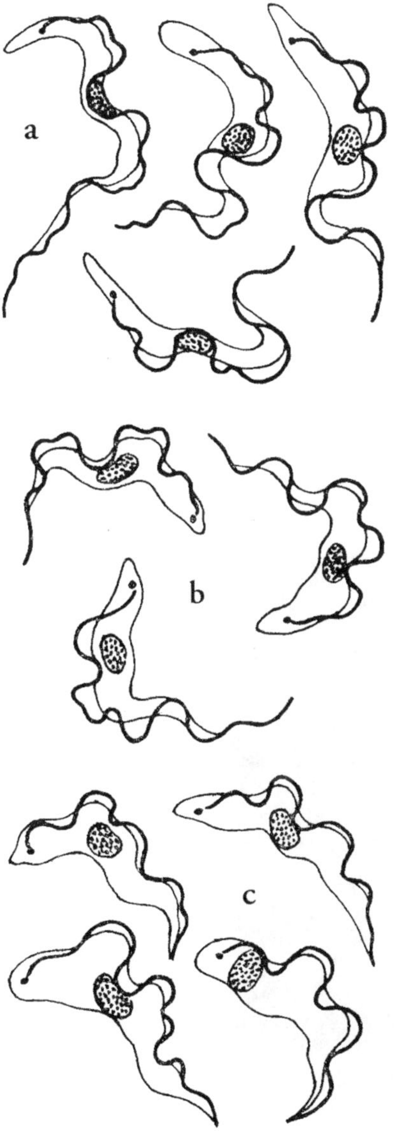

Figure 6
Différentes formes de *T. b. gambiense* dans le sang
(d'après Hoare, 1972)

Après fixation et coloration au **Giemsa**, il apparaît comme un élément allongé muni d'un noyau rouge médian et d'un petit point rouge à l'une de ses extrémités : le **kinétoplaste** d'où part un flagelle. Ce flagelle sort de la cellule par son extrémité postérieure et lui reste attaché par une membrane ; les mouvements imprimés à la membrane par le flagelle lui ont fait donner le nom de « membrane ondulante ». Il se prolonge à l'extrémité antérieure du parasite sur 6 à 7 µm.

Le cycle de *T. brucei gambiense* se déroule dans le sang de l'hôte mammifère et chez le vecteur. Durant ce cycle le parasite subit un certain nombre de modifications.

Dans le sang du mammifère on le trouve sous plusieurs formes, entre lesquelles il existe des formes intermédiaires (fig. 6 b) :

– la forme longue ou « *slender* » (fig. 6 a), sous laquelle le trypanosome se multiplie, a une taille moyenne de 23 à 30 µm mais peut dépasser 40 µm. Elle est munie d'un flagelle libre de 6 µm environ, et d'une membrane ondulante bien développée. Le kinétoplaste est subterminal à plus de 4 µm de l'extrémité postérieure qui est allongée. Le noyau est ovale.

– la forme trapue ou « *stumpy* » (fig. 6 c), à partir de laquelle un nouveau variant antigénique va émerger, mesure 12 à 26 µm et est épaisse sans flagelle libre (ou faiblement marqué). Elle se distingue par un kinétoplaste en position plus terminale que dans la forme longue, son extrémité postérieure arrondie, son noyau arrondi et une membrane ondulante également bien développée (photo 1).

Toutes les formes sanguicoles du trypanosome sont regroupées sous le terme de « formes trypomastigotes ».

Dans le tube digestif de la glossine, le trypanosome (trypomastigote) commence par s'allonger (fig. 7 a) et perd son manteau antigénique de surface (couche de glycoprotéines variable de surface située sur la partie externe de la membrane cellulaire du trypanosome et responsable de la variation antigénique). C'est la « forme **procyclique** ». Puis, le trypanosome gagne les glandes salivaires de l'insecte. Il se raccourcit et son kinétoplaste migre à l'arrière du noyau (forme épimastigote) (fig. 7 b). À l'étape suivante, le kinétoplaste se replace en avant du noyau et le trypanosome reconstitue son

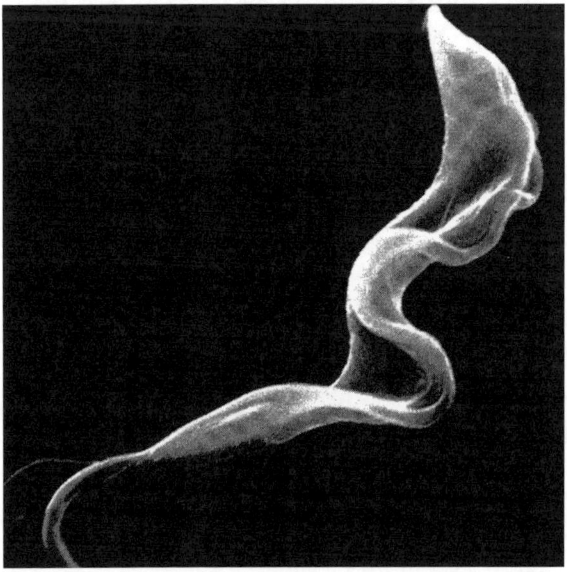

Photo 1
Trypanosome fortement grossi
(microscopie électronique à balayage)

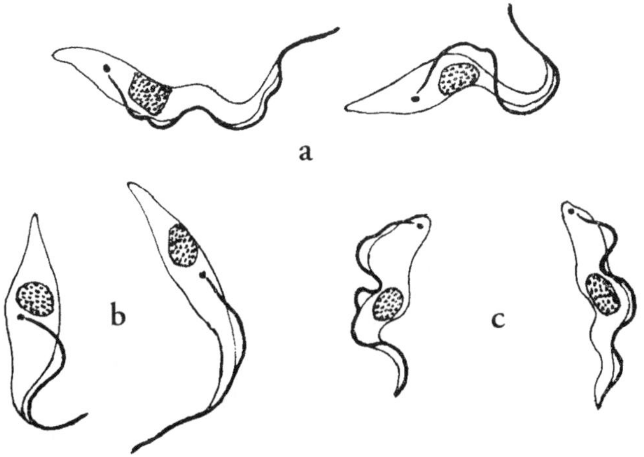

Figure 7
Différentes formes de *T. brucei* chez la glossine
(d'après HOARE, 1972)

manteau antigénique de surface (forme **métacyclique**) (fig. 7 c). À ce stade, il est à nouveau capable d'infecter un hôte mammifère (forme métacyclique infestante) chez lequel il retrouvera sa forme trypomastigote.

La proportion de ces différentes formes dans le sang est dépendante de la **réponse immunologique** de l'**hôte**.

Cycle

Chez l'hôte définitif

Les trypanosomes sont inoculés à l'homme lors du repas sanguin d'une glossine infectante. Ceux qui pénètrent lors de la piqûre vont d'abord demeurer dans les tissus sous-cutanés, au point de piqûre, donnant une sorte de furoncle appelé le chancre d'inoculation (photo 2, p. 69). Ils vont ensuite passer dans le sang et se multiplier en se dispersant grâce aux circulations sanguine et **lymphatique**. Ils vont ainsi se retrouver dans différents organes et, notamment, les **ganglions**.

Les trypanosomes restent dans le système sanguin et le système lymphatique pendant une durée variable, de quelques semaines à plusieurs années. Ils finissent par traverser la barrière méningée qui protège le système nerveux central. Dès lors, le malade passe dans une nouvelle phase de la maladie, la phase de **polarisation cérébrale**. Cela se traduit par une aggravation de son état avec apparition de signes neurologiques, mais aussi par une disparition presque totale des trypanosomes dans le sang : à ce stade, on les rencontre presque exclusivement dans les tissus et liquides du système nerveux central.

Chez l'insecte vecteur

Si une glossine **ténérale** se nourrit sur un homme ou un animal dont le sang est porteur de trypanosomes, elle ingurgite les parasites avec le sang. *T. b. gambiense*, *T. b. rhodesiense*, et *T. b. brucei* suivent le trajet du sang : œsophage, **jabot**, **proventricule**, puis intestin à l'intérieur de la **membrane péritrophique** (fig. 8) ; ils se transforment successivement en formes procycliques dans l'intestin puis en formes métacycliques, infectantes, dans les glandes salivaires. Le parcours des autres trypanosomes transmis par la glossine est totalement différent en dehors de celui de *T. suis*, parasite des porcs relativement peu fréquent. *T. vivax* se fixe à l'intérieur de la cavité du **proboscis**, entre labre et labium, où il se multiplie ; les formes infectantes pourront aussi se retrouver dans l'**hypopharynx**. *T. congolense* et *T. simiae*, après ingestion, se développent dans l'intestin moyen puis migrent vers le proventricule, l'œsophage puis le proboscis sur la paroi duquel ils se fixent et s'y multiplient ; les formes métacycliques infectantes migreront vers l'hypopharynx. *T. grayi*, trypanosome de reptiles, se développe dans l'intestin moyen puis passe dans l'intestin postérieur où il se transforme en forme infectante métacyclique ; les reptiles sont contaminés lorsque la tsé-tsé dépose ses excréments sur leurs muqueuses ou quand elle est écrasée.

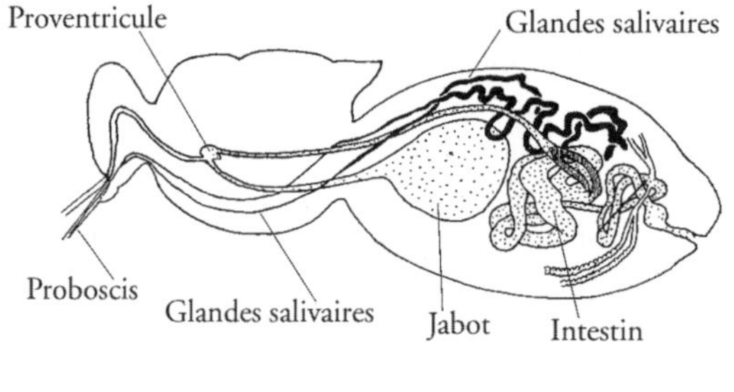

Figure 8
Organes internes de la glossine

Les avis diffèrent sur le circuit parcouru par le trypanosome du groupe *brucei*. Il était classiquement admis qu'il traversait la membrane péritrophique à son extrémité postérieure puis remontait l'espace ectopéritrophique (entre la membrane péritrophique et la paroi interne de l'intestin) pour retraverser la membrane, fraîchement sécrétée, au niveau du proventricule et passer dans l'œsophage, puis dans l'hypopharynx, avant de rejoindre les glandes salivaires où il se multipliait. Certaines observations tendent à prouver le contraire : *T. b. rhodesiense* traverserait la membrane péritrophique de *G. m. morsitans* dans la partie médiane de l'intestin, au niveau des plis et poches formés par la membrane ; il traverserait ensuite les différentes couches de cellules de la paroi intestinale pour rejoindre l'hémocèle et enfin les glandes salivaires où il se multiplie activement.

Environ 15 à 35 jours après le repas infectant, la glossine peut transmettre à son tour et restera infectante toute sa vie. À chaque repas ultérieur, elle contaminera un nouvel hôte sain en injectant sa salive qui lui sert à anesthésier la blessure provoquée par la piqûre et à empêcher la coagulation du sang.

La tsé-tsé est naturellement réfractaire à l'infection par les trypanosomes. L'impossibilité pour une glossine de s'infecter est due à une substance particulière sécrétée au niveau du tube digestif, une lectine, qui provoque la mort des trypanosomes procycliques. Cependant chez les glossines, durant la période **pré-imaginale**, les **symbiontes** de l'intestin moyen ont fabriqué des enzymes (endochitinases) servant à la dégradation de la chitine durant la pupaison. Ce phénomène a entraîné l'accumulation d'une enzyme qui inhibe l'action de la lectine et permet aux trypanosomes procycliques de survivre et de s'installer définitivement dans l'espace entre la membrane péritrophique et la paroi de l'intestin. Après le premier repas de sang, la sécrétion de lectine devient normale empêchant toute infestation ultérieure. Cela explique que seule la glossine ténérale est capable de s'infecter et uniquement lors de son premier repas sur un hôte infecté. Si elle s'infecte, elle le reste toute sa vie et peut transmettre des trypanosomes à chaque piqûre.

LE VECTEUR

Identité

Le vecteur de la maladie du sommeil, la glossine, communément appelée mouche tsé-tsé, est un insecte diptère (elle possède une seule paire d'aile) appartenant à la famille des Glossinidae qui ne comporte qu'un seul genre (le genre *Glossina*) et une trentaine d'espèces et de sous-espèces.

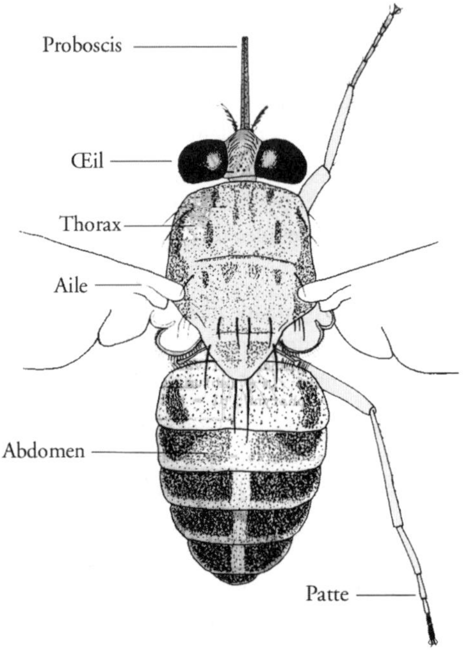

Figure 9
Représentation schématique de la glossine
(ici une espèce du groupe *morsitans* reconnaissable
à l'extrémité noire de ses deux pattes arrières)

Les glossines ont une taille variant de 6 à 16 mm (fig. 9 et 10) sans le proboscis. Leur corps est de couleur terne, variant du gris foncé au brun clair, avec parfois quelques taches plus claires sur le dos de l'abdomen ; leurs ailes se recouvrent l'une l'autre au repos comme des lames de ciseaux ; l'appareil piqueur, le proboscis, est dirigé vers l'avant. Le vol de la tsé-tsé est rapide. Il n'y a pas de différences physiques notables entre les deux sexes ; le mâle et la femelle sont tous deux hématophages contrairement aux moustiques par exemple, chez qui seule la femelle se nourrit de sang pour permettre le développement des œufs.

Les glossines sont divisées en trois grands groupes : *Nemorhina* qui regroupe des espèces de petite taille vivant plutôt près des zones humides ; *Glossina* dont font partie des espèces de taille moyenne occupant les savanes ; *Austenina*, glossines de grande taille des zones boisées se nourrissant sur animaux et qui, elles, sont sans intérêt médical.

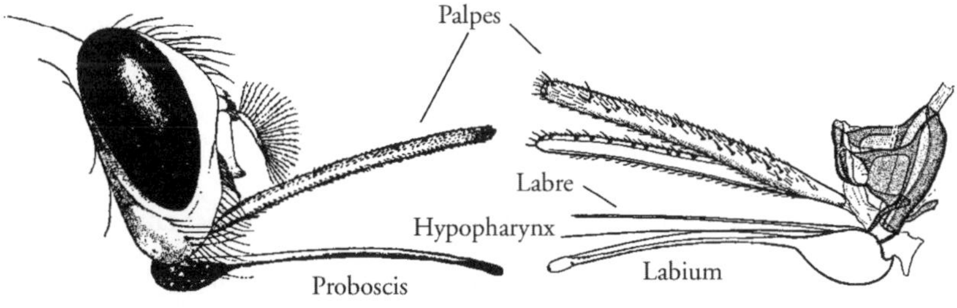

Figure 10
L'appareil buccal de la glossine.
À gauche, tête de la glossine avec le proboscis ;
à droite, les différentes pièces du proboscis

Trypanosoma brucei gambiense est transmis seulement par trois espèces :

– *Glossina palpalis* qui est présente en Afrique occidentale et centrale, du Sénégal à la république démocratique du Congo avec deux sous-espèces : *G. p. palpalis*, plutôt attachées aux zones forestières et *G. p. gambiensis*, plus particulièrement dans les galeries forestières de savane ;

– *Glossina tachinoides* qui fréquente les mêmes zones que *G. p. gambiensis* ;

– *Glossina fuscipes* qui vit exclusivement en Afrique centrale, entre le Cameroun au nord, l'Angola au sud et la région des grands lacs à l'est. Elle regroupe trois sous-espèces : *G. f. fuscipes* entre le Congo et le Cameroun, *G. f. quanzensis* au sud-ouest et *G. f. martinii* au sud-est.

Deux autres espèces, appartenant au même groupe, pourraient jouer un rôle dans la transmission de *T. b. gambiense* : *Glossina caliginea* et *Glossina pallicera.* Toutes deux, vivant en zone de forêt, cohabitent avec *G. palpalis.*

La transmission de *T. b. rhodesiense* est assurée par :

– *Glossina fuscipes* et ses sous-espèces ;

– *Glossina morsitans*, typique des zones de savanes, dont deux sous-espèces sont vectrices : *G. m. morsitans* et *G. m. centralis* dans toute l'Afrique orientale ;

– *Glossina pallidipes* et *Glossina swynnertoni*, dans la même zone que la précédente.

La plupart de ces espèces peuvent se distinguer assez aisément avec un peu d'habitude car même si elles ont certaines ressemblances morphologiques, leurs zones de colonisation ne se chevauchent pas. En annexe 2 (cf. p. 276), nous donnons la liste par pays des principales espèces de glossines présentes.

Biologie

La vie de la glossine se résume à deux actes : reproduction et alimentation.

La femelle, une fois fécondée par le mâle, dépose une larve (et non des œufs comme les moustiques) dans un gîte de reproduction qui, le plus souvent, est un gîte de repos pour la femelle. Fragile, craignant la lumière et la sécheresse, la larve s'enfouit très vite dans le sol, entre 2 et 6 cm de profondeur. Son tégument extérieur se rigidifie et noircit formant une carapace dure et étanche, le puparium ; le seul contact que la larve a avec l'extérieur se fait pour la respiration au niveau de deux gros lobes postérieurs (les lobes polypneustiques). À l'intérieur du puparium se déroule la **nymphose** qui amène la larve au stade d'adulte (d'imago) et qui dure entre 25 et 60 jours selon la température.

Au terme de la nymphose, l'adulte rompt le puparium, remonte vers la surface et commence sa vie à l'air libre. Cette glossine ténérale n'a alors qu'une préoccupation, rechercher un hôte pour se nourrir. Ce repas l'aide à lutter contre la sécheresse ambiante, lui apporte de l'énergie et lui permet de développer ses muscles thoraciques qui commandent les ailes. Ce premier repas de sang risque de la transformer en vecteur si elle rencontre un porteur de trypanosomes. Par la suite, selon la température et l'humidité, la tsé-tsé prend un repas à intervalle assez régulier, de 1 à 3 jours.

La femelle, généralement fécondée par le mâle avant son premier repas, produit sa première larve à l'âge de 18-20 jours puis les suivantes au rythme d'une tous les dix jours environ. Ce faible taux de reproduction est compensé par une grande longévité : en moyenne trois mois, en fonction exclusivement des facteurs climatiques et de la nourriture, mais certains individus vivent plus de six mois.

Gorgée de sang ou alourdie par sa larve, la femelle se repose la plupart du temps dans des lieux où elle trouve des conditions climatiques favorables. Ces endroits sont généralement très localisés dans l'espace : ainsi les glossines du groupe *palpalis* se reposent entre 0 et 4 m de la rive d'un cours d'eau et entre 0 et 1 m de hauteur, principalement sur des gros troncs d'arbres lisses. Ces observations ont permis de mettre au point une technique de pulvérisations d'insecticide très sélective.

Le mâle, toujours à la recherche de femelles et de nourriture, est plus actif ; pour le moment, rien ne prouve que la femelle transmette mieux ou moins bien le trypanosome que le mâle.

La glossine malgré sa puissance de vol se déplace peu au cours de sa vie en dehors d'un rayon de 100 à 200 m. Cependant, il peut arriver que des individus, sous l'influence de facteurs encore mal connus, effectuent des vols de plusieurs kilomètres en quelques jours. Cela favorise évidemment la dispersion des populations. Généralement, les déplacements des glossines sont passifs, c'est-à-dire sur le dos de leur hôte, homme ou animal, ou à l'intérieur de véhicules.

La tsé-tsé a peu d'ennemis naturels et tous les essais de lutte biologique basés sur le lâcher de parasites ou de prédateurs ont abouti à des échecs.

Les préférences de la glossine en matière d'alimentation déterminent le risque de transmission des trypanosomes pathogènes pour l'homme. Certaines glossines ne se nourrissent que sur un type d'hôte, voire une seule espèce : ainsi une espèce peut ne piquer que les phacochères ou que les bovins. D'autres, plus éclectiques, sont capables de se nourrir sur différents hôtes selon leur disponibilité locale ou saisonnière : ainsi *G. tachinoides* prend ses repas sur l'homme, les antilopes, les phacochères, les oiseaux et les reptiles ; mais, en saison froide, la plupart de ses repas sont pris sur ces derniers, plus particulièrement sur les varans. Ces espèces sont dangereuses pour l'homme puisqu'elles peuvent transmettre le trypanosome d'homme à homme mais aussi d'animaux à homme.

Un dernier groupe d'espèces est appelé opportuniste : ce sont les plus redoutables car elles adaptent leur régime alimentaire aux conditions qu'elles rencontrent. Ainsi *G. palpalis*, normalement plutôt éclectique, peut devenir soit totalement inféodée aux porcs en lisière de village, soit strictement anthropophile si elle se trouve dans une région sans animaux. Cet opportunisme alimentaire explique la diversité des gîtes que l'espèce peut coloniser ainsi que des schémas de transmission des trypanosomes pathogènes.

Écologie

La glossine a trois besoins essentiels : de l'ombre pour la fraîcheur, de l'humidité et de la nourriture. L'aire de distribution d'une espèce sera donc fonction de son aptitude à supporter des conditions particulières ou de s'adapter à de nouvelles.

En ce qui concerne les espèces vectrices de *T. b. gambiense*, leurs gîtes préférentiels offrent, à la fois, une végétation arborée relativement dense, une humidité élevée (du fait du couvert végétal, de la pluviométrie ou de la présence d'un plan d'eau) et une faune suffisamment riche en hôtes vertébrés pour assurer sa survie.

Les principaux gîtes à glossines en Afrique occidentale et centrale peuvent être séparés en habitats naturels et anthropisés.

Habitats naturels

■ La mangrove est une formation boisée dense, basse ou élevée, qui peuple les eaux saumâtres aux embouchures des fleuves. Elle est parcourue par un réseau très dense de canaux de diverses largeurs, les plus étroits sont dissimulés sous le couvert des arbres. Elle constitue l'habitat de *G. caliginea* et de *G. palpalis palpalis*, deux espèces vectrices de THA. Elle s'étend depuis la Guinée-Bissau jusqu'en Angola. Souvent utilisée par l'homme pour la pêche, la récolte du sel et du bois ou pour la riziculture, elle constitue une zone à risque élevé et plusieurs foyers sont installés dans cette formation.

■ La forêt ombrophile est constituée d'arbres géants, laissant filtrer très peu de lumière et dominant un sous-bois peu dense, souvent giboyeux ; c'est l'habitat typique de toutes les espèces du groupe *fusca*. *G. palpalis* en est absente sauf si l'homme s'installe et commence à dégrader partiellement le milieu naturel pour le transformer en milieu anthropique : installation de champs de vivriers, implantation de villages, élevage d'animaux domestiques.

■ La forêt mésophile, moins dense que la précédente, est constituée d'un sous-bois épais où l'on trouve *G. palpalis*, *G. fuscipes*, *G. pallicera* ainsi que des glossines du groupe *fusca* sans intérêt médical (*G. nigrofusca*, *G. fusca* et *G. medicorum)*. On observe ces mêmes espèces dans les régions de savanes incluses, c'est-à-dire résultant de la dégradation de la forêt mésophile où subsistent des reliques forestières.

■ La savane boisée, dont il existe plusieurs types selon la latitude, la pluviométrie, la nature et la densité du boisement est le domaine exclusif des espèces dites savanicoles (*G. morsitans submorsitans*, *G. longipalpis*), à condition que la faune sauvage soit suffisamment dense ou qu'elle soit remplacée par du bétail.

■ La savane soudanienne, avec une pluviosité annuelle de 500 à 1 000 mm, caractérisée par la présence de baobabs, d'arbustes et d'épineux (comme les *Acacia* sp.) est généralement défavorable aux glossines qui se réfugient dans les galeries forestières.

■ Les galeries forestières présentes dans toutes les régions de savane, sont des formations boisées plus ou moins larges, avec une canopée (couverture formée par la cime des arbres) ouverte ou fermée selon l'encaissement du cours d'eau, permanent ou temporaire, qu'elles bordent. Ce sont les habitats typiques de *G. palpalis*, notamment *G. palpalis gambiensis*, *G. fuscipes* et de *G. tachinoides* avec parfois *G. m. submorsitans* qui s'y réfugie en saison sèche froide.

Habitats anthropisés

De nombreuses espèces ont réussi à conquérir certaines formations végétales entretenues ou créées par l'homme.

■ Les caféières et les cacaoyères ont été investies par les espèces forestières, anthropophiles ou non, compte tenu de leur fréquentation permanente par l'homme et par certaines petites antilopes.

■ Les mangueraies proches des galeries forestières ou des villages peuvent héberger de fortes colonies de **glossines riveraines**.

■ Les **bois sacrés** sont des formations végétales naturelles, résiduelles ou non, généralement denses ; dans certaines régions d'Afrique, elles sont réservées à des cérémonies rituelles. Compte tenu des superstitions dont elles font l'objet, elles sont maintenues en l'état, abritant ainsi des populations de glossines isolées des gîtes de type classique et totalement inféodées à l'homme.

■ Les niayes, typiques de la presqu'île du Cap-Vert (Sénégal), sont des petites formations végétales de bas-fonds humides, entre les dunes littorales, utilisées pour les cultures maraîchères ; elles permettent la survie de *G. palpalis gambiensis* même dans des régions où il pleut moins de 800 mm par an.

■ Les lisières buissonnantes des villages de la savane sud-guinéenne et de la forêt ont été colonisées par *G. palpalis*, *G. fuscipes* et *G. tachinoides*, attirées et maintenues sur place par la présence des porcs domestiques. Elles peuvent pénétrer à l'intérieur du village en suivant l'homme et les animaux.

L'effet lisière s'observe en savane comme en forêt. Les glossines ne sont pas uniformément réparties dans tout le gîte et l'on constate des concentrations importantes dans les secteurs dont le couvert végétal fournit des conditions écologiques et climatiques favorables pour l'adulte et la pupe et dont la fréquentation par les hôtes est suffisante. Ces secteurs sont généralement les écotones, terme qui désigne les lisières entre deux faciès dont l'un au moins est boisé. Ainsi, en zone forestière, les plus fortes densités de *G. p. palpalis* sont enregistrées au niveau des lisières de villages, sur les lisières entre la plantation (caféière ou cacaoyère) et un bas-fond, le long des routes et chemins séparant une plantation et une relique forestière.

LE MALADE

Cycle du trypanosome

Le cycle de transmission du parasite dans la nature paraît assez simple (fig. 11). Tant qu'une personne héberge des trypanosomes dans le sang, il reste une source de contamination pour toutes les glossines qui le piqueraient. Les malades en 1re période représentent donc le réservoir de parasites le plus dangereux, d'autant que, comme nous le verrons, ils ont peu de signes cliniques et ne se sentent, le plus souvent, pas malades. Arrivés en 2e période, les trypanosomes disparaissent progressivement du sang et, du fait de la gravité de la maladie, les malades vont de moins en moins travailler, ce qui diminue leur exposition aux glossines.

Il peut exister un cycle sauvage. La glossine se contamine et/ou contamine un animal, en particulier le porc dans le cas de *T. b. gambiense.* Infectée, à partir d'un animal, avec un trypanosome pathogène pour l'homme, la glossine le lui transmettra lors d'un nouveau repas de sang. Ces animaux constituent ce que l'on appelle le « réservoir animal » de la trypanosomose humaine.

Réponse immunitaire

Dans le sang, les trypanosomes se multiplient selon un rythme déterminé par la **réponse humorale** de l'hôte, aboutissant ainsi à des vagues parasitémiques (fig. 12).

Le trypanosome se multiplie dans le sang, mais l'organisme de l'homme parasité réagit grâce à son système immunitaire. Il crée des **anticorps** qui détruiront les trypanosomes, ce qui aboutit à l'arrêt de leur multiplication puis à leur disparition presque totale du système circulatoire. De son côté, le trypanosome se défend en se transformant de telle sorte que les anticorps ne pourront plus le détruire. Il peut ainsi se multiplier à nouveau, ce qui se traduit par une nouvelle vague parasitémique. Le corps humain réagit en produisant de nouveaux anticorps actifs contre la nouvelle

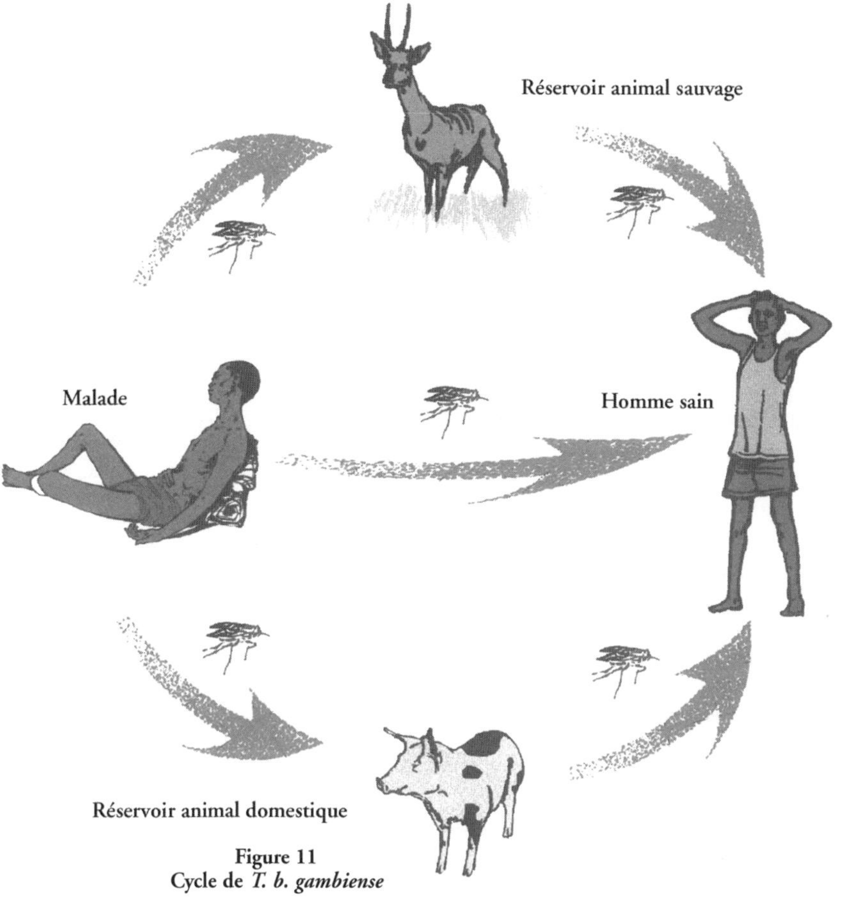

Figure 11
Cycle de *T. b. gambiense*

forme prise par les trypanosomes. La nouvelle vague est stoppée, disparaît et le cycle recommence.

À chaque vague parasitémique correspond ce qu'on appelle un variant antigénique. Entre chaque vague, les parasites peuvent être indécelables par les techniques de diagnostic courantes.

Le test le plus employé pour le dépistage de la THA est le Card Agglutination Test for Trypanosomiasis (CATT). Il est fabriqué à partir d'un variant antigénique commun

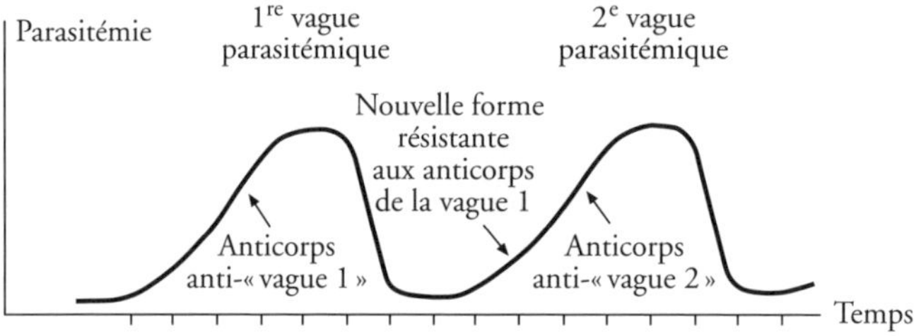

Figure 12
Vagues parasitémiques de *T. brucei*

à la presque totalité des foyers et présent au début de la maladie (il est souvent le variant de la « première vague » parasitémique), ce qui permet des dépistages précoces. On l'appelle le variant LiTat 1.3.

LE RÉSERVOIR ANIMAL

Des recherches récentes ont montré que *T. b. brucei* peut se retrouver chez l'homme, de même que *T. b. gambiense* peut se retrouver chez l'animal domestique, en particulier le porc ou chez l'animal sauvage. Un animal peut ainsi être porteur d'un trypanosome pathogène pour l'homme et une glossine ténérale se nourrissant sur cet animal pourra transmettre ce trypanosome à l'homme. L'importance de ce réservoir animal est encore méconnue, mais il semble évident que son existence soit à l'origine du maintien de certains foyers de la maladie. Même si les porcs en lisière de village exercent une attraction sur les glossines, leur présence protège l'homme dans une certaine mesure : la glossine préfère se nourrir sur eux. Si les porcs disparaissaient massivement, à cause d'une maladie ou s'ils étaient abattus pour l'alimentation, l'homme serait plus exposé aux piqûres de tsé-tsé et les cas de maladie pourraient se multiplier. Toutefois, l'expérience montre que, dans la plupart des cas, les tsé-tsé disparaissent elles aussi.

La transmission de la maladie

SUJET CIBLE

La maladie du sommeil ne touche pas que certaines personnes ou certains groupes en particulier. Toute personne qui vit dans une zone à risque peut être contaminée : hommes, femmes, enfants, jeunes ou vieux sont exposés au même risque. La transmission par voie placentaire a été suspectée mais jamais prouvée de façon formelle. Plusieurs nouveau-nés ont été dépistés sans que l'on puisse savoir s'il s'agissait de transmission mère-enfant *in utero* ou par échange de sangs au moment de l'accouchement.

Une seule piqûre de glossine infectée suffit ! Une personne étrangère à une région, se déplaçant à pied et traversant une rivière à gué, ou en véhicule et s'arrêtant un instant près d'un point d'eau peut être infectée au même titre qu'un autochtone fréquentant les mêmes lieux.

Lors de la phase de sensibilisation avant campagne de lutte, cette notion doit être précisée aux villageois qui ont parfois tendance à croire que la « trypano » est la maladie de l'étranger et se dispensent de se présenter aux visites médicales.

Toutefois, il convient de nuancer ce risque : à l'intérieur d'un foyer, il peut exister des zones où il est faible, voire nul, et d'autres où il est très élevé. C'est généralement le cas du milieu forestier peuplé par différents groupes ethniques, d'origines géographiques diverses, dont les rapports avec les autochtones et les comportements diffèrent profondément. Leur mode de vie, leur type d'habitat, leurs pratiques agricoles, leur mobilité génèrent des secteurs socialement ouverts ou fermés.

Un milieu socialement ouvert se caractérise par une très forte mixité ethnique, les **allogènes** et les **autochtones** se côtoyant en permanence et fréquentant les mêmes espaces. L'habitat est partagé entre villages et **campements** de culture, permanents ou temporaires. L'approvisionnement en eau se fait de façon communautaire dans des puits ou des sources. Les parcelles octroyées aux allogènes de façon traditionnelle, sans qu'un titre de propriété soit officiellement établi, sont toujours fréquentées par les propriétaires d'origine pour, par exemple, récolter le vin de palme. En conséquence, un réseau de sentiers très dense se crée à travers les plantations, les champs, les îlots forestiers, les jachères, traversant rivières, ruisseaux et bas-fonds ; chaque jour, la quasi-totalité des communautés s'y croise.

À l'inverse, un milieu socialement fermé est mono-ethnique et fondé par des personnes financièrement plus aisées que les immigrés. La terre a été acquise formellement et les propriétaires allogènes fréquentent peu les autochtones. Les communautés sont regroupées en hameaux. L'approvisionnement en eau se fait exclusivement en puits aménagés près de l'habitat. Les déplacements se font du domicile au champ sur un réseau de pistes peu dense et fréquenté essentiellement par l'ethnie majoritaire.

Dans le premier cas, compte tenu du brassage incessant des personnes, la THA peut se répandre très vite dans tous les groupes ethniques : elle est dispersée. Dans le second, la prévalence de l'endémie est réduite, voire nulle ; si la maladie survient, elle ne sera transmise qu'à un groupe familial : elle est groupée ou en grappe.

LIEU DE CONTAMINATION

Pour qu'il y ait transmission de la maladie à l'homme il faut un vecteur. Les gîtes où vivent des tsé-tsé sont donc potentiellement des zones à risque pour l'homme. Cependant, il existe une hiérarchie dans ce risque, en fonction des comportements humains.

En zone de savane, ces sites sont surtout les galeries forestières, principalement les points fréquentés en permanence par la population : les zones de baignades, les points utilisés par les femmes pour leurs activités ménagères, les endroits où les pêcheurs accostent leur pirogue et réparent leurs filets. Il y a aussi les points de passage, les ponts ou les gués.

En zone de forêt, on peut considérer que la transmission peut se faire partout. Mis à part la grande forêt ombrophile que les glossines d'intérêt médical n'ont pas colonisée, la forêt dégradée n'est en fait qu'un immense gîte à tsé-tsé. Comme l'homme y est omniprésent, le contact entre lui et le vecteur peut avoir lieu partout. Il existe cependant des zones où le risque est plus important qu'ailleurs :

– les lieux de reproduction de la tsé-tsé qui sont souvent les bas-fonds humides, les abords des galeries forestières, les rizières, où l'insecte trouve à la fois l'ombre, l'humidité et les hôtes pour se nourrir. L'homme s'y rend fréquemment du fait de la présence d'eau qui permet les cultures (riz), la chasse ou la pêche ; les glossines, ayant peu tendance à se déplacer, restent sur place et favorisent la transmission ;

– les lieux d'approvisionnements en eau sont représentés en forêt par une multitude de sources naturelles ou de trous d'eau creusés que la population utilise pour ses besoins quotidiens. Chaque jour, voire plusieurs fois par jour, presque à heure fixe, de nombreuses personnes s'y rendent. Cette présence assidue encourage l'installation de petites populations de glossines qui vont vivre en se nourrissant presque exclusivement sur les humains. Il suffit qu'un malade s'approche d'un point d'eau pour que l'ensemble du groupe qui utilise ce point d'eau soit en danger ;

– certains lieux de travail, comme les points de rouissage du manioc dans certains pays, sont des zones à très haut risque car ils présentent des caractéristiques similaires aux lieux d'approvisionnements en eau ;

– les campements qui attirent et retiennent la tsé-tsé car elle y trouve de bonnes conditions de survie, ombre et nourriture.

Les lisières de villages ne sont pas sans risque même si, comme il a été dit plus haut, le porc domestique protège l'homme de la tsé-tsé. Il est fréquent, aux abords des villages, dans les broussailles, d'installer des douches ou des latrines qui permettent le contact homme/glossine.

Certaines zones de travail comme les champs de cultures vivrières ne présentent pas ou peu de risque. En revanche, toutes les plantations de culture de rente (café ou cacao) constituent des zones de transmission potentielles, plus ou moins dangereuses selon leur âge et leur situation. Ainsi, le risque est presque nul dans une jeune caféière, impropre à la survie des glossines, car trop ensoleillée. Mais il va augmenter avec l'âge de cette plantation : les caféiers et les plantes adventices, fournissant de l'ombre et de la nourriture à des antilopes, favorisent l'installation de la tsé-tsé. La caféière âgée demande aussi plus de temps au paysan pour l'entretien et la récolte : l'allongement du temps de présence entraîne une augmentation du risque de contamination. Inversement, la cacaoyère en vieillissant perd son sous-bois, devenant ainsi moins fréquentée par les antilopes et donc par les glossines. En outre, elle nécessite peu d'entretien et la récolte des cabosses est rapide : le paysan y travaillant moins longtemps que dans une caféière n'y est pas soumis au même risque. Cependant, le risque dans une cacaoyère, même âgée, sera multiplié par 50 si celle-ci est installée près d'un bas-fond, c'est-à-dire près d'un gîte de reproduction.

Cette différence entre types de plantations explique en partie la différence de prévalence entre milieux socialement fermés ou ouverts. Dans les premiers, les allogènes, ayant plus de moyens financiers, installent tout de suite des cacaoyères : ils sont soumis à un risque d'infection moindre. Dans les seconds, les migrants se limitant à la culture des caféiers qui demandent moins d'investissements, s'exposent progressivement davantage.

Toutes les voies de communication peuvent aussi être des sites de transmission dans la mesure où les glossines s'en servent pour se déplacer, spontanément ou en suivant l'homme.

Enfin, dans certaines régions d'Afrique, à proximité des villages de savane comme de forêt, peuvent exister des bois sacrés ou des plantations de manguiers très favorables aux glossines : ce sont donc des sites de transmission potentiels.

PÉRIODE DE TRANSMISSION

La transmission de la maladie du sommeil n'a pas de caractère saisonnier au sens climatique ; elle dépend surtout des activités humaines.

En savane, le pic de transmission (qui n'a pas été mesuré mais déduit des observations) se situe en saison chaude et sèche, quand l'homme, les animaux et les glossines ont tendance à se concentrer près de l'eau. En saison des pluies, les femmes ont moins besoin de se rendre au point d'eau, les crues dissuadent les enfants de se baigner, les antilopes et glossines sont plus dispersées.

En forêt, la période la plus dangereuse pour l'homme dépendra de la nature de ses pratiques agricoles. Elle se situera au moment des gros travaux dans les plantations (désherbage, récolte) ou au moment de la mise en culture des rizières. Les seules exceptions sont le village, le campement ou le point d'eau : la transmission peut s'y faire toute l'année puisque la présence constante de l'homme et/ou de ses animaux a fidélisé les glossines.

MODE DE CONTAMINATION

On a coutume de dire que la maladie du sommeil est la maladie des travailleurs. Ce dicton n'est pas totalement vrai.

Il est exact dans le sens où, lorsque le paysan travaille dans sa rizière ou dans sa plantation, il court un risque élevé en fréquentant un gîte à tsé-tsé. Il se vérifie également avec les pêcheurs en pirogue ou les femmes qui lavent le linge ou puisent de l'eau. Il est encore vrai pour tous les commerçants ambulants qui se déplacent de village en village ou de campement en campement.

Mais le nombre d'enfants en bas âge, atteints de THA, prouve que d'autres circonstances permettent la contamination : le nourrisson au dos de sa mère peut être piqué par une glossine, parfois la même que celle qui tente de piquer la mère ; tout comme l'enfant qui dort à l'ombre pendant que sa mère travaille. Il en est de même pour les jeunes qui vont se distraire en pêchant ou en se baignant. Les touristes étrangers, comme tous les voyageurs africains, peuvent contracter la maladie.

Certaines traditions, certaines coutumes, favorisent aussi la transmission. Dans certains endroits, la toilette se fait au ruisseau, avant le crépuscule (les tsé-tsé sont donc encore actives), et non dans des douches à l'intérieur de la concession familiale : le risque y est évidemment plus important. Dans certains villages, la population se déplace régulièrement d'un village à l'autre pour des raisons diverses et, ce faisant, traverse des cours d'eau qui sont des gîtes à glossines.

Il ne faut pas oublier les trajets quotidiens, effectués par les enfants pour se rendre à l'école, à travers des zones à haut risque.

Enfin, les populations obligées de fuir leur région, à cause de troubles politico-ethniques, pénètrent souvent des zones endémiques. Leur vulnérabilité, immunitaire notamment, est un facteur de risque supplémentaire et aggravant.

CONTAMINATION FAMILIALE

Il est fréquent de découvrir, à l'intérieur d'une même famille, plusieurs malades : le mari et sa femme, parfois avec un ou plusieurs enfants trypanosomés.

Tous les membres d'une même famille, habitant sous le même toit, ont des activités agricoles ou ménagères communes. Aussi, fréquentant les mêmes lieux, ils rencontrent les mêmes glossines et courent un risque de contamination très voisin.

Ce mode de contamination peut se généraliser à tout un groupe de familles, parfois même à tout un groupe ethnique. Dans les régions à fort taux d'immigration, les familles immigrées ont tendance à se regrouper géographiquement et à fréquenter ensemble les mêmes sites à risque ou à effectuer ensemble des travaux collectifs : la transmission peut donc se faire très rapidement dans un même groupe.

CONTAMINATION EN MILIEU URBAIN

La maladie du sommeil découverte en milieu urbain n'est pas un phénomène nouveau. Des capitales comme Bamako, Brazzaville ou Ouagadougou ont abrité des gîtes à tsé-tsé péri-urbains mais aussi intra-urbains. Généralement de taille restreinte, ces gîtes étaient néanmoins à l'origine de très nombreux cas.

À l'heure actuelle, dans plusieurs capitales ou villes de moyenne importance, le nombre de cas dépistés *intra muros* semble en augmentation constante. Il peut s'agir aussi bien d'importation de cas que d'une transmission locale.

De nombreux malades issus du milieu rural l'ont fui soit pour des raisons économiques, soit à cause d'instabilités civiles ou militaires. Par ailleurs, l'extension brutale et souvent anarchique des villes entraîne l'inclusion de gîtes de tsé-tsé auparavant en zone rurale. L'arrivée de malades en ville facilite la transmission qui peut survenir dans les faubourgs où l'installation des hommes est précaire et où les citadins se rendent pour faire quelques cultures d'appoint.

Le problème de la maladie du sommeil en zone urbaine ne se situe pas tant au niveau de la compréhension de l'épidémiologie, relativement simple, qu'à celui de la lutte. La ville est un milieu complexe où la taille des populations, la diversité humaine et l'absence de cohésion sociale (à la différence des villages) sont autant d'obstacles à l'organisation et à l'efficacité de campagnes de dépistage et de contrôle.

Les symptômes

La maladie du sommeil non traitée aboutit inéluctablement à la mort dans des délais variables selon qu'elle est due à *T. b. gambiense* ou à *T. b. rhodesiense*. Dans le cas de *T. b. gambiense*, il s'agit d'une maladie chronique pouvant évoluer sur une dizaine d'années alors que pour *T. b. rhodesiense*, d'évolution aiguë, la mort peut survenir moins d'un an après la contamination.

INOCULATION

La présence des trypanosomes au point de piqûre provoque un chancre dit « chancre d'inoculation » ou « trypanome » (photo 2). C'est une sorte de furoncle douloureux qui ne dure que quelques jours. En pratique, du fait des nombreuses agressions cutanées auxquelles sont soumises les populations africaines, ce chancre passe le plus souvent inaperçu. Exceptionnellement, il peut prendre une forme inflammatoire aiguë. On observe alors une tuméfaction chaude et rénitente pouvant atteindre la taille d'une mandarine. La ponction met en évidence de très nombreux trypanosomes.

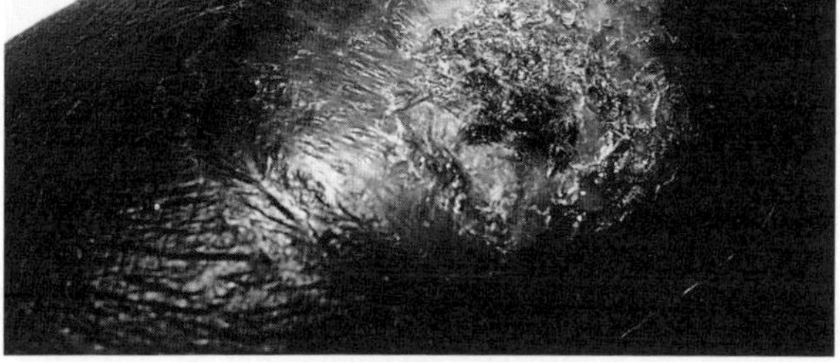

© OMS.

Photo 2
Chancre d'inoculation

PÉRIODE D'INCUBATION

Pendant cette période qui peut durer de quelques jours à quelques mois et reste totalement **asymptomatique**, le trypanosome se multiplie et diffuse dans l'organisme par voie sanguine ou par voie lymphatique.

PHASE LYMPHATICO-SANGUINE

La phase **lymphatico-sanguine** (1re période ou phase de généralisation), correspond à l'atteinte par les trypanosomes du système histio-monocytaire constitué des cellules sanguines et des cellules de certains tissus (**réticulo-endothélial** et conjonctif) participant à la défense de l'organisme. La multiplication des trypanosomes dans ces tissus provoque une inflammation et une hyperplasie de ces derniers. Le système lymphatique est principalement concerné. Le foie et la rate peuvent également l'être, de même que le cœur ou le tissu lymphoïde intestinal.

La symptomatologie se résume à quelques signes cliniques non spécifiques :

– une fièvre non précédée de frissons, anarchique et rebelle à tout traitement non spécifique. Elle oscille entre 38° et 38,5°, pouvant atteindre 40° ou 41° et peut s'accompagner d'une détérioration de l'état général. Durant les périodes d'**apyrexie**, les battements cardiaques s'accélèrent à 120 pulsations à la minute, voire plus ;

– parfois un prurit ;

– une atteinte cardiaque : le malade peut présenter des troubles du rythme cardiaque sans spécificité aucune (arythmie, **tachycardie**, **bradychardie**, etc.). L'électro-cardiogramme montre des ondes T plates ou négatives. L'examen anatomo-pathologique peut mettre en évidence une pancardite infiltrative mésenchymateuse, des lésions de sclérose du myocarde ou de simples lésions inflammatoires de la fibre musculaire ;

– des troubles digestifs se traduisant par des vomissements, des diarrhées parfois dysentériformes avec **leucocytorrhées**, expliqués par une réaction du tissu lymphoïde intestinal ;

– la présence de ganglions palpables (**adénopathies**), de volume moyen, élastiques, mobiles et indolores, n'évoluant jamais vers la suppuration. On les trouve surtout

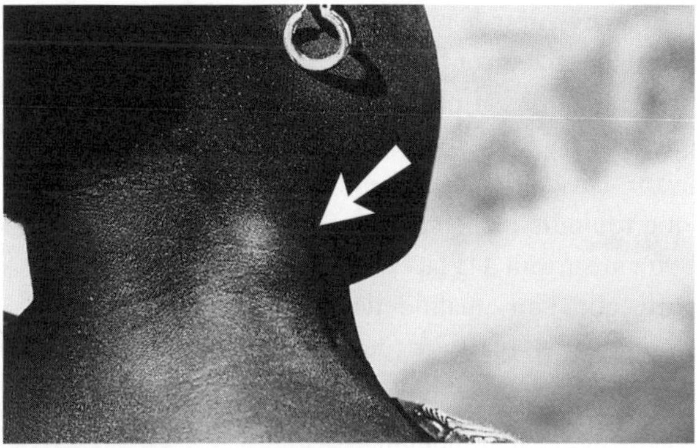

Photo 3
Ganglion cervical

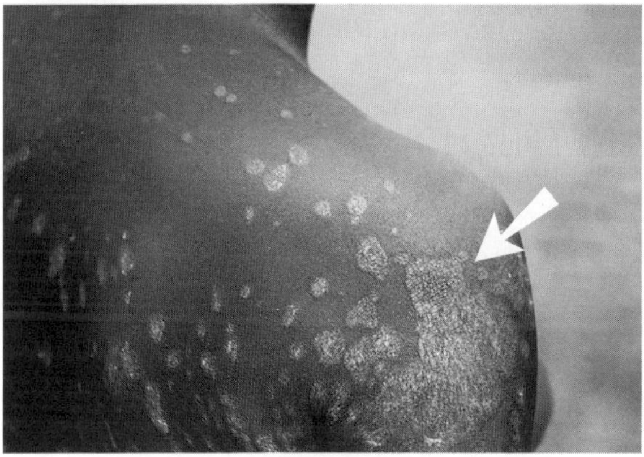

Photo 4
Trypanides

localisés le long du cou (photo 3) et à sa base (chaînes ganglionnaires sus-claviculaires, cervicales et jugulaires) ;

– le foie et la rate sont parfois un peu augmentés de volume (**hépatosplénomégalie**) ;

– des signes cutanés qui sont de deux types : les trypanides (photo 4) et les œdèmes. Les trypanides sont des taches variant du rose au rouge violacé de 5 à 15 cm de diamètre, localisées au thorax, à la racine des membres (épaules et hanches) et au front.

Elles peuvent prendre l'aspect de marbrures, de placards irréguliers, de taches annulaires ou de taches confluentes polycycliques à grandes courbures (comme si plusieurs taches arrondies étaient réunies). Il s'agit d'**érythèmes maculeux** ou surélevés pouvant laisser des cicatrices pigmentées. Ils passent presque toujours inaperçus sur la peau noire. Les œdèmes se voient surtout à la face. Le visage prend un aspect bouffi que l'on qualifie de « lunaire » (photo 5). On peut aussi observer des œdèmes **malléolaires**.

À ce stade, il peut y avoir des troubles neurologiques témoins d'un processus inflammatoire. Il s'agit le plus souvent de céphalées, de signes méningés frustres ou de **crises comitiales**.

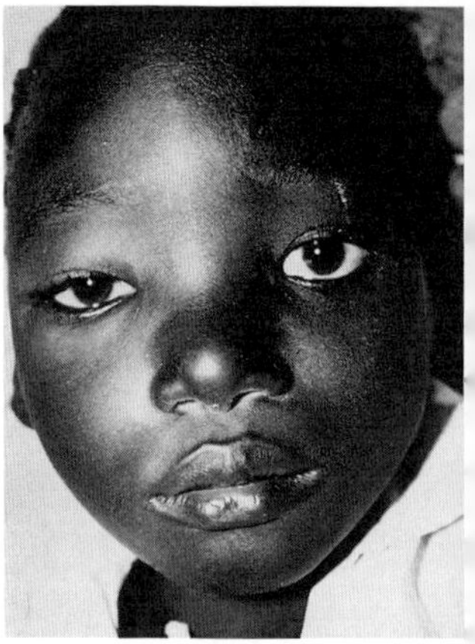

Photo 5
Visage lunaire

PHASE MÉNINGO-ENCÉPHALITIQUE

Cette phase, également appelée 2e période ou phase de polarisation cérébrale, fait suite au passage des trypanosomes à travers la **barrière méningée**. Elle peut être précoce, ou tardive, mettant des années à apparaître. Il semble que le régime alimentaire intervienne, un régime riche et équilibré retardant le passage en seconde période. Il a été observé que les pêcheurs africains dont l'apport protidique est riche et, autrefois, les trypanosomés incorporés dans l'armée française, présentaient des signes manifestes de seconde période bien plus tardivement que les populations africaines mal ou sous-alimentées. La présence de trypanosomes dans le système nerveux central va entraîner une inflammation des tissus cérébraux. Les lésions consistent en une méningo-encéphalite diffuse réversible au début évoluant vers une **encéphalite** mésenchymateuse périvasculaire et démyélinisante principalement localisée autour des ventricules médians, dans les régions méso-diencéphaliques. À cette phase, ce sont les réactions auto-allergiques qui prédominent. La maladie devient auto-entretenue. D'importants infiltrats **histioplasmocytaires** périvasculaires apparaissent. On note aussi la présence de cellules de Mott, grosses cellules au cytoplasme bourré de vacuoles éosinophiles rejetant le noyau en périphérie.

Alors que les signes de la première période, exception faite de la fièvre, régressent puis disparaissent (adénopathies, hépatosplénomégalie, trypanides), des signes neurologiques extrêmement variés apparaissent. En règle générale, le tableau neurologique commence par des céphalées et des troubles du comportement. Ces derniers vont s'aggraver et se diversifier au point qu'en zone d'endémie tout signe neurologique doit faire suspecter une maladie du sommeil jusqu'à preuve du contraire. Ces troubles peuvent se superposer donnant un tableau clinique complexe. On peut les classer en six groupes bien individualisés.

Troubles de la sensibilité

Ils concernent la sensibilité superficielle et la sensibilité profonde. La sensibilité superficielle peut être plus ou moins augmentée (**hyperesthésie**) ou diminuée (**hypoesthésie**). On peut également observer des signes **polynévritiques** avec fourmillement, prurit intense, crampes, névralgies, mais c'est surtout la sensibilité profonde qui est perturbée. Cela se traduit, en particulier, par ce que l'on appelle le signe de la clef de Kérandel : la douleur à la pression est telle que le malade ne peut pas tourner une clé dans une serrure.

Troubles de la vigilance

Ils font partie des signes les plus tardifs mais également les plus évocateurs de la maladie. Il s'agit de troubles du sommeil paradoxal. Ils commencent par une succession d'épisodes de veille et de sommeil, le malade s'endormant à n'importe quel moment pour se réveiller un peu plus tard et ceci de jour comme de nuit. Très souvent, on constate une inversion du rythme **nycthéméral**, le malade dort le jour et reste éveillé la nuit. En fin d'évolution, le malade est dans un état d'hébétude permanente.

Troubles psychiques

Le comportement du malade peut aller de l'**apathie** aux crises psychiatriques aiguës (tendances criminelles ou suicidaires, perversion, etc.), de l'hilarité à la tristesse, etc. Globalement, le malade change radicalement de comportement.

Troubles moteurs

Le malade présente une modification du tonus et des mouvements involontaires traduisant souvent un syndrome extra-pyramidal. On peut observer des mouvements myocloniques involontaires, des mouvements choréiques brusques et saccadés ainsi qu'une hypertonie et des tremblements au repos. On peut également observer des signes pyramidaux avec aréflexie périphérique, atonie et amyotrophie neurogène, un syndrome cérébelleux ou cérébello-vestibulaire. Les mouvements peuvent être lents et ondulatoires, particulièrement aux mains (mouvements athétosiques). Des signes d'incoordination motrice peuvent exister rendant, par exemple, impossible le mouvement volontaire consistant à poser un doigt sur le bout du nez, comme lors d'une intoxication éthylique (syndrome cérébelleux). On peut également observer des automatismes de succion. Le tableau clinique peut être celui d'une hypertension intracrânienne ou d'une épilepsie pouvant faire évoquer une pathologie chirurgicale.

Troubles endocriniens

Ils sont la conséquence d'une atteinte de ce que l'on appelle l'axe diencéphalo-hypophysaire qui règle la plupart des sécrétions hormonales. On observe de nombreux troubles hormonaux entraînant la stérilité (avec aménorrhée chez la femme) et des troubles de la régulation thermique, de la soif, une insuffisance thyroïdienne, etc.

Troubles du comportement alimentaire

Alors que le malade est boulimique, il est l'objet d'un amaigrissement progressif.

L'évolution en l'absence de traitement se fait vers une cachexie dite « sommeilleuse terminale » (photo 6). Le malade s'affaiblit et maigrit de façon considérable. Sa

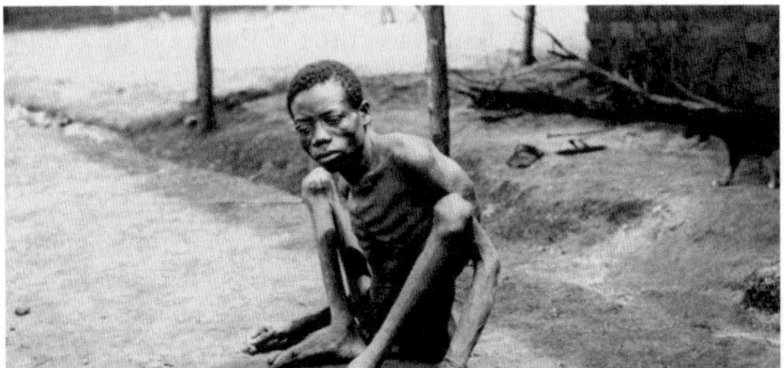

Photo 6
Malade au stade terminal

démence, de caractère organique (tremblement des lèvres et dysarthrie), évoque une paralysie générale (PG). Enfin, il sombre dans le coma (photo 7) par encéphalite (encéphalite démyélinisante auto-entretenue) irréversible puis meurt, souvent d'une infection intercurrente.

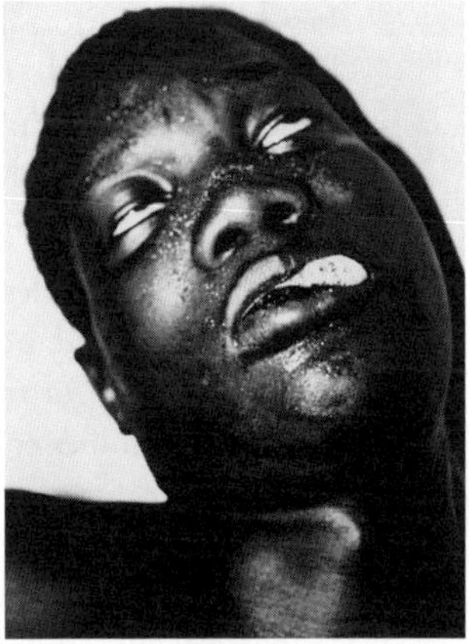

© OMS.

Photo 7
Coma

Devant ce type de tableaux, quel qu'en soit le stade évolutif, la discussion étiologique ne se pose qu'en dehors de l'Afrique intertropicale. Dans cette dernière, il doit systématiquement être évoqué et conduire à la mise en œuvre de tests diagnostiques spécifiques. L'électro-encéphalogramme, au début, montre des signes de souffrance cérébrale avec présence de rythmes lents thêta et delta, puis des bouffées delta assez régulières. Les anomalies du sommeil portent sur les phases I et II avec sommeil lent, persistance du sommeil paradoxal et fréquentes phases d'activation.

■ ***Le diagnostic repose sur la mise en évidence du parasite dans le sang, les ganglions ou le LCR.***

Les troubles biologiques constatés sont, pour la plupart, communs à d'autres parasitoses tropicales, en particulier le paludisme et la leishmaniose. Dans le sang, on observe une anémie et une hyperleucocytose. Ce sont les plasmocytes qui sont surtout augmentés. Parfois, on peut voir une autoagglutination des hématies. Le protidogramme révèle une dysglobulinémie avec augmentation des gamma-globulines, principalement des IGM qui peuvent être de 4 à 16 fois supérieurs à la normale. Aucun de ces éléments n'est caractéristique de la trypanosomose. Il n'en est pas de même dans le liquide céphalo-rachidien (LCR) où la présence d'IGM et de cellules de Mott est considérée comme pathognomonique par certains auteurs.

L'examen anatomopathologique montre une réticulo-endothéliose plus ou moins marquée. Elle se caractérise par une réaction des tissus mésodermiques, y compris dans le système nerveux qui est pourtant d'origine ectodermique.

Dans les ganglions, on observe une hyperplasie folliculaire avec infiltration leuco-plasmocytaire périvasculaire. Ces altérations se retrouvent dans le foie, la rate, les reins et les glandes surrénales. Le cœur présente des foyers d'infiltration lympho-plasmocytaire péricapillaire.

Les cellules de Mott décrites dans le LCR, peuvent se retrouver dans les ganglions, la moelle, le foie, la rate, le myocarde et l'intestin (les selles). Ce sont des cellules mésenchymateuses (plasmocytes le plus souvent, mais aussi monocytes, myélocytes lymphocytes), envahies de vésicules hyalines issues de la dégénérescence du protoplasme.

Dans le cerveau, la lésion essentielle est, comme ailleurs, l'infiltration périvasculaire de type plasmocytaire. Elle siège surtout dans la substance blanche de tout l'axe cérébro-spinal. On trouve, associés à ces infiltrats, ou à distance de ceux-ci, des histiocytes ramifiés englobant les différents éléments tissulaires, des cellules de Mott ainsi qu'une atteinte des cellules neuro-ganglionnaires, une hypertrophie des éléments de **névroglie fibreuse**, une altération de l'oligodendroglie par hypertrophie de l'oligocyte, et des altérations de la microglie. Le cervelet est également le siège de lésions inflammatoires avec altération des **cellules de Purkinje** et **dégénérescence spongieuse** ou vasculaire des cellules étoilées.

Toutes ces lésions ne sont pas spécifiques de la trypanosomose mais, considérées ensemble, sont fortement évocatrices de la maladie.

L'avenir du malade dépendra avant tout du stade auquel il aura été dépisté et traité. En 1re période, l'évolution se fait vers la guérison sans séquelle ; en 2e période, le malade peut présenter de graves séquelles neurologiques dues à la maladie ou au traitement qui peut entraîner une **encéphalopathie arsenicale** mortelle dans 2 à 5 % des cas. C'est dire l'importance d'un diagnostic précoce.

Il est possible que le malade, lors des contrôles, soit toujours trouvé porteur de trypanosomes. Les causes de ce phénomène sont multiples : soit le traitement a été inefficace à cause de l'utilisation d'un médicament périmé, d'un protocole mal suivi ou d'une résistance du trypanosome au produit utilisé, soit la lutte contre les glossines n'a pas été faite (ou a été mal faite) et le malade, pourtant guéri à sa sortie du centre de traitement, s'est de nouveau contaminé en revenant chez lui.

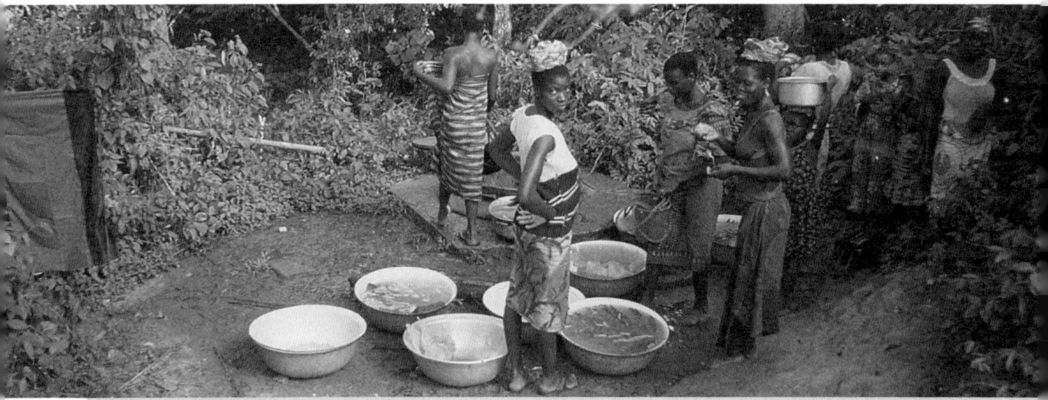

Les stratégies de lutte

Définitions[9]

SUSPECTS DE MALADIE DU SOMMEIL

Un suspect est une personne qui présente un certain nombre de signes cliniques d'appel, de symptômes ou de troubles biologiques évocateurs d'une THA. Il peut, toutefois ne pas être trypanosomé.

Même si tous les tests de dépistage sont positifs, le patient restera un suspect tant qu'il n'y aura pas eu confirmation parasitologique qui seule entraînera le traitement spécifique.

Un suspect de THA pourra le rester durant plusieurs mois ; la confirmation parasitologique est parfois rendue difficile, voire impossible, car :

– les **défenses immunologiques** du patient empêchent le développement du parasite rendant la parasitémie indétectable ;

– le patient abrite une souche peu ou non pathogène qui peut être un trypanosome d'animal ;

– il existe une réaction croisée, c'est-à-dire que la positivité des tests traduit un manque de **spécificité** et révèle l'existence d'une maladie autre que la THA.

Cette notion doit être comprise par tout agent de la santé pour que l'information soit correctement transmise à la population et aux individus afin d'éviter l'inquiétude, voire la panique des personnes chez lesquelles existe une suspicion de THA.

ZONE À RISQUE – ZONE ENDÉMIQUE

Une zone à risque est une zone où, tous les facteurs étant réunis, la maladie pourrait se développer ou a déjà existé sans que l'on sache s'il y a ou non des malades. Ce peut

[9] Pour éviter toutes confusions dans l'interprétation des termes employés ici et dans les chapitres suivants, nous donnons quelques définitions indispensables.

être une zone à risque où, par le passé, il a été signalé des malades mais sur laquelle on n'a plus aucune information (un foyer historique, par exemple). Il peut aussi s'agir d'un secteur voisin d'un foyer actif (donc connu) de THA.

Inversement, une zone endémique est une région où il y a régulièrement des malades : ceux-ci ont pu être découverts lors de prospections médicales ou de façon passive dans les centres de santé.

Tableau II
Définition et détermination des zones à risque

Type	Définition	Identification-délimitation
Zone suspectée à risque	Toutes les conditions sont réunies pour que la maladie existe.	Sur dossiers, rapports, connaissances de la région, déduction, etc.
Zone suspectée endémique	Zone où, par le passé, on a mis en évidence des suspects de THA.	Par tests sérologiques (micro-CATT, CATT). Si on les associe avec le diagnostic, on évite l'étape des prospections médicales.
Zone endémique confirmée		
Active	Zone où il y a des malades aujourd'hui.	Par prospections médicales.
Latente	Zone où il y a eu récemment des malades et où la THA peut reprendre à tout instant.	Endémie connue nécessitant une surveillance.

FOYERS

On a coutume de parler de foyers de maladie du sommeil, ce qui est inexact et peut engendrer des confusions.

Le terme de foyer implique une homogénéité dans la répartition spatiale des malades, alors que, la plupart du temps, les conditions épidémiologiques diffèrent d'une zone endémique à l'autre. Ainsi, des malades peuvent être découverts en assez grand nombre dans un village sans que pour autant la transmission ne se fasse localement, mais à 10 ou 15 km de là dans une région où aucun résident n'a été identifié comme suspect faute de prospection mais où vont cultiver ou pêcher les malades découverts dans la localité voisine. Ponctuellement, la prévalence de THA peut être beaucoup plus élevée dans un groupe ethnique que dans un autre : cela reflète un mode de contamination lié à un comportement dicté par des conditions culturelles, sociales ou économiques différentes.

Le « foyer » porte souvent le nom du chef-lieu car tous les sommeilleux diront qu'ils viennent de là : les prospections médicales se font alors dans le chef-lieu et les villages environnants alors que le véritable lieu de transmission est « en brousse », autour d'un hameau ou d'un groupe de campements non cartographiés.

La THA ne se développe donc pas en foyers homogènes mais dans des « microfoyers » qu'il est important d'identifier pour améliorer l'efficacité de la lutte.

DÉPISTAGE

Le dépistage consiste à rechercher d'éventuels suspects de la maladie. Il existe deux types de dépistage.

Le dépistage passif

Il concerne toutes les personnes qui s'adressent spontanément à un centre de santé et chez qui on cherche à mettre en évidence des signes cliniques ou chez qui l'on pratique des tests.

Le dépistage actif

Le personnel de santé n'attend pas que les personnes viennent dans un centre de santé mais va au-devant de la population, dans les villages et les hameaux, pour rechercher ces signes ou effectuer les tests.

Le dépistage permet donc de :

– savoir s'il y a des suspects dans une région à risque ;

– connaître leur localisation précise ;

– identifier les sujets suspects au sein de la population lors des prospections afin de limiter le nombre des examens diagnostiques qui sont longs et coûteux ;

– surveiller un foyer après une campagne de lutte pour intervenir si de nouveaux suspects sont découverts.

DIAGNOSTIC

Le diagnostic représente l'étape suivante. Il consiste à mettre en évidence le parasite chez le malade et nécessite donc, au minimum, de posséder un microscope. Il est effectué sur les personnes suspectes, sélectionnées par le dépistage.

Le dépistage repose sur des critères cliniques ou biologiques et privilégie la **sensibilité** pour identifier le maximum de suspects. Le diagnostic se doit, de plus, d'être **spécifique** et se fonde sur des critères exclusivement parasitologiques pour réserver le traitement aux seuls trypanosomés qui bénéficieront du traitement indispensable mais éventuellement dangereux et coûteux.

PROSPECTION MÉDICALE

La prospection médicale est une action dynamique consistant à aller au-devant de la population, sur son lieu de résidence ou de travail, pour pratiquer sur elle des tests médicaux destinés à dépister et diagnostiquer la THA. Cette notion s'oppose donc à celle de « médecine hospitalière », pour laquelle le malade doit se présenter pour bénéficier des tests et traitements.

Nous verrons plus loin que selon les circonstances, l'une ou l'autre peut être employée dans le cadre de la lutte contre la THA. Toutefois, pour lever immédiatement toute ambiguïté nous ferons une distinction entre les systèmes transversaux et verticaux.

Dans le premier, l'équipe médicale s'occupe de plusieurs maladies, endémiques ou non, avec un ensemble de tests et des traitements multiples.

Dans le second, au contraire, l'équipe ne s'intéresse qu'à une seule affection. En raison de la complexité du dépistage et du diagnostic de la THA, le système vertical se révèle plus performant et plus exhaustif. Le fait de multiplier les tests réduit le nombre de visites avec le risque de méconnaître des cas de THA. Toutefois, le système transversal peut être utilisé, dans certaines circonstances, pour évaluer la séroprévalence ou la prévalence ou pour exercer une surveillance longitudinale.

ÉQUIPES MOBILES

Mises en place très tôt par Jamot, les équipes mobiles sont des unités qui, comme leur nom l'indique, se déplacent de façon autonome de village en village.

Une équipe mobile est idéalement constituée de six personnes : un infirmier d'État responsable, des techniciens, des laborantins ou d'autres infirmiers, capables de pratiquer la totalité des tests et de s'occuper des diverses opérations liées à une prospection médicale et un chauffeur polyvalent capable de participer à diverses tâches (entretien et installation du matériel, orientation des sujets entre les différents postes de la chaîne de dépistage et de traitement).

Cette équipe vit et travaille au contact de la population dans des conditions difficiles : le personnel doit être très motivé. Malgré sa mobilité et sa motivation, une équipe mobile a un handicap majeur : elle se déplace « en aveugle ». Arrivée dans un village, elle ne voit que celui-ci et n'a pas les moyens d'en reconnaître les abords immédiats où se trouvent les « micro-foyers » méconnus.

Cependant, du point de vue efficacité, pour la lutte contre la THA, il n'y a aucune structure équivalente aux équipes mobiles. Toutefois, pour être réellement **efficientes**, leur intervention doit être dirigée, orientée par un système pérenne mieux à même d'exercer une surveillance locale.

SOINS DE SANTÉ PRIMAIRES

Les Soins de santé primaires (SSP) ont été définis à Alma Atta en 1976 et leur spécificité africaine a été retenue en 1987 lorsqu'a été adoptée l'Initiative de Bamako.

Comme le nom l'indique, il s'agit de soins distribués dans des structures périphériques, au-delà du dispensaire, dans des cases de santé villageoises tenues par des

Agents de santé communautaire (ASC). Après une formation minimale, ces ASC sont aptes à diagnostiquer les maladies les plus courantes (rhume, paludisme, diarrhées, diverses petites affections), à distribuer les « médicaments essentiels », à faire des pansements, à s'occuper des questions d'hygiène et à référer le patient en cas d'échec thérapeutique ou de sévérité particulière de sa maladie.

Ils doivent disposer d'une pharmacie villageoise qu'ils approvisionnent régulièrement grâce à la vente des médicaments et aux soins effectués (pansements…). Une autre partie des recettes de la vente des médicaments sert à l'entretien et à l'amélioration de la Case de santé et le reste leur revient à titre d'indemnité et d'encouragement plutôt que de rémunération.

Ce système est critiqué du fait des abus qu'il a pu entraîner et peu de pays l'ont adopté. En fait, ce rejet résulte la plupart du temps d'erreurs engendrées par une insuffisance d'encadrement, de suivi et d'encouragements des ASC par leur hiérarchie, sans parler des craintes de certaines catégories socioprofessionnelles quant à leurs prérogatives ou bénéfices.

La population est globalement favorable à ce système car elle peut ainsi disposer de médicaments de base pour un prix modique sans avoir à se déplacer, sous réserve qu'ils restent disponibles en permanence à la pharmacie d'approvisionnement. Les réticences surviennent lorsqu'il est demandé de cotiser pour l'achat de la première caisse pharmacie, ce qui peut être évité si celle-ci est avancée et remboursée par la vente des premiers médicaments.

L'ASC est une sentinelle en poste avancé qui, toujours à condition d'être motivé par la hiérarchie, peut lancer un signal d'alarme dès l'apparition de premiers signes inquiétants (épidémie de rougeole, de choléra, etc.). Par sa formation, qui doit être permanente, l'ASC doit être apte à détecter les signes précurseurs d'une maladie et adresser le malade à l'infirmier ou au médecin avant qu'il ne soit trop tard : le traitement est simplifié, les dépenses du malade réduites, l'épidémie enrayée. En tant qu'assistant d'hygiène, il est un élément important du réseau d'information de la population, que ce soit pour le paludisme et l'élimination des gîtes larvaires ou pour la trypanosomose et l'information sur sa transmission. Enfin, natif du village, il fait partie de la population, parle la langue, connaît les lieux et les personnes : autant qu'un informateur, c'est un guide précieux pour appuyer les équipes venues de l'extérieur.

SURVEILLANCE

La surveillance épidémiologique, selon la définition de l'OMS (1998), constitue la collecte systématique et continue, l'analyse, l'interprétation et la diffusion des données de santé publique. Son objectif est de participer à la prévention et au contrôle d'une maladie en permettant la réflexion sur une situation précise puis la prise de décision. Ce n'est donc pas une activité de lutte à proprement parler mais une activité de programmation. À partir d'un réseau, aux mailles aussi serrées que possible, elle doit permettre :

– d'identifier les micro-foyers, en précisant leur localisation ou leurs limites, et les groupes à risque ;

– de préciser qualitativement et quantitativement le taux de couverture de la population ;

– de déterminer l'importance quantitative de la maladie (prévalence, **incidence**) ;

– d'établir le schéma épidémiologique, c'est-à-dire les modalités de la transmission, particulier à chaque micro-foyer, ce qui induit une étude socio-géographique des populations ;

– de dresser un bilan des structures et moyens disponibles pour les interventions ;

– de formuler et diffuser toutes les informations recueillies.

La surveillance sérologique fait partie de la programmation car, se situant en amont et en aval de la lutte, son objectif est de collecter les données pour :

– estimer un **taux de séroprévalence** (en pratique, chercher les suspects) dans une zone endémique avant la lutte ;

– délimiter les micro-foyers pour focaliser la lutte ;

– identifier les activités et groupes à risque par un interrogatoire des suspects ;

– évaluer le taux de séroprévalence après la lutte pour mesurer son impact et, si nécessaire, modifier le protocole ou redéfinir les cibles.

La surveillance épidémiologique est un exercice relevant du coordonnateur central de la lutte qui collecte et analyse les données obtenues par tous ceux qui exercent la surveillance sérologique. La première s'exerce au niveau national (ou supranational), la seconde au niveau local.

Particularités de la lutte contre la THA

SPÉCIFICITÉS DE LA THA

La maladie du sommeil présente des caractéristiques qui dépendent des différents acteurs du cycle épidémiologique : le vecteur, le réservoir, le parasite et bien sûr l'être humain.

■ ***La lutte doit associer le traitement des malades et l'élimination du vecteur.***

■ La glossine a colonisé presque tout le milieu rural, parfois jusqu'aux abords de certaines villes, ce qui multiplie les sites de transmission. Ces biotopes sont pour la plupart inaccessibles pour une équipe de lutte ; l'aide du malade est donc indispensable pour identifier le lieu de contamination auquel il est souvent d'ailleurs le seul à pouvoir accéder.

La glossine est un insecte hématophage qui n'est pas strictement lié à l'homme ; elle se nourrit de sang mais, très souvent éclectique ou plutôt opportuniste, elle peut prendre ses repas sur des animaux domestiques ou sauvages. Sa longévité est sans commune mesure avec celle du moustique et sa capacité de vol est très supérieure. Une fois infectée, elle le reste toute sa vie et peut donc transmettre le trypanosome à un individu sain presque quotidiennement.

■ ***L'élimination de la glossine est la voie incontournable pour arrêter la transmission.***

■ Certains des animaux hôtes de la tsé-tsé peuvent abriter *T. b. gambiense*, sans nécessairement être malades, et servent à la fois de réservoir au niveau local et de moyen de dissémination du parasite d'une zone à l'autre. Le réservoir animal domestique, les porcs, est déjà relativement bien connu. L'existence d'un réservoir animal sauvage vient d'être prouvée au Cameroun : des rongeurs et des antilopes peuvent héberger *T. b. gambiense*. Pour l'un comme pour l'autre, aucune technique d'assainissement n'a encore été découverte. Cependant, il vient d'être mis en évidence qu'en l'absence de transmission continue, le porc guérit spontanément.

Il n'existe pas de vaccins contre la THA et la forme à *T. b. gambiense* est une maladie dont la phase d'incubation est longue : plusieurs mois peuvent s'écouler avant que les symptômes d'appel n'apparaissent et incitent le malade à consulter pour un diagnostic. À ce moment, le sommeilleux est souvent en deuxième période et la densité parasitaire très faible. Cependant, il a déjà contribué à la dissémination du parasite.

■ Les populations humaines acceptent mal la contrainte des visites médicales, la peur du traitement ou la simple ignorance est souvent la principale cause d'absentéisme et de non-adhésion au programme de lutte.

■ ***Le diagnostic de la maladie doit se faire très tôt, si possible avant apparition des signes cliniques.***

La lutte implique l'information de la population et l'application de protocoles adaptés aux habitudes et coutumes des populations concernées.

OBJECTIFS ET IMPÉRATIFS DE LA LUTTE CONTRE LA THA

La lutte contre la maladie du sommeil, comme la lutte contre toutes les autres maladies, a pour objectif général de réduire la mortalité et la morbidité liées à l'affection.

Elle doit, par le recensement et le traitement des malades, éviter la propagation de la THA aux régions voisines encore saines.

Elle doit participer à l'amélioration des conditions de vie locales et du statut économique de la zone touchée. Tous les impératifs de la lutte devant être respectés, il est difficile d'établir une hiérarchie entre eux :

– intervention rapide ;

– efficacité maximale ;

– pérennisation ;

– modicité des coûts ;

– innocuité, tant au niveau des populations traitées que de la faune non cible et de l'environnement.

CONTRAINTES DE LA LUTTE CONTRE LA THA

La situation épidémiologique évolutive de la THA que nous observons depuis au moins une vingtaine d'années est la résultante de plusieurs facteurs qui ont empêché la mise sur pied des campagnes de lutte cohérentes et efficaces.

Contraintes financières

Le budget consacré à la santé est toujours sacrifié. Pour la THA, les seuls coûts relatifs au dépistage des suspects excèdent très largement le budget annuel de la santé. Il est fréquent que l'intervention se limite à des prospections ponctuelles, très localisées et sans lendemain, voire à l'abandon total des visites médicales.

Contraintes logistiques

Les déficiences logistiques découlent des contraintes budgétaires. Les services médicaux périphériques présentent de fortes insuffisances tant en équipement qu'en moyens de transport et de fonctionnement. De plus, les moyens logistiques encore disponibles ne correspondent plus à la situation épidémiologique de la THA. En effet, la majorité des malades ne réside plus dans les villages mais dans les hameaux et campements, dispersés, non connus des pouvoirs publics et souvent inaccessibles par les équipes mobiles.

Contraintes professionnelles

Faute de prospections et de formation adéquate, le personnel médical perd ses réflexes professionnels et entre dans le cercle vicieux de l'oubli, accentué par le fait qu'après les indépendances, l'enseignement a favorisé une formation plutôt hospitalière.

Contraintes organisationnelles

Le système des « Grandes Endémies » a été abandonné pour des structures de type hospitalier. On ne va plus à la rencontre du malade, mais on attend qu'il vienne. En matière de THA, c'est une erreur grave car le sommeilleux se présente tardivement en consultation, après avoir joué pendant des mois le rôle d'agent disséminateur de la maladie.

Contraintes comportementales

Les populations portent une part non négligeable dans la responsabilité de la recrudescence de la THA. Dans trop de régions, aujourd'hui encore, on constate que les croyances attribuent la THA à la sorcellerie ; les rares actions d'information se heurtent alors à des superstitions tenaces. Le traitement est même refusé dans de nombreux cas pour des raisons irrationnelles. De plus, les comportements humains se sont modifiés sous l'effet de la dégradation des conditions économiques : les populations sahéliennes se sont déplacées massivement vers les régions humides ; leur absence d'immunité peut être à l'origine d'une contamination plus rapide que les autochtones. Quoiqu'il en soit, la THA est réapparue dans des contrées d'où elle avait disparu depuis longtemps. Ailleurs, c'est le déplacement des centres d'activité et de l'habitat des villages vers « la brousse », en des lieux à la fois favorables à la transmission et inaccessibles : il devient donc difficile à la fois de les localiser, de les informer et de les mobiliser.

Organiser, au niveau local, national ou régional, une campagne de lutte exige de prendre en considération l'ensemble de ces contraintes pour trouver des palliatifs compatibles avec les impératifs énumérés plus haut.

ORGANISATION GÉNÉRALE

Chronologie des opérations

Dans le cas extrême où l'on ne connaîtrait rien sur la THA dans un pays donné, la première opération serait évidemment de faire un bilan global de la situation. Ensuite, il sera proposé des interventions classées par ordre chronologique.

Pour l'ensemble du pays, on procède à la délimitation « empirique » des zones suspectes :

– dans chaque zone suspectée d'être à risque, on effectue une surveillance sérologique pour confirmer le statut ;

– dans chaque zone confirmée à risque, on réalise un bilan des ressources et la recherche des données disponibles sur les schémas épidémiologiques locaux ;

– au niveau national, on entreprend :

- la création d'une coordination nationale ;

- l'élaboration d'un plan d'action ;
- la mobilisation des ressources ;
- la formation, le recyclage des personnels ;
- l'information de la population.

Dans chaque zone à risque, on organise des prospections médicales pour confirmer le statut de zone endémique et les opérations suivantes :

– information, éducation des communautés ;

– mobilisation des ressources locales ;

– mise en place, ou revalorisation, des structures de traitement ;

– mise en place du réseau de dépistage/diagnostic ;

– réalisation de prospections de masse après la mise en place d'une campagne de lutte antivectorielle ;

– entretien de la lutte antivectorielle ;

– prospection médicale de contrôle ;

– surveillance post-lutte.

Coordination – Supervision

La lutte ne pourra être efficace que s'il est créé un Programme national de lutte disposant de ressources propres, avec à sa tête un coordonnateur national connaissant l'ensemble des problèmes liés à la THA. Un médecin est souhaitable à ce poste mais toute personne ayant une formation biologique peut convenir, à condition qu'elle soit assistée d'un personnel médical formé.

Le coordonnateur doit pouvoir disposer d'un minimum d'équipement (déplacements, communications, etc.) pour assurer la supervision et les relations avec les responsables régionaux (généralement les directeurs régionaux ou départementaux de la santé). Il doit être en liaison permanente avec tous les organismes s'occupant de près ou de loin de la santé (observatoires régionaux ou nationaux, centres de statistiques, etc.) et se rapprocher de toutes les structures pouvant potentiellement s'occuper des trypanosomoses, au sens large, de l'environnement ou de la population : ce sont surtout des laboratoires de recherche en santé humaine, santé animale, démographie, géographie, aménagement du territoire, etc.

Enfin, le coordonnateur doit avoir accès aux médias pour diffuser les messages d'information le plus rapidement et le plus largement possible.

Les participants et exécutants

Dans une zone endémique, toute personne s'occupant de la santé ou ayant des responsabilités (politiques, administratives, économiques, culturelles, confessionnelles, etc.) doit être mobilisée pour contribuer, directement ou indirectement, aux différentes phases de la lutte. Par exemple, toutes les personnes ressources devront participer à l'information et à la mobilisation des populations. Les exécutants seront naturellement les personnes travaillant dans le domaine de la santé : médecins, infirmiers, sages-femmes, techniciens et agents de santé. D'autres personnes, physiques ou morales, peuvent être mobilisées et collaborer à la lutte : les enseignants, les comités de santé villageois, les ONG. Chacun contribuera à la lutte (notamment, pour le recensement). Enfin, parmi les exécutants on ne peut oublier les ASC : si le pays a adopté ce système, la lutte a des chances d'aller beaucoup plus vite ; dans le cas contraire, les décideurs doivent imaginer des solutions alternatives.

Si, comme on le souhaite, la lutte antivectorielle devient aussi courante que le dépistage, il faut rapidement identifier les futurs responsables. Nul besoin d'être un entomologiste médical si l'on possède une culture scientifique suffisante pour comprendre la biologie de la THA, une motivation pour le travail de terrain et assez de volonté pour mobiliser les populations.

La formation

Rien ne peut être fait, et bien fait, si le personnel impliqué dans la lutte n'a pas la formation nécessaire. Il serait évidemment souhaitable que, dans les centres de formation (universités, école d'infirmiers, etc.), la lutte contre les grandes endémies ait une part plus importante. Aussi, une formation réalisée sur place pour en limiter les frais doit être organisée afin d'assurer le recyclage ou la mise à niveau.

■ ***Une formation spécifique nécessite une décision politique au plus haut niveau lors de la mise en place du Programme national de lutte.***

Pour rendre cette opération rapide et efficace il est nécessaire de déterminer à l'avance ses objectifs, les personnes cibles, le contenu, le calendrier. La partie la plus délicate est sans conteste le traitement. Les personnes qui en seront chargées devront être formées, d'abord sur le plan théorique, puis sur le plan pratique par des stages dans des structures de soins performantes, pour être opérationnelles dès le début des prospections de masse.

■ ***Chacun à son niveau doit bien connaître la THA et son contrôle.***

Dans les zones à risque, déterminées *a priori*, il faut rapidement assurer une formation du personnel soignant sur les techniques de dépistage et de diagnostic, en focalisant l'enseignement sur les méthodes, mais sans délaisser totalement les autres aspects de la THA (épidémiologie, clinique, lutte antivectorielle).

Une formation accélérée de trois semaines est suffisante. Au niveau périphérique, il faut s'occuper en priorité de tous ceux qui, au village, vont être chargés des opérations essentielles pour la surveillance sérologique, pour les opérations de base de la lutte : le recensement, le dépistage. Pour cela, les ASC sont les agents tout désignés. S'ils sont déjà en place, une formation de quatre jours suffira pour les initier à leurs futures tâches. Dans le cas contraire, il est possible d'envisager le recrutement de jeunes villageois, lettrés et dynamiques, qui seront, dans un premier temps, « agents trypano » pour devenir ultérieurement de véritables ASC.

Des solutions plus temporaires sont aussi envisageables : utiliser les enseignants pour le recensement, les membres des comités de santé pour certains prélèvements, etc. Ces solutions ne permettront pas de pérenniser les efforts de lutte, mais pallieront temporairement le manque de sentinelles villageoises.

Les équipements et le fonctionnement

L'équipement des structures, comme la mise en place du Programme national de lutte ou la formation dépendent de la volonté politique des décideurs. Au fur et à mesure que l'on avance dans la chronologie des opérations de lutte, les investissements et les frais augmentent, sans évoquer les salaires des personnels.

La surveillance sérologique demande des investissements raisonnables : l'équipement d'un laboratoire d'analyses THA dans un dispensaire n'excède pas 2,5 millions de francs CFA et ses frais de fonctionnement dépendront de la taille de la population (environ 3,5 millions par an de consommables pour 75 000 personnes) ; la formation et l'équipement d'un couple d'ASC villageois reviennent approximativement à 125 000 francs CFA (y compris l'attribution d'une bicyclette).

Pour la phase active, les prospections de masse, les équipes mobiles doivent être équipées en matériel technique (microscope, centrifugeuse, matériel spécialisé), en véhicule tout terrain, en groupe électrogène, matériel de tournée. À cela s'ajoutent tous les frais de fonctionnement (carburant, tests et consommables, frais de tournée).

Le budget le plus important est consacré au traitement : il est souhaitable de profiter des structures médicales existantes (hôpitaux ou autres) mais il est nécessaire de les équiper en matériel spécialisé pour les analyses de contrôle, le traitement et les interventions en cas de complication.

Approches méthodologiques

IDENTIFICATION DES ZONES TOUCHÉES

Objectifs

La lutte passe d'abord par l'identification des zones à risque puis nécessite, dans ces zones, l'évaluation de la séroprévalence pour focaliser les actions de la lutte proprement dite.

Cette évaluation ne sera jamais très précise. Du fait de la sensibilité médiocre des tests sérologiques, le pourcentage de séropositifs est généralement supérieur au pourcentage réel de malades. Cela représente un inconvénient certain, non un handicap : l'inverse serait beaucoup plus inquiétant.

Méthodes

Identification des zones à risque

Ce travail consiste essentiellement en une analyse des données déjà disponibles sur l'ensemble du pays et ses différentes régions :

– données géographiques : connaissant la biologie et l'écologie des glossines, on peut déjà, à partir des cartes, éliminer les régions désertiques et sahéliennes, les zones montagneuses (au-dessus de 1 200 m) et la forêt dense ;

– données climatiques : dans toutes les zones recevant moins de 1 200 mm de pluie par an, le risque est vraisemblablement nul ;

– données agronomiques : toute région mise en valeur par la culture du caféier et du cacaoyer est potentiellement à risque ; inversement, les cultures vivrières intensives ou d'autres comme celle du coton, limitent ce risque ;

– données médicales : il est exceptionnel qu'une zone à risque ne soit pas identifiée par la découverte passive de quelques cas.

Délimitation des zones touchées

Pour préciser la situation locale il faut, dans les zones à risque retenues, passer à une intervention de terrain en utilisant toutes les voies et tous les moyens permettant, même approximativement, d'en trouver les limites. Il est souhaitable, à ce stade, de faire intervenir toutes les personnes, toutes les structures qui travaillent dans ces zones ou qui y effectuent des missions (médicales ou autres). Elles seront chargées de pratiquer des tests sérologiques : selon les ressources disponibles on appliquera soit le micro-CATT, simple, peu onéreux, rapide mais aux performances médiocres, soit le CATT plus compliqué, moins rapide, plus onéreux mais apportant une information plus précise.

La recherche de signes cliniques évocateurs de THA pourra être associée : elle exige une formation préalable appropriée.

Protocoles

Deux situations peuvent être envisagées en fonction des informations disponibles.

Prévalence et étendue de la maladie inconnues

La seule façon d'obtenir les renseignements minimaux est de mettre en place un réseau pour faire un sondage. Ce réseau peut être composé de l'ensemble des centres de santé opérationnels d'une région : hôpitaux, dispensaires, maternité, etc. Il peut associer toutes les structures travaillant dans la région (agronomie, élevage, industries qui disposent d'un dispensaire, etc.) ou bien il peut être créé de toutes pièces en installant les Soins de santé primaires (SSP) et en utilisant des ASC.

Ce réseau exerce un dépistage soit passif (dans les centres, sur toute personne consultant), soit actif en allant au-devant de la population pour pratiquer un test immunologique. Suivant les résultats, on décidera de la marche à suivre.

Existence de la maladie fortement suspectée

Lorsque la séroprévalence est faible (< 1 %), bien que la corrélation entre séroprévalence et prévalence ne soit pas stricte et que l'on puisse estimer que la maladie ne se soit pas encore développée, on renforcera le réseau pour :

– augmenter le nombre de centres de dépistage ;

– former le personnel infirmier à toutes les techniques ;

– les équiper pour le diagnostic ;

– accroître le nombre d'ASC pour le recensement, les tests immunologiques, le suivi de la population ;

– prévoir des centres de traitement de proximité.

Tant que la prévalence reste faible il n'est pas utile de prévoir une campagne de lutte antivectorielle, sous réserve d'une surveillance de l'ensemble de la population pour permette le diagnostic et le traitement rapide des malades.

Si la séroprévalence est élevée ($\geq$ 1 %), le réseau permet de délimiter la zone suspectée d'être endémique, d'identifier les populations à risque et de calculer la séroprévalence indispensable à la prise de décision. La lutte est simplifiée (on connaît les lieux, les personnes, les conditions de la transmission) et selon les ressources, on fera intervenir le réseau de surveillance ou les équipes mobiles.

Existence de la maladie non confirmée

On maintiendra le réseau mis en place pour lutter contre d'autres maladies et refaire une surveillance de la THA quelques mois plus tard.

Présence de la maladie connue

Si les limites de la zone endémique sont connues, on met en place un plan de lutte cohérent, compatible avec les ressources du pays, les conditions épidémiologiques et les caractéristiques socio-économiques de la région.

En revanche, lorsque les limites de la zone endémiques sont inconnues, on crée ou réactive un réseau de surveillance.

Pour intervenir à la fois rapidement, efficacement et à un coût modique contre la maladie du sommeil, il est nécessaire de faire intervenir toutes les structures de santé périphériques. Même en l'absence d'un programme national de lutte, toutes les activités de surveillance ou de lutte doivent être supervisées par un coordonnateur national.

Quel que soit le niveau de l'endémie, les équipes mobiles ne peuvent, malgré leur efficacité, surveiller tout un territoire et assurer l'assainissement du réservoir humain de trypanosomes. Par contre, dès que les zones endémiques ont été identifiées, les équipes mobiles ont un rôle incontestable à jouer – toujours en s'appuyant sur le réseau de surveillance – car elles interviendront là où il faut, quand il le faut, en un minimum de temps.

ASSAINIR LE RÉSERVOIR HUMAIN

Séroprévalence faible ou très faible

Dans certaines situations, là où la séroprévalence est très faible, il y a de fortes chances que la prévalence soit également basse, ce qui pourra être confirmé par le réseau de surveillance.

Tous les suspects identifiés seront convoqués au dispensaire équipé où ils subiront les tests de confirmation parasitologique.

Séroprévalence élevée

L'intervention des équipes mobiles est alors indispensable. Elles effectueront sur le terrain le dépistage et le diagnostic, mais grâce à l'existence du réseau, la prospection sera plus précise : seuls les villages touchés seront visités et de surcroît la population qui y est rattachée ou qui y réside, pourra être convoquée par les agents du réseau. L'existence de ce réseau présente d'autres avantages :

– une meilleure possibilité de suivi et d'encadrement des malades. La plupart du temps les malades diagnostiqués sont livrés à eux-mêmes après le départ des équipes mobiles ; nombre d'entre eux tardent à se présenter au traitement. S'ils sont en 1re période, ils facilitent la circulation du parasite ; s'ils sont en 2e période, leur état s'aggrave et complique le traitement ;

– un meilleur taux de visite post-thérapeutique des sommeilleux : le taux de présentation aux visites de contrôle sera amélioré car les agents du réseau pourront encadrer les anciens malades.

LUTTE ANTIVECTORIELLE

La complexité de la lutte antivectorielle est engendrée principalement dans les régions forestières par la multiplicité et la diversité des sites de transmission.

En zone de savane, la lutte est simple et rapide et ne pose pas de problèmes particuliers.

En forêt, compte tenu du fait que seul le paysan connaît (sans l'avoir identifié comme tel) le lieu où il a pu être contaminé, il est souvent le seul à pouvoir y intervenir. Il faut donc lui confier la lutte sur son domaine et l'encadrer sur le long terme (la durée minimale d'une campagne antivectorielle est d'une année).

Cela implique donc la présence permanente, dans chaque village, d'un responsable local. On ne peut envisager que ce responsable soit un membre de la coordination centrale : trop peu de personnes sont disponibles et les coûts seraient exorbitants. La seule solution consiste à déléguer cette tâche à un habitant du village.

Plusieurs avantages sont liés à ce protocole :

– cet agent connaît tout le monde et tout le monde le connaît ;

– il parle la langue et connaît sa région ;

– il réside en permanence au village et peut intervenir, quand et où il le faut ;

– il peut facilement accéder aux campements reculés.

Les agents qui ont participé au réseau de dépistage doivent être ceux qui conduiront la lutte antivectorielle.

Comme pour toutes les opérations de lutte contre la THA, la lutte antivectorielle nécessite d'aller au-delà de la simple information du monde rural pour aboutir à un réel travail d'éducation.

PRINCIPES DE DÉPISTAGE ET DE DIAGNOSTIC

En matière de lutte antivectorielle, il existe un principe important, sur lequel nous reviendrons : elle *doit précéder les opérations de diagnostic et non l'inverse.* La raison en est simple : il faut avoir éliminé le maximum de tsé-tsé (surtout les infectées) pour arrêter la transmission (ou du moins la ralentir très fortement), pour être certain, qu'après le passage des équipes médicales, les personnes déclarées indemnes ne soient pas immédiatement contaminées. Pour une campagne de lutte menée correctement (avec des moyens suffisants), un intervalle de trois à quatre semaines entre les deux opérations est proposé comme norme idéale.

Il y a une apparente contradiction qui peut être contournée en associant les opérations de dépistage au diagnostic pour identifier un maximum de malades et donc pour circonscrire au plus tôt la zone à traiter.

Nous proposons donc le schéma chronologique suivant :

– équipement de laboratoires ;

– mise en place du réseau de surveillance sérologique (recensement et micro-CATT) après formation d'agents « trypano » ;

– surveillance sérologique aussi exhaustive que possible ;

– identification, suivi et examen parasitologique des suspects au laboratoire ;

– transfert et traitement des malades ;

– délimitation, même grossière, de la zone endémique ;

– mise en place de la lutte antivectorielle en cas de prévalence élevée ;

– prospection de masse pour assainir le réservoir humain.

Ce schéma se justifie de deux manières :

– le souci d'atteindre l'efficacité maximale car trop de visites successives vont indisposer la population et le rendement (le taux de couverture de la population) risque de diminuer au fil des prospections successives ; trop de temps serait perdu entre la mise en place du système et l'application des mesures de lutte, surtout dans les zones à forte prévalence où la transmission est très active ;

– le souci d'optimiser les dépenses car l'équipement des laboratoires est d'un coût modeste et leur rendement en matière de dépistage, même s'ils ne sont pas aussi performants que les équipes mobiles, suffira, pour un budget raisonnable, à dépister suffisamment de malades pour identifier les limites de la zone d'intervention.

TRAITEMENT DES MALADES

Le traitement, rappelons-le une fois encore, est la partie la plus délicate de la lutte non seulement pour les services médicaux mais surtout pour les patients.

Les services médicaux

Il faut un personnel très spécialisé et très fiable pouvant faire face aux éventuelles complications.

Les coûts sont très élevés : coût de l'installation d'une clinique, coût en personnel, coûts des médicaments. Les risques d'accidents thérapeutiques sont loin d'être négligeables et augmentent la charge de travail.

Les patients

Quitter le domicile, accompagné d'un parent, représente une dépense imprévue (voyage, nourriture, médicaments) difficilement supportable pour la plupart des familles rurales. L'inquiétude accroît les réticences à se présenter au traitement ; souvent, il s'agit moins du risque d'accident que de contraintes pénibles comme la ponction lombaire. En outre, un décès survenant parmi les personnes en traitement, surtout s'il ne présentait aucun symptôme, est fortement dissuasif chez les autres malades.

Il y a peu à faire pour améliorer cette situation, sauf :

– donner une formation de qualité au personnel soignant pour réduire les accidents ;

– améliorer l'information (l'éducation) de la population pour bien faire comprendre les avantages d'un traitement précoce et les risques d'une cure tardive ;

– rapprocher les centres de traitement des zones endémiques.

Ce dernier point est capital ; en effet, le malade est plus enclin à se présenter sachant que la famille n'est pas loin et que ses dépenses liées au transport sont minimales. En outre, cette proximité améliore le rendement des visites après traitement, pour éviter les rechutes, et en réduit le coût.

Le traitement des malades en première période ne présente pas de risques majeurs alors que l'absence de traitement revient à entretenir le foyer en laissant en contact un porteur de trypanosomes sanguins avec le vecteur. Or ces sommeilleux ne présentent généralement pas de symptômes inquiétants pouvant les inciter à se présenter à la clinique. Le nombre de personnes refusant le traitement, souvent important, pourra être significativement réduit si, au village, réside un « agent trypano » pour les encadrer et les convaincre.

INFORMATION – ÉDUCATION – COMMUNICATION (IEC)

Pour les populations rurales, les notions de transmission, de capacité vectorielle, de parasitémie sont des concepts abstraits. Même dans les régions où la THA sévit, ou a sévi, la connaissance de cette maladie se réduit souvent au mot « trypano » vaguement relié dans l'imaginaire collectif aux ravages provoqués. Dans certaines contrées, la « trypano » est même confondue avec la lèpre car il fut un temps où les mêmes équipes mobiles surveillaient les deux maladies.

L'un des principaux gages de réussite de la lutte sera donc l'information et l'éducation de ces populations, ce que tout le monde s'accorde à considérer comme l'opération la plus compliquée et bien souvent la plus ingrate. Trois aspects sont considérés :
- le contenu de l'information ;
- le public visé ;
- les méthodes et moyens de diffusion des messages.

Contenu de l'information

Profitant du pragmatisme du monde rural, il faut définir les différents aspects de la THA pour aboutir à l'exposé des opérations de lutte qui seront menées.

Nous proposons, ci-dessous, quelques sujets à aborder et à développer.

Tableau III
Messages à destination des populations

Sujet	Argument
Non traitée, la THA est une maladie mortelle.	Tout le monde peut être touché avec des conséquences graves pour la famille (deuil, orphelins, etc.).
La THA peut se guérir.	Le traitement n'est ni dangereux ni onéreux si on est traité à temps, d'où l'intérêt d'un dépistage précoce avant apparition des signes cliniques. Même si on dépense un peu pour aller se faire soigner, ce n'est rien par rapport aux dépenses que l'on devra faire avec ou sans traitement si la maladie évolue.

Tableau III (suite)
Messages à destination des populations

Sujet	Argument
La THA est transmise par la tsé-tsé.	Aucune sorcellerie, simplement la piqûre d'un insecte connu de tous. Mais une seule tsé-tsé peut contaminer toute une famille et tant qu'un malade subsiste dans la région, la THA pourra se répandre à tout le village, à toute la zone.
La THA n'est pas la maladie de l'étranger.	Tout le monde peut être malade car tout le monde est en contact avec la tsé-tsé.
La tsé-tsé transmet dans certains lieux.	On énumérera les sites de transmission caractéristiques dans cette région.
La THA se dépiste facilement.	Pour cela il faut prélever une goutte de sang, opération ni dangereuse ni douloureuse, uniquement destinée à l'examen et non à d'autres pratiques.
Pour mener à bien la campagne de dépistage, il faut recenser tout le monde.	Le recensement est uniquement destiné à la santé pour pouvoir examiner tout le monde et faciliter le travail des infirmiers.
Si le test confirme la séropositivité.	Cela ne signifie pas que l'on est malade mais il faut immédiatement se faire contrôler au laboratoire.
Les équipes mobiles visiteront le village s'il y a trop de séropositifs.	Cette visite médicale peut sauver la vie de beaucoup de monde aujourd'hui et éviter de nouveaux malades demain. Personne ne doit l'éviter.
Si on est déclaré malade.	Il ne faut pas fuir le traitement mais, au contraire, faire examiner toute sa famille si elle ne l'a pas été.
On peut éviter la transmission en éliminant la tsé-tsé.	Il existe une méthode, le piégeage, qui est facile et qui permet de protéger les humains pendant la campagne de lutte.

Tableau III (suite)
Messages à destination des populations

Sujet	Argument
Les pièges et les écrans seront placés là où la tsé-tsé peut transmettre.	Les paysans les recevront et les placeront là où il faut car eux seuls connaissent leur champ ou leur point d'eau (exemples).
Après la campagne les tsé-tsé reviendront.	Ce n'est pas grave car normalement tous les malades auront été identifiés et soignés et ces tsé-tsé ne seront pas infectées.
La lutte n'est pas l'affaire du seul responsable.	La lutte est l'affaire de chacun. Tout le monde doit participer et être solidaire.

Cela, bien évidemment, n'est qu'un canevas et le message ou les réponses aux questions varieront selon de nombreux critères : schéma épidémiologique de la région, cultures, structures disponibles pour la lutte, etc.

Public visé

Messages, information, éducation, ne sont réservés, ni à une élite, ni à un groupe : tout le monde est concerné quel que soit son statut.

On utilisera donc l'effet « boule de neige » en commençant par les autorités (politiques, administratives, culturelles, religieuses) qui pourront à leur niveau diffuser le message et/ou apporter un concours pour l'organisation de l'éducation. On informera ensuite toutes les personnes ressources en contact de près ou de loin avec la population : cela concerne aussi bien le personnel de santé que les enseignants, les encadreurs villageois, les chefs religieux, les industriels, etc.

Enfin, on s'adressera à l'ensemble de la population, c'est-à-dire autant aux hommes qu'aux femmes, aux autochtones qu'aux immigrés, aux vieux qu'aux jeunes et très jeunes. Tout le monde étant soumis au risque, tous doivent savoir et comprendre. En outre, les messages passent souvent mieux par des catégories généralement négligées (femmes, écoliers, par exemple) que par celles auxquelles on a coutume de s'adresser.

L'information et l'éducation du plus grand nombre vont dépendre de la qualité du message mais surtout du mode de diffusion.

Diffusion des messages

Pour établir un protocole d'IEC, on pourrait suggérer que tous les moyens disponibles sont bons : journaux, radios, télévision, affiches, réunions. En fait, chacun de ces supports s'adresse à certaines catégories mais pas à l'ensemble : il convient donc d'adapter le message en identifiant bien la cible.

Presse

Idéale pour détailler l'information et faire passer à peu de frais des messages importants, la presse ne s'adresse qu'à un nombre réduit de lecteurs qui appartiennent, le plus souvent, au milieu urbain. Le message doit être informatif et suffisamment didactique pour que le lecteur puisse, à son tour, le répercuter sur son entourage (lors de visites au village).

Radio

Presque tout le monde dispose d'un poste de radio et écoute régulièrement les informations, les messages, les communiqués. On s'attachera à rédiger des messages courts mais précis et à les diffuser longtemps à l'avance et à plusieurs reprises. Certains groupes immigrés écoutant en priorité leurs radios nationales, on s'adressera à elles pour la diffusion de l'information. Mais quelques stations internationales sont largement écoutées à travers l'Afrique et pourraient participer à la diffusion de messages d'information. Dans tous les cas, les messages en langues vernaculaires sont mieux perçus.

Télévision

Elle est réservée à une catégorie sociale aisée et urbaine. Comme dans la presse, l'information passera d'abord par les cadres. L'avantage de la télévision est l'illustration par des séquences filmées qui permettent de mieux apprécier certains aspects de l'épidémiologie ou de la lutte. Plusieurs vidéogrammes portant sur la THA ont été réalisés, on pourra avec profit les diffuser.

Affiches

Ce système, *a priori* séduisant, s'est révélé presque totalement inefficace lors d'essais. Apposées seules, elles n'évoquent rien ou presque aux ruraux qui n'ont pas encore été informés. Une affiche montrant un piège n'évoque rien tant que l'on n'a pas appris aux paysans à s'en servir.

Réunions

Le contact avec la population est le meilleur moyen d'éduquer car il peut s'engager un dialogue. On peut convoquer les villageois, le soir, après le retour des champs et présenter la lutte en l'illustrant par une projection de diapositives, voire de films (si les moyens le permettent) et en faisant une démonstration du matériel. Cependant, ce système a ses limites :

– il est long car il faut consacrer une journée à chaque village ;

– il est donc onéreux car, en plus, il exige une logistique importante ;

– il ne touche pas tout le monde, notamment les personnes vivant hors du village.

Réseau « trypano »

Sans négliger les supports précédents, nous pouvons affirmer que le contact direct et permanent est la meilleure voie pour l'information du monde rural. Nous en revenons donc, une fois de plus, aux agents du réseau, aux ASC qui, ayant reçu une formation spécifique sur la THA, pourront, en continu, avec les termes des paysans, faire comprendre le danger de l'endémie, les différentes opérations qui seront menées et leur bénéfice.

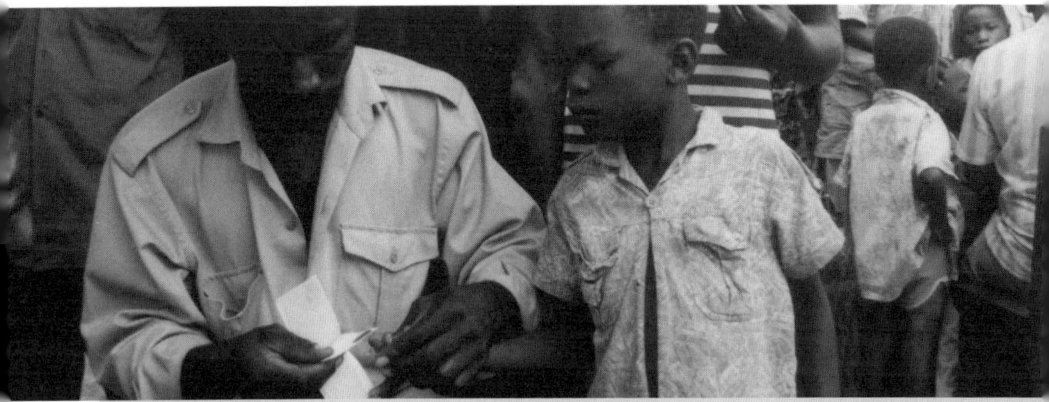

Le dépistage et le diagnostic

Le traitement de la maladie du sommeil ne peut se faire qu'à partir du moment où le trypanosome a été identifié grâce à un test parasitologique. Or, dans le cadre d'une campagne de lutte à grande échelle contre l'endémie sommeilleuse, on ne peut appliquer ces tests parasitologiques à l'ensemble de la population, à cause du coût mais aussi du temps nécessaires à leur réalisation. En conséquence, au sein d'une population à risque, on effectue d'abord un dépistage pour distinguer les sujets presque certainement sains de ceux dont la contamination est possible. En effet, les techniques énumérées ci-dessous ne sont ni sensibles, ni spécifiques à 100 % : ainsi, quelques malades peuvent échapper au dépistage et, inversement, des personnes saines sont incluses inutilement dans la série de tests diagnostics.

Beaucoup de progrès restent à faire pour améliorer les techniques, tant en matière de coût que de fiabilité.

Le recensement

Le recensement d'une population soumise au risque de maladie du sommeil est important à plusieurs titres et est complémentaire d'une cartographie même sommaire.

Il faut connaître l'importance d'une population pour :

– préparer la quantité de matériel nécessaire aux prospections de dépistage et de diagnostic (tests sérologiques, tests parasitologiques, aiguilles, coton, alcool, etc.) ;

– préparer un stock de produits pharmaceutiques nécessaires au traitement des petites affections ;

– établir un programme cohérent de prospection, c'est-à-dire ne pas prévoir la visite d'un village de 2 000 personnes sur une seule journée ou ne pas rester une journée entière dans une bourgade de 200 habitants.

Il faut en connaître les aspects qualitatifs pour :

– dénombrer les chefs de famille en prévision d'une campagne de lutte ;

– identifier les principales occupations de cette population toujours pour prévoir les stratégies de lutte ;

– connaître les modes d'habitat pour améliorer le dépistage, atteindre les malades les plus éloignés, comprendre les mécanismes de transmission, adapter les stratégies. Trop de missions ne s'arrêtent que dans les villages recensés et ignorent des hameaux, parfois plus importants mais non cartographiés ;

– pouvoir identifier tous les cas relevant de la contamination familiale : un cahier de recensement bien tenu permettra, si un membre d'une famille est contaminé, de convoquer tous les autres membres pour pratiquer les examens.

Le recensement ne doit pas être considéré comme un travail exclusivement réservé à la trypano : la connaissance qualitative et quantitative des populations peut, et doit servir, à bien d'autres projets. L'expérience a montré qu'il sert :

– aux programmes de vaccinations : la connaissance du nombre d'enfants en âge d'être vaccinés améliore le rendement des équipes qui peuvent prévoir un programme cohérent ;

– à tous les projets visant l'amélioration de la santé ;

– à une meilleure coordination des initiatives villageoises (cotisations pour création d'une maternité, d'un dispensaire, etc.) ;

– à l'amélioration des infrastructures, par exemple pour la création d'un pont ou la réfection de routes.

CHOIX DES RECENSEURS

Le recensement de la population n'est pas un travail insurmontable dès lors que l'on a adopté un protocole adéquat. Pour cela, il faut prendre en compte deux faits essentiels :

– un foyer couvre plusieurs villages à chacun desquels sont rattachés plusieurs hameaux et campements de culture ;

– pour faire un recensement exhaustif, il faut déjà connaître un peu cette population.

La seule solution, pour obtenir des chiffres fiables, consiste à s'adresser, dans chaque village, à des personnes qui y sont nées, qui y vivent et donc qui parlent la langue ; des personnes qui connaissent les environs et pratiquement tous les habitants, du plus jeune au plus vieux.

Des essais ont été faits en Côte d'Ivoire (1992 à 1997) : le recensement a été confié à des ASC, de jeunes villageois (deux par village), lettrés et s'intéressant à cette tâche. Mais d'autres propositions sont acceptables, sous réserve que les agents recenseurs possèdent les qualités nécessaires :

– sachant lire et écrire ;

– autonomes, pour trouver les solutions aux différents problèmes qui surviennent presque obligatoirement ;

– physiquement robustes, car ils auront à se déplacer entre les hameaux et les campements ;

– sans préjugés si la région est habitée par des étrangers, nationaux ou non ; souvent, dans ce cas, le mieux est d'avoir un couple de recenseurs, l'un appartenant au groupe autochtone, l'autre au groupe majoritaire allogène pour réduire les problèmes de langues ;

– dynamiques et motivés car le travail de recensement peut parfois être délicat, voire difficile ;

– acceptés par tous.

Si le village ne dispose pas d'agents de santé, on peut également faire appel aux :

– comités de santé – qui, très souvent, ont déjà fait un recensement – ou tout autre comité villageois ;

– jeunes gens déscolarisés et sans emploi ;

– enseignants des villages à condition de trouver des adjoints pouvant aller au-delà du village dans les hameaux et les campements ;

– infirmiers si la structure du dispensaire leur permet de quitter leur poste quelques jours (par exemple, s'ils ont un adjoint).

Outre les critères énoncés ci-dessus, le choix doit être effectué collégialement par l'ensemble de la population. En effet, les recenseurs vont enregistrer des renseignements concernant les familles qui, même s'il ne sont pas très confidentiels, peuvent être considérés par les chefs de famille comme une atteinte à leur intimité. Aussi, les recenseurs doivent-ils être désignés d'un commun accord entre les autorités villageoises, les responsables de comités et les chefs de famille.

Il faut toutefois que ce choix soit guidé par le responsable du projet de lutte. On doit ainsi éviter :

– les fils de chef de village qui, dans certains cas, utilisent leur privilège pour obtenir les renseignements auprès des chefs de famille, ce qui conduit au résultat inverse de celui que l'on vise ;

– les jeunes gens d'un niveau scolaire trop élevé car tôt ou tard, ils repartiront vers la ville pour trouver un emploi correspondant à leur qualification ;

– les personnes sans ressources ou sans soutien familial car ils seront obligés de travailler pour subsister et n'auront pas le temps de se consacrer totalement au recensement (au moins trois mois) ;

– toute personne qui a eu des problèmes dans le village à cause de son comportement (alcoolisme, vol, etc.) ;

– les malades car, même s'ils ont la volonté de faire ce travail, ils risquent de s'épuiser et de ne pas le mener à son terme.

VALIDATION ET SUPERVISION DES RECENSEURS

Le responsable du projet de lutte et ses adjoints doivent d'abord passer de village en village pour informer la population sur la nécessité du recensement et sur ses modalités. Ils énonceront le protocole et donneront les critères de sélection des recenseurs.

La plupart du temps, ce travail sera bénévole (les bailleurs de fonds, une fois convaincus de l'utilité du recensement, pourraient peut-être accepter d'inscrire cela au budget de la campagne) : toute personne candidate doit en être informée. Un deuxième passage dans les villages permettra de faire connaissance avec les candidats.

Si le choix des villageois s'est porté sur quelques personnes répondant à la plupart des critères imposés, il est souhaitable que le chef de projet fasse un test minimal pour vérifier les qualités des recenseurs. Une simple discussion peut déjà permettre de comprendre les motivations du candidat et d'évaluer sa capacité à gérer les contacts humains. Des personnes trop timides ne seront pas très efficaces et, à l'inverse, quelqu'un de trop sûr de lui, voire arrogant, risque d'indisposer les villageois. Un test écrit complète « l'examen de passage ». Le candidat remplit une fiche pour donner son nom, ses prénoms, date de naissance, etc. Il rédige un texte court sur sa façon de comprendre sa mission et sur son intérêt. Cela permet de vérifier que les candidats savent lire et écrire, de juger la qualité de l'écriture (une écriture totalement illisible rend inopérant le recensement) et d'évaluer leur caractère et leurs capacités.

PROCÉDURES DE RECENSEMENT

Le choix étant fixé, les autorités villageoises doivent faire passer un message annonçant que le recensement sera effectué dans toute la population par les personnes désignées.

Les agents recenseurs auront reçu du responsable tout le matériel nécessaire à leur travail :

– stylos à bille, crayons à papier, gomme ;

– un classeur (robuste) à feuillets mobiles pouvant contenir au moins 200 feuilles ;

– deux chemises plastifiées ;

– des feuilles perforées imprimées (cf. annexe 3, p. 280).

Le stock de feuilles doit être suffisamment important : les erreurs sont nombreuses et le nombre de familles dans un village n'est pas toujours connu avec précision.

Des bicyclettes peuvent être distribuées (une par village) pour les déplacements entre village et hameaux, ce qui implique de distribuer également des pièces détachées et accessoires pour l'entretien.

Identification des familles

La feuille de recensement doit porter en haut à gauche le nom de la localité recensée. Dans chaque localité, les familles seront recensées les unes après les autres et chacune recevra un numéro : par exemple, famille n° 1 pour celle du chef, n° 2, n° 3, ..., n° 65, etc. (le numéro est reporté sur la fiche familiale).

Ce numéro est définitif et ne doit jamais être changé.

Pour éviter d'avoir une liste familiale trop longue, il est préférable de se limiter à la famille nucléaire incluant père, mères, enfants, parents associés et manœuvres, c'est-à-dire à l'unité vivant dans une même maison ou une même cour. Au-delà de 50 personnes, la famille est difficile à gérer lors des prospections médicales.

Si des personnes vivent en permanence dans un campement de culture rattaché à un village, elles seront recensées sur une fiche identifiée par le nom du village de rattachement et par un numéro de campement, par exemple C1 (pour le premier campement), C2 (pour le deuxième), ... C34, C35, etc. Ce numéro est également définitif. Si l'habitat en campement est temporaire, le recenseur doit s'assurer que les personnes n'ont pas déjà été enregistrées.

Si des manœuvres sont installés dans ces campements avec leur famille, il faut leur demander le nom de leur employeur. Ce dernier a, en effet, peut-être déjà fait recenser ses manœuvres (dans ce cas, il suffit de compléter la fiche familiale avec le nom des femmes et des enfants des manœuvres) ; si l'employeur ne vit pas au village, il faudra recenser ce campement comme une famille du village.

Identification des personnes

Choix de la période de recensement

Dans certaines régions, il existe des périodes de l'année durant lesquelles une partie de la population est absente (voyage dans le pays d'origine, visite à la famille, etc.).

Le responsable du projet doit se tenir informé et faire commencer le travail quand tout le monde est revenu dans les villages.

Périodiquement, une partie de la population villageoise peut s'installer dans les campements de culture pour les travaux agricoles (plantations, récoltes, etc.). L'agent recenseur connaît généralement ces familles et leur campement : il pourra les y rejoindre ou attendra leur retour.

Choix de la personne interrogée

Généralement, le père de famille est le mieux placé pour donner tous les renseignements nécessaires sur sa famille, mais il peut arriver qu'il soit indisponible ou dans l'incapacité de répondre. Dans ce cas, il faudra interroger soit le fils aîné, soit la première femme, soit un frère.

Contenu du questionnaire

Les questions posées au chef de famille (ou son représentant) doivent suivre une certaine logique pour que le recenseur effectue son travail efficacement et rapidement.

On doit prévenir la personne questionnée qu'elle ne doit donner que les noms des personnes vivant en permanence au village même si certaines sont provisoirement absentes. Par contre, il est inutile de recenser les enfants mariés dans un autre village ou résidant en ville ou encore le nom des épouses divorcées ou des personnes décédées.

Les précautions

Le recenseur doit être attentif à quelques points particulièrement importants.

Les noms

Les noms doivent être transcrits dans leur intégralité et cela particulièrement dans les régions où il y a une très forte homonymie : dans ces cas-là, bien souvent, seuls tous les prénoms (catholiques, musulmans ou traditionnels) peuvent permettre de distinguer les personnes.

Certains refusent de donner leur nom entier ou leurs prénoms : on doit les convaincre de donner leur identité complète, sans irritation ou menace, simplement en donnant une impression de sérieux et de compétence et en expliquant pourquoi cette identité complète est nécessaire.

Le statut

Le chef de famille n'est pas forcément un homme : une veuve peut avoir ce rang et continuer le travail de son époux.

La conservation et l'utilisation du registre

Le registre devra être utilisé plusieurs mois ou plusieurs années, le recenseur doit le préserver du mieux qu'il peut de la poussière, de la pluie, des accidents domestiques, des jeux des enfants, voire même des rongeurs.

Il est souhaitable de partir sur le terrain avec une chemise (type plastifié) et un stock de fiches vierges.

Le registre doit être de préférence enfermé dans une armoire, une cantine métallique ou dans tout autre endroit où il sera à l'abri.

■ ***Le recensement ne doit jamais servir à autre chose qu'à la santé ou au développement.***

Il faut éviter les ratures ou surcharges des fiches pouvant les rendre inutilisables. Il est préférable de recopier toute fiche raturée après le travail.

Il faut à tout prix persuader la population que le recensement ne sera pas utilisé à d'autres fins (politique ou fiscale notamment) sous peine de refus de collaborer, voire de conflits. C'est une des raisons pour lesquelles le choix des recenseurs doit être fait en collaboration avec l'ensemble de la population et non pas être le fait d'un individu ou d'un petit groupe influent.

Utilisation du recensement

Le recensement doit être utilisé lors de la surveillance épidémiologique et lors des prospections médicales.

Dans les deux cas, il est utile que l'agent responsable de la tenue du registre, dresse une liste, par ordre alphabétique de tous les chefs de famille : cette liste mentionne, outre le nom complet et l'âge, le numéro que porte la famille (ou le campement). Il sera ainsi très facile, lorsqu'une personne se présentera, de retrouver la fiche correspondante, que cette personne soit le chef de famille lui-même ou un des membres de cette famille (dans ce cas, on demande simplement à ce dernier le nom de son mari si c'est une femme, de son père ou de son tuteur si c'est un enfant, de son patron si c'est un manœuvre, etc.).

Dans le cas où le poste « recensement » comporte deux ou plusieurs agents recenseurs, les fiches familiales sont distribuées à parts égales entre eux ; chaque agent doit aussi disposer de la liste des noms des chefs de famille classés par ordre alphabétique.

Un chef de famille est donc immédiatement dirigé vers l'agent qui détient sa fiche. Puis, chaque membre de cette famille est appelé à tour de rôle selon l'ordre d'inscription sur la fiche et recevra sa carte d'examen. L'agent recenseur coche son nom au crayon à papier (par exemple, dans la colonne observations). Cela permet de faire le point sur la famille et de signaler sur la fiche les départs définitifs ou les décès. L'agent transcrit le nom des nouvelles personnes rattachées à la famille (naissances, arrivées, mariage) : il n'attend pas qu'on lui présente ces personnes mais se renseigne lui-même sur la présence de nouveaux individus dans la famille. Pour toute personne ne se présentant pas à la visite, on demande la raison de l'absence. Ce peut être :

– pour cause de voyage ;

– pour cause de maladie ; dans ce cas, l'agent doit convaincre le chef de famille d'amener le malade, au moins pour le faire examiner par un infirmier, en gardant à l'esprit que cette maladie peut être la trypano (on peut aller le prélever jusqu'à son domicile s'il ne peut se déplacer) ;

– un refus de se présenter : là aussi il faut faire preuve de persuasion pour que la famille elle-même parvienne à convaincre la personne de venir ; ce peut être facile avec un enfant, beaucoup plus complexe avec un adulte qui a peur des examens ou qui n'en voit pas la nécessité. Il ne faut pas oublier que les troubles du comportement engendrés par la THA peuvent être à l'origine de ce refus.

Après la visite médicale, les agents doivent reprendre toutes les fiches ; ils font appeler toutes les personnes dont le nom n'a pas été coché et dont l'absence n'est pas justifiée. S'il n'y a pas d'agent de santé dans le village, on peut pour cela s'adresser au chef de village ou aux notables qui généralement restent à proximité de l'équipe médicale.

Dépistage passif
Signes d'appel

En zones d'endémie, les agents de santé publique se trouvent en première ligne pour la lutte contre la maladie du sommeil ; ils doivent donc être parfaitement sensibilisés et formés pour être efficaces. Au centre de santé ou lors d'une surveillance active, l'attention doit être attirée par tout symptôme clinique évocateur de la maladie du sommeil. Le suspect présente différents types de signes.

SIGNES D'APPEL

Ils sont de trois sortes : discrets, bien visibles et marqués.

Les signes d'appel discrets sont très peu spécifiques et se limitent généralement à :

– une fatigue exagérée ;

– des maux de tête persistants ;

– un comportement inhabituel.

Les signes d'appel bien visibles se caractérisent par un visage bouffi relativement caractéristique (photo 5, p. 72).

Les signes d'appel marqués sont des symptômes plus significatifs, surtout s'ils sont associés à :

– des tremblements ;

– une démarche hésitante et trébuchante (comme quelqu'un qui a trop bu d'alcool) ;

– des douleurs à la pression profonde (en serrant un objet, par exemple) ;

– des troubles importants du sommeil (insomnie nocturne, somnolence de survenue brutale) ;

– un comportement très anormal faisant penser à la démence.

En raison de la maladie même, le patient peut ne se plaindre d'aucun trouble qui, en revanche, seront signalés par la famille.

Chaque fois qu'une personne présente de tels signes, il faut rechercher la présence des ganglions cervicaux ou sus-claviculaires (photo 3, p. 71).

Dépistage actif et diagnostic

Le dépistage et le diagnostic correspondent à deux démarches distinctes. Ils peuvent se faire à poste fixe, dans un centre de santé par exemple, ou par une équipe mobile, ce qui nécessite des moyens appropriés. Dans tous les cas, l'efficacité et le résultat dépendent très fortement de l'organisation et de la structure du réseau de surveillance.

CRÉATION DU RÉSEAU ET STRATÉGIES D'ENQUÊTES

L'importance des mailles du réseau dépendra de la densité des dispensaires et des centres de santé. Chaque village doit dépendre d'un laboratoire et la répartition se fera en fonction de l'éloignement : 15 km entre le village et le laboratoire représentent un maximum.

Le nombre de villages rattachés à un laboratoire dépendra de la capacité de ce laboratoire à assurer les analyses et à gérer la surveillance.

On peut distinguer les protocoles selon qu'ils concernent le réseau de surveillance étendu, impliquant toutes les structures de santé et les soins de santé primaires ou la surveillance par sondage effectué par des personnes isolées.

Le nombre de personnes à prélever est fixé par le responsable national en fonction de la situation épidémiologique, supposée ou vérifiée, et des moyens disponibles.

Réseau de surveillance étendu

Le recensement aide aux prélèvements : connaissant la proportion de personnes vivant au village ou au campement, la proportion d'étrangers, les différentes catégories socioprofessionnelles, les préleveurs pourront faire des sélections.

Dans le cas d'un dépistage actif, tout le monde doit être prélevé : l'avantage d'un système de dépistage intégré au niveau du village réside dans le fait que les préleveurs vivent au côté de la population et peuvent prélever demain les personnes absentes aujourd'hui, obtenant ainsi des taux de couverture très élevés.

Si les agents préleveurs ont fait eux-mêmes le recensement, ils sauront exactement où et qui prélever puisqu'ils auront parcouru les villages et les hameaux et qu'ils auront aussi identifié tous les campements de culture. Aucun habitat ne doit être exclu. Même s'ils ont reçu pour consigne de ne prélever que 10 à 15 % des personnes, l'échantillon sera représentatif de la situation et le taux de séroprévalence sera proche de la réalité.

Les agents doivent avoir toute latitude pour organiser les prélèvements. Plusieurs solutions peuvent être choisies :

– fixer un rendez-vous à un groupe de familles au centre du village, chez le chef, à la case de santé ;
– passer de cour en cour, le matin ou en fin d'après-midi ;
– se rendre dans les campements les uns après les autres ;
– convoquer la population dans un point de rassemblement ;
– attendre les retardataires à l'entrée du village.

Surveillance par sondage

Pour donner un aperçu le plus exact possible de la séroprévalence, le sondage doit inclure un échantillon représentatif de l'ensemble de la population, ce qui pose un problème majeur car il n'est pas certain que des recensements villageois existent. En outre, le préleveur n'est pas censé connaître les hameaux ou les campements les plus reculés. Le prélèvement risque donc de ne concerner que certains villageois qui ne sont pas forcément les personnes les plus exposées.

On peut cependant faire un sondage de ce type en souhaitant seulement obtenir une réponse qualitative pour déterminer s'il existe au moins un séropositif. Pour cela, il faut travailler sur un très grand nombre de villages dans un minimum de temps.

L'objectif étant de prélever 10 % de la population dans un maximum de sites, on ne peut attendre longtemps dans chaque village pour opérer une sélection. Dans ce cas, toute personne présente au moment de la visite sera prélevée. Ce protocole comporte le risque de perdus de vue en raison du délai entre le prélèvement et l'annonce du résultat. On évite de prélever systématiquement dans les écoles car les élèves ne sont pas forcément soumis au même risque que les adultes actifs. De la même façon, on ne prélève pas uniquement les personnes du troisième âge qui, comme les enfants, sont particulièrement accessibles.

La meilleure solution est de fixer un rendez-vous à date et heure précises, dans chaque village, par l'intermédiaire du chef.

POSTE FIXE

Le dispensaire intervient dans toutes les phases de la lutte contre la THA : détermination des zones à risque, surveillance, prospection, suivi des suspects, contrôle des malades, lutte antivectorielle.

Activités du dispensaire

La surveillance

L'agent de santé doit être impliqué dans le recensement de la population et doit se charger, pour sa zone de santé, des prélèvements sur papier Whatman destinés au micro-CATT, test immunologique plus adapté à la surveillance que le CATT.

Dans la mesure du possible, le test micro-CATT doit être réalisé au dispensaire. Dans le cas contraire, l'agent expédie les prélèvements dans un laboratoire capable de les traiter en respectant les délais – cinq jours – s'il ne dispose pas d'un réfrigérateur.

L'agent de santé doit aussi participer à l'information et la sensibilisation, en discutant avec la population, en lui expliquant, avec des termes simples, ce qu'est la maladie, comment elle se transmet, comment on peut lutter.

La prospection

L'agent de santé intervient à deux niveaux. La mobilisation de la population et la prospection proprement dite.

La population devant être avertie du passage de l'équipe de prospection, l'agent de santé a la charge, en collaboration avec le chef du village et les notables, d'informer la population et de la convoquer au jour fixé pour la prospection.

Lors de cette prospection, l'agent de santé est intégré à l'équipe mobile. S'il n'a jamais reçu de formation spécifique il est affecté successivement à chacun des postes de la chaîne ; dans le cas contraire, il peut se charger lui-même d'un poste qui sera choisi en fonction de sa qualification.

Suivi des suspects

Après la prospection, les malades ayant été adressés à un centre de traitement, il reste à surveiller l'ensemble des suspects sérologiques non confirmés parasitologiquement.

Un double de la liste de ces suspects est remise au responsable du dispensaire avant le départ de l'équipe mobile. Ce suivi implique, outre une surveillance clinique, de refaire le test CATT et, si cet examen est positif, d'effectuer une recherche de parasites. Tout dépend alors de l'équipement du dispensaire. S'il est insuffisant, l'agent de santé responsable devra l'adresser vers un dispensaire convenablement équipé.

Cette surveillance ne doit pas s'arrêter au suspect. Elle doit aussi prendre en compte sa famille et son entourage.

Suivi des malades traités

L'agent de santé doit suivre les malades traités une fois que ceux-ci sont revenus chez eux. Son rôle consiste à :

– noter toutes les modifications cliniques ou les changements de comportement de ces malades et à en prévenir le coordonnateur ;

– transmettre les convocations pour les contrôles si l'équipe mobile revient sur le terrain pour les faire ;

– s'assurer que tous se présentent effectivement à ce contrôle périodique s'il est effectué au centre de traitement ;

– inclure dans cette surveillance la famille et l'entourage immédiat du malade.

Les agents préleveurs doivent dépendre de l'infirmier responsable du laboratoire ou du dispensaire qui assure les analyses. Chaque infirmier responsable d'un laboratoire ne doit pas avoir trop de villages à superviser sous peine d'être débordé par les analyses. Si l'infirmier est seul, il lui sera difficile de s'occuper à la fois des tests et de ses tâches habituelles (consultations, vaccinations) : il faudra lui adjoindre un ou deux garçons de salle qui pourront assurer les étapes les plus longues du test. L'expérience montre que les ASC aident volontiers l'infirmier si ce dernier les encadre et les motive.

Même avec du personnel réduit, il est possible qu'un infirmier gère plusieurs milliers de prélèvements. À partir des recensements, connaissant le nombre de personnes par village et approximativement le nombre de tests qu'il parvient à faire en une semaine, il peut fixer un calendrier et organiser les prélèvements en conséquence.

Diagnostic en poste fixe

Le choix de la technique diagnostique (ou des techniques) dépend uniquement du matériel disponible. Or dans leur majorité, les dispensaires sont sous-équipés : le diagnostic ne s'y fait que par la goutte épaisse, ce qui est tout à fait insuffisant. Si cette technique est la seule disponible, mieux vaut envisager d'adresser le suspect dans un centre équipé pour confirmer le diagnostic.

Logistique

Le matériel nécessaire au dépistage et au diagnostic de la THA doit être placé dans une salle, bien éclairée, sur une surface de travail stable (paillasse carrelée), à l'abri de la poussière.

La nature des examens pratiqués dépend principalement de l'existence d'un réfrigérateur (à pétrole, à gaz ou électrique) et, à un moindre degré, d'une alimentation en électricité. Trois cas peuvent se présenter.

Dispensaire sans réfrigérateur et sans électricité

Il ne peut être question d'y faire du dépistage sérologique puisque les réactifs utilisés doivent être conservés à 4 °C. De même, on ne peut y utiliser aucune des techniques utilisant des appareils électriques. En revanche, les examens clinique et parasitologique pourront être effectués soit par ponction ganglionnaire, soit par frottis et goutte épaisse.

L'agent de santé a aussi la possibilité de faire des prélèvements sur papier Whatman pour le test micro-CATT, mais ces papiers ne pouvant être conservés longtemps à température ambiante (4 à 5 jours maximum), il faut pouvoir les expédier rapidement dans un centre où ils seront traités.

Dispensaire avec réfrigérateur mais sans électricité

L'agent de santé pourra employer les techniques citées ci-dessus. La présence d'un réfrigérateur (à gaz ou à pétrole) lui permet de conserver les réactifs CATT et de pratiquer ce test sur toutes les personnes se présentant à la consultation. L'agitateur électrique doit être remplacé par un agitateur horizontal mécanique (à ressort, remontable).

Avec une centrifugeuse à main, ce dispensaire pourra aussi utiliser la minicolonne.

Dispensaire avec réfrigérateur et électricité

Toutes les techniques peuvent être effectuées si le matériel spécifique existe et si le personnel a les compétences requises.

Enregistrement des résultats

L'identité de toutes les personnes examinées et les résultats de tous les tests doivent être reportés dans un cahier. Sur le cahier du laboratoire, l'agent de santé inscrit, chronologiquement : la date, le nom et les prénoms, le sexe, la date de naissance, le lieu de résidence, le motif de la consultation, le motif qui a entraîné l'examen, la nature des examens réalisés et leurs résultats.

En zone endémique, toute personne consultant, quel qu'en soit le motif, doit être inscrite sur ce registre et subir les tests. Si après examen, il s'avère que la personne est suspecte de THA, on lui établit une fiche individuelle (annexe 4, p. 285) sur laquelle on reporte les informations du cahier. Cette fiche servira au suivi du suspect : elle restera au dispensaire et sera classée, par ordre alphabétique, dans un fichier spécial. Elle sera complétée par les résultats des examens successifs que subira le suspect lors de son suivi.

ÉQUIPE MOBILE

Organisation de la prospection

Chaque équipe de prospection se compose de cinq personnes et dispose d'un véhicule, de préférence tout terrain (de type double cabine) aménagé pour ce genre de mission.

Chaque véhicule doit disposer de sa réserve de carburant (en précisant sur les bidons s'il s'agit d'essence ou de gasoil), d'huile, de pièces détachées (bougies, courroies, etc.) et d'une trousse à outils. Le chauffeur, membre à part entière de l'équipe, doit être responsabilisé pour la préparation et l'entretien du véhicule (vidange, pression des pneus, niveaux, etc.) : une mission peut être compromise par la simple absence du cric ou de la manivelle ou par le mauvais état de la roue de secours. L'ensemble du matériel et tout particulièrement le matériel technique doit être soigneusement emballé et arrimé avec soin.

Rapport avec les autorités locales

On ne peut préparer et organiser une prospection de masse sans se rendre sur le terrain. Ce principe permet :

– d'évaluer les trajets à parcourir (kilométrage et difficultés), la structure des agglomérations et les possibilités d'accueil ;

– de prendre contact avec les autorités locales et villageoises, administratives et médicales, pour les informer sur la prospection ;

– de sensibiliser, en collaboration étroite avec les autorités, les populations qui seront visitées.

Après ce premier contact, le chef de mission peut organiser sa mission (calendrier de passage dans les agglomérations, quantité de matériel à prévoir, nombre de personnel nécessaire, etc.). Le chef de mission, sous couvert de sa hiérarchie, informe ensuite par courrier officiel les responsables locaux (préfet et sous-préfet, médecin chef de district ou de zone de santé, chefs de villages) de l'arrivée de l'équipe et de son programme de travail, en s'y prenant suffisamment tôt en raison des délais d'acheminement du courrier.

Le calendrier d'intervention parvenu dans chaque agglomération, il revient aux responsables villageois d'en prévenir la population, celle qui réside au village et celle qui habite les hameaux et campements qui y sont rattachés.

Convocation de la population

Qu'il s'agisse de faire une prospection de routine ou une campagne de lutte, l'information de la population est indispensable pour lui faire comprendre l'importance de l'acte médical qui aura lieu dans le quartier ou le village. Les modalités de cette information/sensibilisation ont déjà été données dans la partie « Les stratégies de lutte » (cf. p. 77).

Les modalités de la convocation restent sous la responsabilité des autorités locales, en accord avec le coordonnateur de la prospection. La population doit être avertie du jour et du lieu de rassemblement longtemps à l'avance ; le message doit être répété à plusieurs reprises, notamment en ville.

La mobilisation d'une population n'est jamais chose aisée. Elle dépend de nombreux facteurs dont certains échappent au contrôle des autorités et du coordonnateur : activités agricoles du moment, obsèques ou mariage, problèmes relationnels d'ordre politique entre quartiers, refus de participation suite au décès d'un trypanosomé en traitement, etc. Il n'y a donc pas de recette universelle ; tout doit être mis en œuvre pour assurer un taux de couverture maximal de la population concernée :

– information par quartiers en ville et dans certains villages ;

– fréquentes répétitions du message ;

– transmission du message dans les hameaux et campements reculés ;

– intervention de tous les notables (chefs, chefs religieux, instituteurs, etc.) ;

– intervention des chefs allogènes ;

– information détaillée par les agents et comité de santé ;

– choix de la date la plus propice en tenant compte des jours de culte, de marché, etc. ;

– début de la visite tôt le matin pour précéder les départs aux champs.

Le coordonnateur doit savoir que cette participation sera d'autant plus forte que, lors des précédentes prospections, le comportement et l'efficacité des équipes auront été meilleurs : rapidité de la visite, aide et assistance à la population (soins apportés), honnêteté des agents de l'équipe, qualité de l'accueil des malades, efficacité du traitement, etc.

Prévisions

Il est impératif de disposer du maximum d'informations géographiques et épidémiologiques, pour déterminer la quantité de matériel à emporter (réactifs CATT, mini-colonne pour mAEC : mini Anion Exchange Centrifugation Technique, lancettes, etc.) et la durée de séjour dans les différentes agglomérations à prospecter.

Grâce à ces informations, le coordonnateur peut, d'après ce qu'il sait de la population de chaque ville, village ou hameau, programmer le rythme de la prospection. Il peut ainsi décider qu'une équipe visite deux villages par jour (généralement des villages voisins) ou s'installe deux jours, ou plus, dans la même bourgade si l'effectif à examiner est très important. Cette programmation prend en compte la séroprévalence estimée : à effectifs identiques, le temps passé dans un village à forte séroprévalence sera plus important que dans un village à faible ou très faible séroprévalence.

Si une équipe se déplace chaque jour, il est préférable qu'elle arrive la veille au soir dans le village, s'installe et sensibilise la population au cours de la veillée. Elle quitte le village dès la fin du travail et se rend sur le prochain lieu de rendez-vous.

Équipes multiples

Selon l'importance du territoire à prospecter et de la population à visiter, une ou plusieurs équipes peuvent venir renforcer l'équipe mobile : l'équipe d'une organisation internationale ou celles des districts de santé voisins. Quel que soit le cas de figure, leurs interventions respectives doivent avoir été soigneusement programmées.

Deux situations peuvent se présenter :

– les équipes sont complémentaires et travaillent en même temps, au même endroit ; ce protocole est adopté pour les agglomérations importantes (chaque équipe s'installe dans un quartier) ou dans les agglomérations moyennes où la population dépasse la capacité journalière d'une seule équipe (elles sont alors fusionnées pour permettre un doublage des postes) ;

– les équipes travaillent en parallèle sur la région, chacune prospecte indépendamment un secteur.

Chargement des véhicules

Pour une intervention efficace, l'équipe mobile doit être organisée. Il est souhaitable d'établir une liste type du matériel nécessaire aux missions. Chaque technicien étant responsable d'un poste, il lui incombe, avant le départ, de préparer son matériel.

Le chauffeur s'assure du bon état du matériel électrique et des groupes électrogènes pour lesquels il prévoit l'huile, le carburant et le matériel d'entretien.

Le matériel de chaque poste doit être emballé dans des caisses faites sur mesure et doublées intérieurement de polystyrène pour amortir les chocs. L'ensemble des caisses doit être arrimé avec soin sous la responsabilité du chauffeur et la supervision du chef d'équipe. Les récipients contenant le carburant seront placés à l'arrière du plateau, contre le haillon : ils seront remplis au dernier poste d'essence rencontré sur la route.

Chaîne de dépistage simple

Le dépistage est effectué après passage à différents postes selon un ordre préétabli.

Secrétariat

Toute personne se présentant doit être enregistrée. Ce travail est facilité s'il y a eu, au préalable, un recensement. Dans ce cas, il suffit de cocher au crayon le nom de la personne sur le registre, puis de lui délivrer une fiche individuelle où seront portées les indications suivantes (cf. annexe 4, p. 285) :

– nom et prénoms complets ;
– sexe et année de naissance ;
– village de résidence ;
– numéro de recensement ou de prélèvement ;
– résultats des différents examens.

Il est essentiel de recopier le nom complet sur la fiche individuelle avec le numéro correspondant et non ce dernier uniquement pour permettre l'identification correcte du sujet en cas d'échange de fiches entre personnes dans la file d'attente.

S'il n'y a pas eu de recensement, l'identité de chaque personne est inscrite sur un registre avant d'être recopiée sur la fiche qui est remise à la personne. S'il n'est pas possible de disposer de fiches individuelles, de simples rectangles de papier (7 x 10 cm) suffisent.

Le secrétariat doit être installé légèrement à l'écart des autres postes pour éviter les bousculades et limiter le soulèvement de la poussière qui peut gêner notamment le laboratoire. Le travail de secrétariat est facilité et accéléré :

– si l'on peut obtenir l'aide d'un jeune villageois, connaissant bien la population et pouvant remplir les fiches individuelles ;
– s'il est demandé à la population de se tenir à distance (de préférence à l'ombre pour limiter les départs pour cause d'attente excessive).

S'il y a eu recensement, on appelle les familles les unes après les autres, puis, pour chacune, on appelle les membres les uns après les autres. S'il n'y a pas eu recensement, on note au fur et à mesure les personnes qui se présentent en essayant de mettre de l'ordre dans la file d'attente et en tentant de regrouper au maximum les familles.

Les habitants de la localité prospectée peuvent se présenter au secrétariat dans leur ordre d'arrivée, mais il est souhaitable qu'ils le fassent par famille. On demande alors au chef de famille :

– de faire passer, dans l'ordre et le calme, les membres de sa famille ;
– d'indiquer les motifs d'absence de ceux qui ne se présentent pas ;
– de présenter tous les nouveaux arrivants.

Le responsable du poste coche sur la liste de recensement les personnes présentes et la complète avec le nom des nouveaux venus. Le chef de famille doit indiquer si un parent est grabataire : dans ce cas, à la fin de la journée de travail, on peut envoyer quelqu'un le prélever à domicile.

Après inscription sur le registre, on remplit la carte individuelle, complétée par le résultat de la palpation ganglionnaire avant de la donner à la personne.

Les élèves du village ne doivent pas se présenter avec leur famille si le jour de prospection est jour de classe. Il est beaucoup plus facile et plus efficace de les faire passer classe par classe, sous la responsabilité de leur maître qui les aligne devant chaque poste successivement. L'organisation doit être définie avec le directeur de l'école pour fixer l'heure de passage des enfants. Le temps d'absence d'un élève est inférieur à une heure.

Poste de prélèvement

Un poste de prélèvement (il peut y en avoir plusieurs) est généralement composé d'une ou deux personnes disposant du matériel décrit en annexe 5 (p. 286). Il est chargé de recevoir les personnes qui sont déjà passées au secrétariat et d'effectuer le prélèvement de sang.

Le cahier de prélèvement (annexe 6, p. 287) comprend au moins sept colonnes. Dans la première, on porte le numéro d'enregistrement des suspects sérologiques. Ils pourront ainsi être retrouvés grâce aux registres du secrétariat. Dans une deuxième colonne, on note la présence ou l'absence de ganglions. La troisième colonne est réservée aux résultats de la ponction ganglionnaire. Dans la quatrième colonne, sont portés les résultats de l'analyse sérologique et on ajoute autant de colonnes qu'il y a de postes de parasitologie (si, par exemple, l'équipe utilise la CTC et la mAEC, il faut deux colonnes). Enfin, une dernière colonne est réservée pour les remarques : par exemple, si la personne est une ancienne trypanosomée.

Les préleveurs doivent être précis pour que la piqûre reste supportable et éviter toute confusion dans le classement des fiches et des tubes capillaires et rapides pour libérer toutes les personnes avant qu'elles ne s'impatientent et ne rentrent chez elles. Les préleveurs doivent être aussi attentifs et observateurs pour repérer un bébé dans le dos de sa mère, et vérifier qu'il a bien reçu sa fiche. Ils doivent aussi remarquer si la personne prélevée présente des signes d'appel évidents (visage bouffi, somnolence, troubles du comportement), ce qui implique une prise en charge appropriée.

Le prélèvement du sang au bout du doigt, pour le dépistage sérologique, peut être effectué par une seule personne. Ce peut être un agent de santé local ou un membre de l'équipe. Il faut prévoir une deuxième personne chargée de porter les tubes placés sur leur portoir et les fiches individuelles correspondantes au poste d'analyse sérologique. Celle-ci peut être le chauffeur, le coordonnateur ou un jeune villageois recruté pour la circonstance.

Poste d'analyse sérologique

La chaîne de dépistage comporte un poste dédié au micro-CATT.

Chaque membre du laboratoire doit disposer du matériel nécessaire aux examens spécifiques et décrit dans les annexes correspondantes.

Dans le cadre d'une prospection par équipe mobile, une seule personne, un technicien expérimenté de l'équipe, suffit généralement.

Chaîne diagnostic

La chaîne diagnostic est plus complexe et comporte toujours un plus grand nombre de postes. Outre le secrétariat, le poste de prélèvement et le poste d'analyse sérologique, souvent plus exigeants en termes de moyens et de compétence, décrits ci-dessus, il faut y ajouter les postes suivants.

Poste de palpation ganglionnaire

Le responsable de ce poste, un infirmier ou un auxiliaire de santé bien formé, se tient près du secrétariat et communique au fur et à mesure les résultats de la palpation à la personne qui remplit les fiches : l'information est reportée sur la carte individuelle à l'emplacement prévu à cet effet (cf. annexe 4, p. 285).

Il est souhaitable que, lors des premières palpations, la personne responsable du poste de recherche des trypanosomes dans les ganglions forme un agent de santé local et lui indique quel type d'hypertrophie ganglionnaire il faut retenir.

Postes de diagnostic parasitologique

Il doit y avoir au minimum deux postes, chacun confié à une seule personne, infirmier ou technicien, en raison de la charge de travail :

– un poste pour la ponction ganglionnaire et la lecture du suc ganglionnaire qui reçoit spécifiquement les porteurs de ganglions ;

– un poste pour le diagnostic parasitologique dans le sang qui permet l'examen des suspects sérologiques sans ganglions.

Il est souhaitable d'utiliser deux techniques pour le diagnostic parasitologique dans le sang :

– une de concentration du trypanosome par centrifugation (CTC ou, mieux, QBC si l'on dispose du matériel nécessaire) ;

– une de concentration par filtration (mAEC) qui ne sera réalisée que si la première technique n'a pas mis le parasite en évidence. Dans ce cas, l'un des deux techniciens peut se charger, en plus de son travail (ganglion ou CTC ou QBC), de la mAEC, puisque cette technique n'est pas utilisée systématiquement.

Les suspects reconnus malades à l'un de ces postes sont pris en charge par le coordonnateur qui les dirige sur le poste de diagnostic de phase s'il existe ; sinon, il remplit une fiche destinée au centre de traitement où seront faits les examens complémentaires avant traitement.

Poste pour le diagnostic de phase

Il est généralement préférable que le diagnostic de phase soit réalisé dans le centre de traitement et non par l'équipe mobile. Néanmoins, certaines équipes nationales effectuent le diagnostic de phase lors des prospections de masse. Cela peut être utile si les malades en 1re période sont traités dans une structure de soins locale alors que ceux en 2e période le sont dans une structure plus éloignée. La décision thérapeutique prise sur le terrain permet alors d'orienter les malades et de réduire la charge de travail du centre de traitement. Si ce dernier existe dans l'équipe, il doit être placé à l'écart et disposer d'une zone de repos. Les malades y subissent en effet une ponction lombaire, ce qui implique ensuite un temps de repos allongé. Il faut également à ce poste le matériel pour examiner le liquide céphalo-rachidien (centrifugeuse, microscope, etc.). Si ce poste n'existe pas dans l'équipe, les malades sont adressés au centre de soins où le diagnostic de phase sera réalisé. Auparavant, il faut les interroger pour recueillir un maximum de données épidémiologiques qui permettront d'orienter au mieux la lutte contre l'endémie (cf. questionnaire épidémiologique, annexe 20, p. 308).

Le coordonnateur

Les activités de l'équipe doivent être dirigées et coordonnées par un responsable. Sa tâche commence avant la prospection car il doit s'assurer, avant le début de la mission, que la sensibilisation a été bien faite et que les autorités sont informées. Sur le terrain il doit en particulier regrouper sur son cahier l'ensemble des résultats, diriger les suspects sérologiques vers les postes de parasitologie, s'assurer de la prise en charge des malades. Il doit également régler tous les problèmes qui peuvent se présenter et pouvoir remplacer chaque membre de l'équipe.

L'équipe mobile (sans le poste de diagnostic de phase) est donc constituée d'au moins cinq personnes. Elles doivent être interchangeables et, de ce fait, être formées à toutes les activités de la chaîne dépistage/diagnostic. Pendant la mission, chacune d'elles doit former le personnel de santé local aux techniques dont son dispensaire pourrait être équipé.

La chaîne de dépistage/diagnostic peut être plus complexe, en particulier quand il y a beaucoup de personnes à prospecter et un temps relativement limité pour le faire. Dans ce cas, il faut doubler certains postes : les prélèvements se font sur deux files, chaque poste d'analyse sérologique correspond à un poste de prélèvement ; si la prévalence est forte on prévoit de doubler les postes diagnostic, dans le cas contraire un seul suffit.

On peut donc faire intervenir plusieurs équipes mobiles ou faire appel à d'autres services et programmer l'intervention d'équipes multiples.

Le coordonnateur dispose d'un registre où est consignée l'intégralité des résultats (annexe 7, p. 288).

Déroulement de la prospection

Arrivée

Il faut toujours faire en sorte d'arriver avant la tombée de la nuit pour avoir le temps de prendre contact avec les autorités avant de s'installer.

Plusieurs cas peuvent se présenter selon qu'il s'agit d'une ville, d'un village ou d'un hameau :

– dans une ville, les autorités, informées du passage de l'équipe, ont le plus souvent prévu un logement (en règle générale, un bâtiment du centre de santé) et le lieu de travail ;

– dans un village, le logement et le lieu de travail ne posent généralement pas de problèmes sérieux si une mission préliminaire de sensibilisation a eu lieu et si l'équipe de prospection arrive suffisamment tôt dans la journée ;

– dans les hameaux, le problème de l'hébergement se pose rarement car l'équipe est le plus souvent basée au village voisin ; seul reste à déterminer le lieu de travail.

Installation

Lieu de rassemblement

Le lieu de rassemblement retenu doit être choisi en fonction de sa situation et de sa disposition.

Il faut le choisir le plus central possible pour qu'aucun des quartiers ne se sente défavorisé. Dans certaines bourgades, l'école est souvent considérée comme un site neutre. On peut, dès l'arrivée, demander au directeur la permission d'utiliser les préaux et une salle de classe comme laboratoire. Ce mode d'installation offre deux avantages : la population s'y rend volontiers ; les élèves sont sur place et leur journée de classe n'est interrompue que le temps de l'examen.

La disposition du lieu de rassemblement doit être telle que la circulation de la population soit aisée (surtout en cas de rassemblement massif) pour éviter les bousculades ou l'énervement dû à l'attente. On choisira donc, si cela est possible, une aire assez vaste, plantée d'arbres pour que la population patiente à l'ombre.

Les postes

Nous donnons en annexe 34 (p. 352) un exemple d'installation d'une équipe mobile en prospection. Les schémas peuvent varier d'un village à l'autre selon la disponibilité des locaux.

Le principe général est le suivant :

– les différents postes de travail ne doivent pas être trop proches les uns des autres, mais tous doivent être à l'abri du soleil et de la poussière ;

– les postes recensement et prélèvement peuvent se placer sous des arbres ; les postes de laboratoire sous une véranda, un auvent ou encore dans une salle de classe de l'école villageoise ;

– les groupes électrogènes doivent être placés à distance pour ne pas gêner par leur bruit. Ils doivent être à l'abri de la pluie et du soleil, mais ne doivent surtout pas être placés dans un espace clos ;

– pour les personnes attendant le résultat d'un test parasitologique, on doit fournir de quoi s'asseoir (chaises, bancs) ;

– quel que soit le poste, les personnes doivent se placer devant et non tout autour.

Un membre du comité de santé ou toute personne ayant une forte autorité sur la population doit aider l'équipe à maintenir l'ordre, ce qui permet de travailler plus rapidement et plus efficacement ; la population est donc bénéficiaire.

La journée de travail

Mise en place

Dès lors que le lieu de travail de chaque poste a été déterminé, l'installation se fait très vite surtout si l'équipe a acquis une certaine expérience et s'il existe une bonne cohésion entre ses membres.

Le chauffeur ayant, en premier lieu, installé et branché le groupe électrogène, avant de rejoindre le poste qui lui aura été assigné, chaque technicien installe son poste. Dans le même temps, le secrétariat commence à enregistrer les gens qui se présentent.

L'installation doit se faire très tôt le matin (il faut donc prévoir le départ du lieu de campement en fonction de la distance à parcourir) dès l'éveil du village.

Rythme de travail

Une équipe entraînée, travaillant avec un seul poste d'analyse sérologique, peut examiner jusqu'à 1 000 personnes par jour. Dans une équipe mobile, deux postes peuvent ralentir la cadence :

– le recensement, quand aucun listing n'est disponible, car il faut alors essayer de regrouper les personnes par famille pour une meilleure efficacité de la prospection (recherche des cas de contamination familiale, réduction de l'absentéisme) ;

– le diagnostic parasitologique, car la lecture de tous les tests est longue et fastidieuse, d'où l'intérêt d'avoir plusieurs techniciens formés à toutes les techniques et pouvant se relayer.

Le nombre des examens parasitologiques à réaliser est égal au nombre de positifs au test sérologique : en moyenne 10 %, mais ce taux peut dépasser les 50 % dans certains foyers hyperendémiques (Congo démocratique et Angola, en particulier).

Fin de la journée

Il est souvent inutile d'attendre jusqu'à la nuit tombante que les retardataires se présentent. Le coordonnateur peut savoir par les recenseurs et certains villageois si ces personnes absentes sont en déplacement, hospitalisées, ont quitté définitivement le village, sont réfractaires au dépistage, etc. Un nouveau rendez-vous peut être fixé le lendemain au village, si l'équipe y est installée, ou au village voisin.

Dans tous les cas, si l'équipe doit se déplacer vers le village voisin, il est préférable d'utiliser le temps de repos à sensibiliser la population qu'elle visitera le lendemain.

Circuit de la population

Le circuit d'une personne commence par son inscription au secrétariat et la palpation ganglionnaire. Il se poursuit par le prélèvement de sang au bout du doigt. Cette personne attend le résultat du test sérologique. En cas de résultat négatif, elle est libérée. Dans le cas contraire, elle est conduite au poste diagnostic pour la recherche de trypanosomes, d'abord dans les ganglions puis, le cas échéant, dans le sang. Son circuit s'achève, éventuellement, au poste de diagnostic de phase (mais nous rappelons qu'il est préférable qu'il soit réalisé dans un centre de traitement). Quelle que soit la technique utilisée, la carte individuelle suit le prélèvement, d'abord le prélèvement de sang au doigt, celui du suc ganglionnaire dans les adénopathies cervicales, enfin le dernier prélèvement du sang (doigt ou pli du coude) au poste parasitologique.

Fin de mission

En fin de mission, un compte rendu détaillé est fait aux autorités locales : résultats obtenus, problèmes rencontrés, suivi des séropositifs, traitement des malades, suite des opérations de surveillance ou de lutte, etc.

Palpation ganglionnaire

Pour palper des ganglions cervicaux ou sus-claviculaires, il faut dénuder le cou et les épaules de la personne à examiner et se placer derrière elle.

On pose chacune des mains à la base du cou et on palpe soigneusement et profondément avec les doigts.

La main de l'opérateur forme une pince, le pouce doit être placé contre les autres doigts (fig. 13).

La zone à palper se situe entre la base du cou et l'oreille (fig. 14). La palpation se fait du bas vers le haut en commençant par le creux sus-claviculaire et en remontant sur la partie latérale du cou.

On palpe des deux côtés du cou en partant de la base et en remontant lentement pour examiner toute la zone en profondeur (fig. 15).

S'il y a des ganglions hypertrophiés, on sent sous les doigts de petites masses arrondies (fig. 16).

Les ganglions hypertrophiés de la maladie du sommeil sont élastiques, non indurés, indolores et roulant sous la peau.

Ces ganglions seront ponctionnés pour faire le diagnostic parasitologique.

La présence de ganglions n'est pas forcément signe que la personne a la maladie du sommeil.

Lorsque l'on a identifié un porteur de ganglions, il faut s'intéresser à sa famille et à ses activités. Il pourrait avoir été contaminé sur son lieu de travail et dans ce cas, les membres de la famille, qui travaillent avec lui, pourraient avoir été exposés aux piqûres de glossines infectantes.

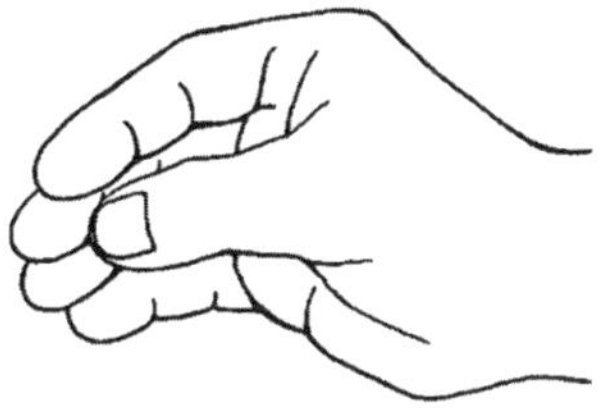

Figure 13
Position des doigts pour la palpation ganglionnaire

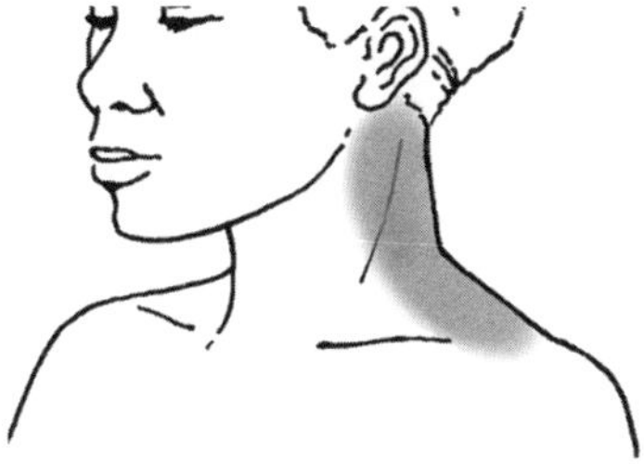

Figure 14
Zone à palper

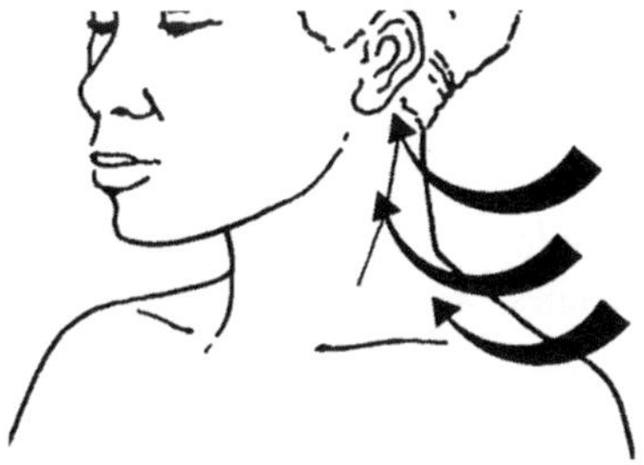

Figure 15
Sens de la palpation

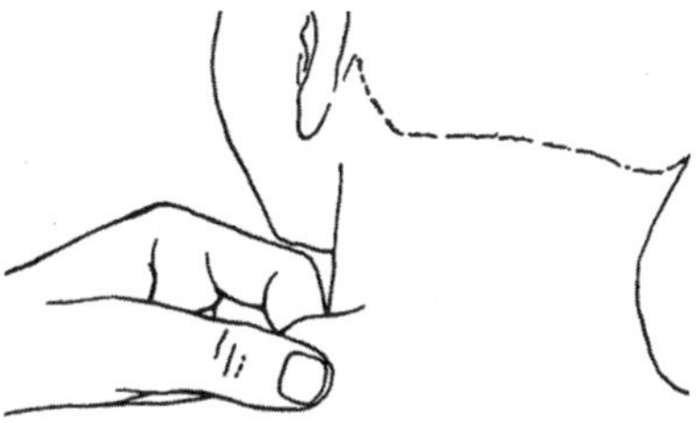

Figure 16
Saisie du ganglion

Tests sérologiques

PRÉLÈVEMENTS

Sensibilisation – Information

Les premières personnes à recevoir l'information sont les autorités administratives qui pourront apporter leur caution et leur soutien : préfets, sous-préfets, maires, directeurs régionaux de la santé, médecins-chefs, etc. Il est utile d'informer les directeurs régionaux de l'éducation publique, les industriels, les chefs religieux, toutes les personnes pouvant intervenir auprès d'une catégorie socioprofessionnelle ou d'une communauté.

Habituellement, la réaction immédiate de la population vis-à-vis des prélèvements est le refus. Ce refus, selon les régions et les mentalités, est dicté (entre autres raisons) par :
– des superstitions (le sang prélevé pourrait être utilisé à d'autres fins que médicales) ;
– la crainte d'une infection qui pourrait être causée par du matériel souillé ;
– l'appréhension que le test ne soit pas seulement destiné au dépistage de la THA (le sida, par exemple) ;
– la croyance que le prélèvement d'une quantité trop importante de sang ne fatigue la personne ou un interdit religieux concernant la prise de sang, etc. ;
– la peur de la piqûre au doigt ;
– la non-compréhension de l'intérêt du test de dépistage trypano (« je suis en bonne santé, inutile de me faire examiner » est l'excuse la plus courante).

La sensibilisation doit d'abord être faite au village par l'infirmier accompagné si possible du coordonnateur national (ou régional). Il est souhaitable de réunir les autorités villageoises, les représentants des associations, les notables, les instituteurs et le maximum de personnes indépendamment de l'âge ou du sexe. Les enfants comme les femmes peuvent aussi bien, sinon mieux que les hommes, faire passer un message au reste de la population qui n'a pu assister à la réunion.

Un maximum de personnes, de toutes origines, sociales et ethniques, de tous sexes, de tous âges, doivent assister à la sensibilisation, pour transmettre l'information à la famille, au groupe.

Tout doit être expliqué en détail, mais simplement, en évitant les termes trop techniques ; l'accent doit être mis sur le risque causé par la THA (gravité, difficultés du traitement) sans engendrer l'affolement. Après avoir exposé les grandes lignes du schéma épidémiologique de la maladie (surtout sur les modalités de la transmission, le rôle de la tsé-tsé, etc.), il faut mettre en évidence l'intérêt de la lutte contre cette maladie ; il faut bien préciser que la THA ne touche pas que les étrangers ou que les hommes, mais que tout le monde, femmes et enfants, est soumis au même risque.

Après sensibilisation, la population doit avoir compris qu'un seul malade au village peut, involontairement, être à l'origine d'autres cas ; certains pouvant être mortels en l'absence de dépistage, de diagnostic, donc de traitement.

On doit rassurer les villageois sur l'innocuité du prélèvement et surtout sur le fait que ce test n'est destiné qu'au dépistage de la THA.

Choix des préleveurs

Les prélèvements pour les tests sérologiques sont simples et ne nécessitent pas une formation très spécialisée, mais de la minutie, de la patience et des précautions d'hygiène.

Ils peuvent être effectués par toute personne sachant au moins lire et écrire et ayant une bonne capacité de travail : agents recenseurs, ASC, infirmiers, etc. Nous pensons que le meilleur rendement est obtenu, comme pour le recensement, avec des personnes issues de la région et même, si possible, du village, c'est-à-dire des personnes connues et connaissant tout le monde, parlant la langue du pays et au fait des coutumes locales. Ce travail prenant un peu de temps, il faut identifier deux personnes par village : l'une peut remplacer l'autre en cas d'indisponibilité ; les deux peuvent travailler mieux et plus vite ensemble.

Dans les pays à fort taux d'immigration, il est souhaitable que le couple de préleveurs soit constitué d'un autochtone et d'un allogène issu du groupe le plus important.

La sélection des agents préleveurs répond au même critère que celle des agents recenseurs. Il est souhaitable d'ailleurs que les mêmes fassent le recensement puis le prélèvement, comme par exemple des ASC.

Technique de prélèvement (pour le micro-CATT)

Ce chapitre s'adresse plus particulièrement aux non-professionnels de la santé : les infirmiers s'informeront seulement sur les techniques spécifiques préalables au test lui-même pour assurer un bon encadrement des préleveurs.

Préparation du matériel

Avant le prélèvement l'agent doit s'assurer qu'il dispose de tout ce qu'il lui faut comme matériel et produits (annexe 5, p. 286), ainsi que le registre de prélèvements (annexe 6, p. 287). Il prépare une table bien stable et propre, éventuellement recouverte d'une nappe, et deux chaises qu'il installe à l'ombre (arbre, auvent) en évitant les endroits trop obscurs (intérieur de maison) ou trop poussiéreux.

Si les lancettes sont neuves, il découpe des étuis à l'avance en laissant les lancettes à l'intérieur (ne déchirer l'étui qu'au moment de la piqûre). Si les lancettes ont déjà servi une fois, il place dans une coupelle émaillée un lot de lancettes qu'il arrose d'un peu d'alcool auquel il met le feu. Une fois le feu éteint, il pose sur la coupelle (refroidie) un tampon de coton légèrement humecté d'alcool.

Appel des personnes

Si le village dispose de deux agents, l'un se consacre au prélèvement, l'autre à l'enregistrement.

Il est préférable d'appeler les personnes, famille par famille, en suivant l'ordre d'enregistrement sur le registre de recensement.

Les agents essaieront de canaliser la population pour éviter toute bousculade.

Opérer dans de bonnes conditions permet de travailler vite et limite le nombre de personnes qui partent, lassées d'attendre.

Enregistrement

Pour chaque personne qui se présente, il faut noter sur la languette au stylo à bille et non au crayon à papier (fig. 17) :
- le numéro du prélèvement ;
- la date du prélèvement ;
- le nom complet de la personne ;
- son sexe et sa date de naissance ;

– le nom du village ;
– son numéro de recensement.

Ce travail est fastidieux, mais l'expérience montre qu'il permet d'éviter un nombre important de confusions lors des analyses de laboratoire.

Toutes ces informations sont reportées sur le registre de prélèvements (annexe 6, p. 287). Sur le registre de recensement, on coche au crayon le nom de la personne qui va être prélevée.

La languette, une fois remplie, est tendue au préleveur, ou posée sur une surface propre (feuille de papier, couvercle de l'une des boîtes, etc.).

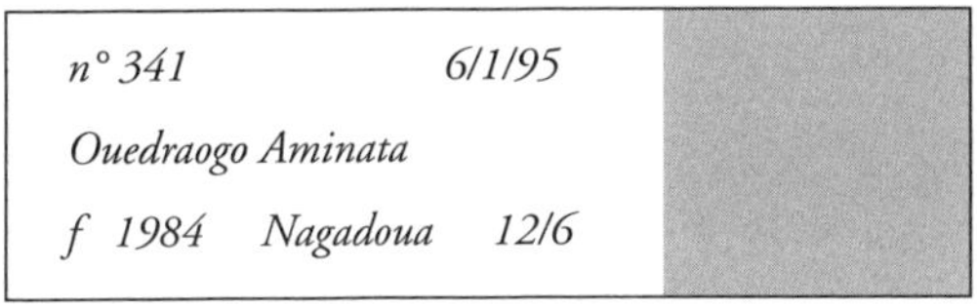

Figure 17
Présentation de la languette de prélèvement

Prélèvement

Le préleveur, assis à côté de la table, fait venir devant lui la personne qui reste debout. Sa main se trouve ainsi dans une bonne position à la fois pour la piqûre et pour l'imprégnation de la languette.

Pour un nouveau-né ou un très jeune enfant, la mère le garde dans ses bras.

Le prélèvement se fait à la pulpe du majeur ou de l'index. Si, dans certains cas, la peau de la personne est trop dure pour être correctement piquée, on peut utiliser le lobe de l'oreille. Chez le bébé, il se fait au pouce du pied ou au talon.

L'agent utilise un tampon de coton imbibé d'alcool et essuie soigneusement le point de piqûre (fig. 18). Il prend une lancette dans la main droite. De la main gauche, il tient fermement le doigt à piquer et pique d'un coup bref, ni trop léger, ni trop appuyé, surtout chez les jeunes enfants (fig. 19).

La lancette est ensuite plongée dans un bain désinfectant avant d'être stérilisée (fig. 20).

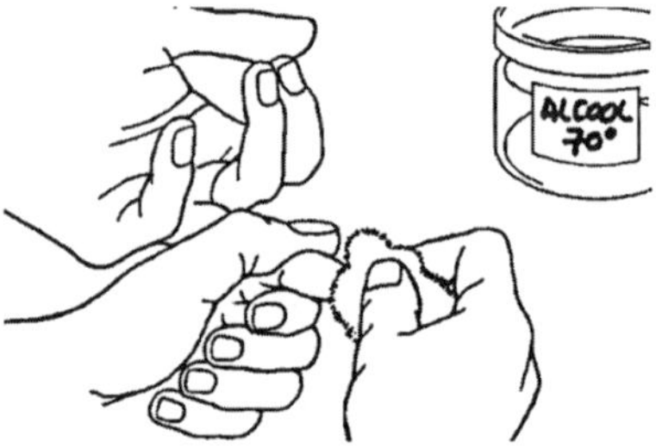

Figure 18
Prélèvement de sang sur une languette : nettoyage du doigt

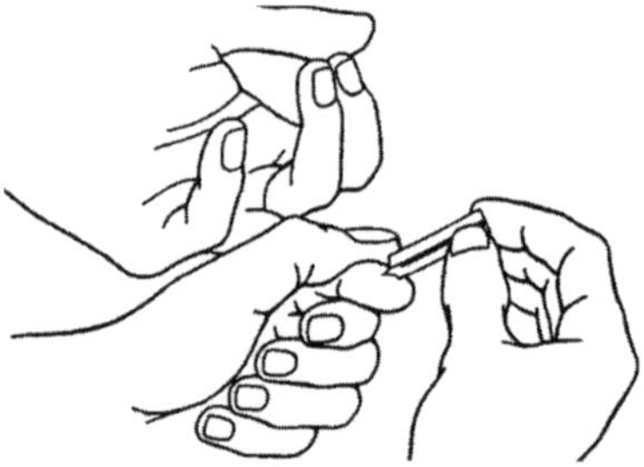

Figure 19
Prélèvement de sang sur une languette : ponction du doigt avec la lancette

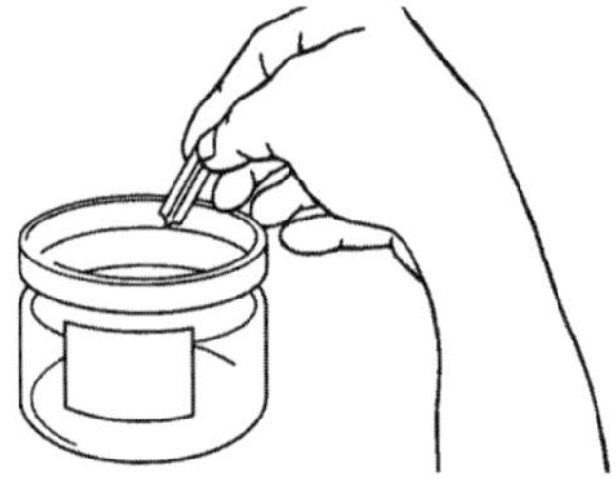

Figure 20
Prélèvement de sang sur une languette : désinfection de la lancette

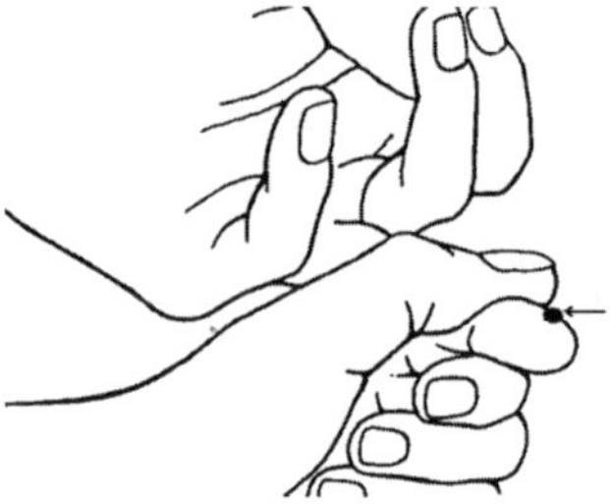

Figure 21
Prélèvement de sang sur une languette : pression sur le doigt pour faire couler le sang

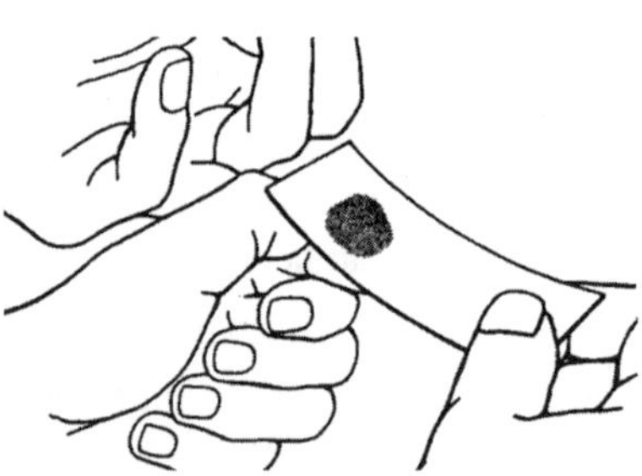

Figure 22
Prélèvement de sang sur une languette : dépôt de sang sur la languette

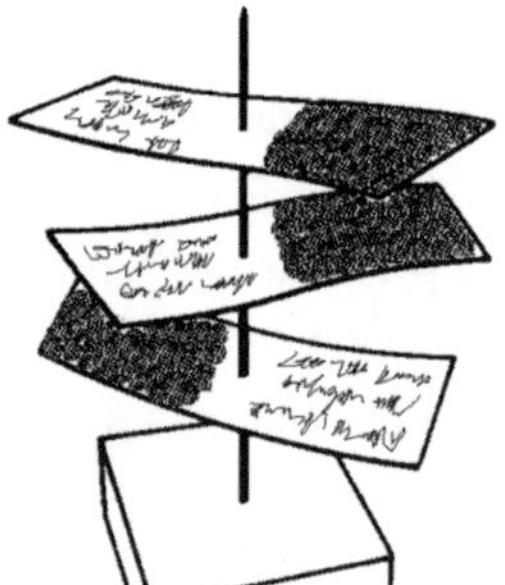

Figure 23
Prélèvement de sang sur une languette : stockage des languettes

Après piqûre, le doigt de la personne est tourné vers le bas (pour éviter de se souiller avec le sang). Une légère pression ou un mouvement de va-et-vient sur le doigt fait apparaître une goutte de sang (fig. 21).

Le sang est étalé sur la languette. Il faut qu'au moins le tiers de la languette soit imprégné (fig. 22).

Cette opération peut être difficile chez le bébé, aussi est-il préférable d'imprégner correctement une petite surface que d'étaler trop largement le sang sur la languette. Lorsque l'afflux de sang est suffisant, on imprègne la languette des deux côtés. La languette est ensuite fixée sur le portoir (fig. 23) en faisant attention qu'elle ne touche pas d'autres prélèvements ou que le sang ne goutte pas sur les languettes placées en dessous. Le séchage de la languette de prélèvement doit se faire à l'ombre et jamais au soleil. Il faut aussi veiller à ce que les mouches ne viennent pas se poser sur les prélèvements.

Un tampon d'alcool est placé sur le point de piqûre et la personne peut s'en aller. On appelle la suivante.

Rangement du matériel

À la fin de la séance de prélèvement, lorsque les languettes sont bien sèches, on les range (sans les froisser) dans le bocal étanche contenant le dessiccateur.

On nettoie et stérilise les lancettes (fig. 24 et annexe 8, p. 289). On range le registre dans une chemise plastifiée. Tout le matériel est replacé dans une boîte ou un carton.

Précautions – Hygiène

Quiconque travaille sur la santé se doit d'être soucieux de sa tenue et très pointilleux en matière de sécurité.

La tenue de l'agent

Le port de la blouse est un élément rassurant la personne qui se présente au prélèvement. L'agent qui assure le prélèvement devra soigneusement se laver les mains, avant et après son travail, avec de l'eau propre et du savon. En cours de prélèvement, il doit avoir à côté de lui un seau d'eau propre pour se rincer ou laver la main d'une personne ayant trop saigné.

■ ***Toutes les opérations durant lesquelles on manipule du sang nécessitent le port de gants en latex pour des raisons d'hygiène et de sécurité.***

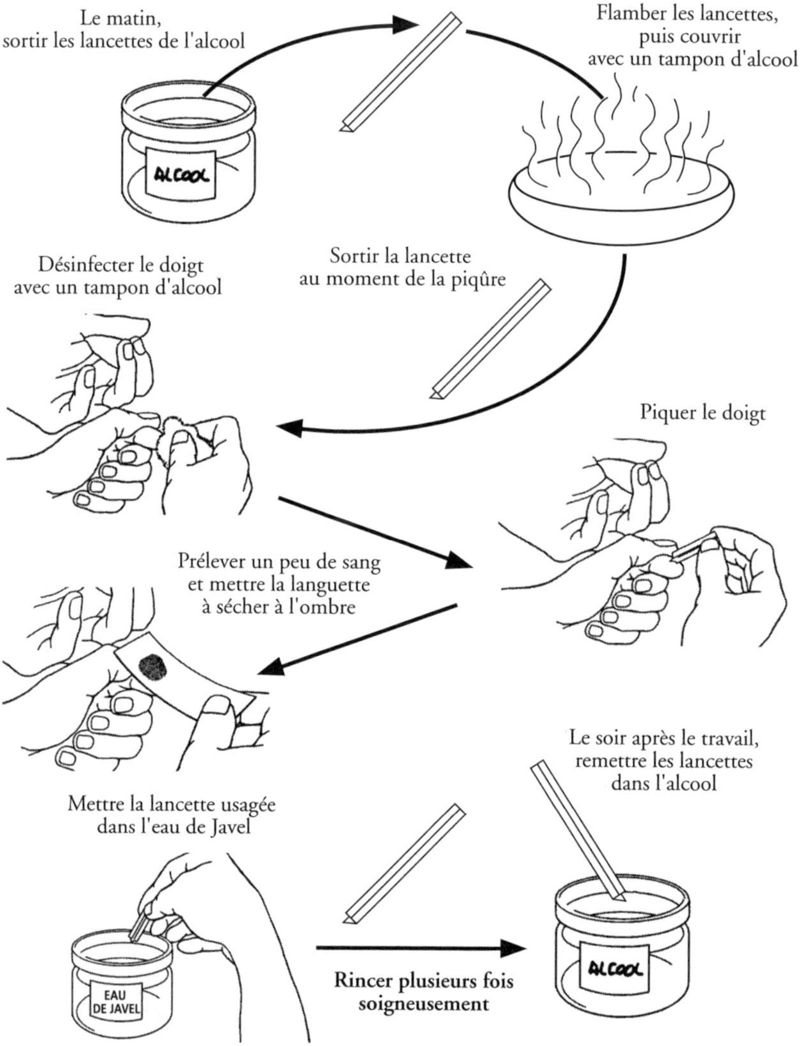

Figure 24
Nettoyage du matériel de prélèvement et prélèvement

Le comportement de l'agent

Par respect pour les personnes convoquées ainsi que pour des raisons d'hygiène et de sécurité, les agents ne devront ni boire, ni manger pendant leur travail. Il est donc conseillé de se restaurer avant le début de l'opération. Il est préférable que le travail ne soit pas interrompu tant que des personnes se présentent.

En toutes circonstances, l'agent doit rester patient et poli avec les personnes : pour beaucoup de villageois, même s'ils ont accepté de se présenter, le prélèvement est une obligation mal supportée. On évite donc toute moquerie ou signe d'exaspération.

En cas de contestations ou de vives discussions, il devra s'en remettre à l'arbitrage de l'autorité villageoise.

Le registre de prélèvements et sa tenue

Le registre de prélèvements est un cahier où doivent être consignés tous les renseignements concernant la personne prélevée et le prélèvement. En annexe 6, p. 287, nous donnons une description et le mode de fabrication de ce registre.

Il est indispensable que ces renseignements soient inscrits en double : l'original reste avec l'agent, le double est expédié au laboratoire. Pour ne pas avoir à recopier, il suffit de glisser sous la feuille en cours de remplissage, une feuille de papier blanc et par-dessus celle-ci, une feuille de papier carbone.

Chaque feuille du registre doit porter le nom du village pour que ce dernier soit porté sur le double. On note successivement :
– la date du prélèvement, dont les numéros doivent se suivre d'une séance, d'un jour ou d'une enquête à l'autre pour éviter les confusions ;
– le numéro d'ordre ;
– le nom complet de la personne ;
– le sexe et l'année de naissance ;
– le village ou hameau de résidence ;
– le numéro de recensement.

Expédition des prélèvements

Une languette ne doit pas rester plus de 4 ou 5 jours à température ambiante dans le bocal étanche.

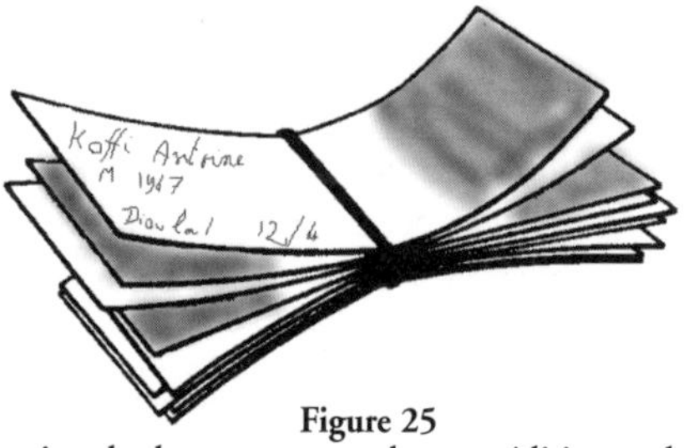

Figure 25
Préparation des languettes pour leur expédition au laboratoire

Quel que soit le nombre de languettes, elles doivent être expédiées au laboratoire d'analyse avant cette limite. Au-delà, le résultat du test ne sera pas valable.

Les languettes sont sorties du bocal puis mises en paquet en alternant côté sang/côté écriture (fig. 25). Le paquet est ensuite emballé dans une feuille de papier pelure sur laquelle sont marqués le nom du village, celui de l'expéditeur et la date d'envoi. Le paquet est mis dans une poche en plastique avec les feuilles d'enregistrement correspondantes. Le sachet est fermé hermétiquement par un nœud.

Tous les moyens pour faire parvenir le sachet au laboratoire sont acceptables, à condition que le transporteur soit fiable et que les languettes ne soient pas trop longtemps laissées à la température ambiante. Il peut s'agir :
– de l'agent lui-même ;
– d'un parent ou d'un villageois allant au marché de la ville ou du village où se tient le laboratoire ;
– d'un infirmier en tournée dans les villages ;
– d'un transporteur de marchandises ou de personnes ;
– de fonctionnaires en tournée, etc.

RÉALISATION DU MICRO-CATT

Le micro-CATT est un test sérologique de masse destiné à évaluer le taux de séroprévalence dans une région endémique ou supposée telle. Du fait des erreurs possibles, il est préférable de l'effectuer sur le plus grand nombre de personnes possible, au minimum sur 10 % de la population totale recensée, dans les différents types d'habitats et parmi toutes les catégories socioprofessionnelles et tous les groupes ethniques.

Procédures de terrain

Le micro-CATT, comme tout prélèvement de sang, ne s'improvise pas : il est nécessaire que les agents préleveurs reçoivent des consignes pour informer la population, pratiquer ces prélèvements de façon systématique et efficace, enregistrer correctement les données et transmettre le tout au laboratoire.

La liste du matériel nécessaire est précisé dans l'annexe 9, p. 290.

Procédures au laboratoire

Réception et conservation des languettes

Dès la réception des prélèvements, ceux-ci doivent être stockés dans un réfrigérateur, toujours emballés dans le sac plastique. Ils pourront se conserver au maximum trois semaines avant d'être analysés.

Préparation du test

Pour réaliser le micro-CATT, il faut, dans chaque languette, découper cinq rondelles (ou confettis). Pour cela, on doit disposer du matériel suivant :

- perforatrice de bureau ;
- plaques à microtitration, propres et sèches (alvéoles à fond rond de 300 à 370 ml) ;
- pince fine ou aiguille ;
- feuilles d'analyse (cf. annexe 10, p. 294).

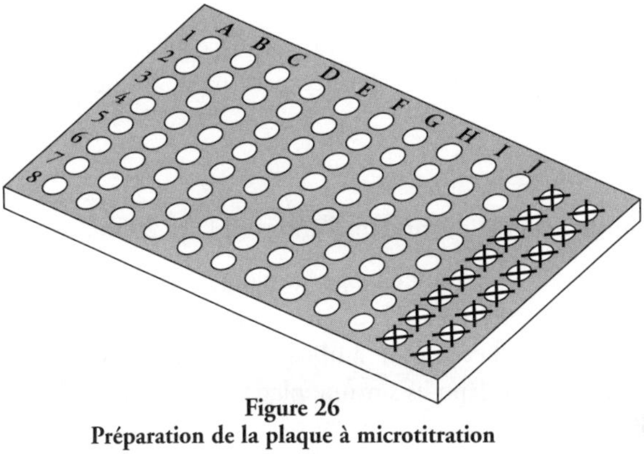

Figure 26
Préparation de la plaque à microtitration

Les plaques comportent 8 rangées de 10 alvéoles. Les rangées et colonnes seront marquées avec des lettres et des chiffres à l'aide d'un stylo feutre indélébile (fig. 26). Les deux dernières colonnes ne servent pas.

Avec la perforatrice, on doit découper 5 rondelles de 5 mm de diamètre. Il est important de respecter cette norme : avec des confettis plus petits, la quantité de sang est moindre et le résultat du test peut être faussé.

En premier lieu, on prépare la feuille d'analyse (cf. la fabrication en annexe 10, p. 294). Pour cela, on note la date de l'analyse et le nom du village de prélèvement. Sur cette feuille, chaque case correspond à une alvéole de la plaque à microtitration.

Les languettes sont sorties du sachet plastique et posées sur une surface propre et sèche.

Les confettis sont prélevés dans chaque languette, en veillant à ce que la découpe se fasse exactement dans le prélèvement de sang et que les confettis soient bien circulaires. Il faut vérifier que les renseignements portés sur la languette correspondent à ceux de la feuille de prélèvement que l'on a devant soi en permanence.

Les confettis sont mis dans une alvéole de la plaque à microtitration avec la pince fine ou en les piquant avec l'aiguille. On reporte sur la feuille d'analyse, à l'emplacement exact de l'alvéole, le numéro d'ordre de la languette.

Pour faciliter les opérations ultérieures, on ne met des confettis que dans 10 alvéoles consécutives d'une même ligne.

Les languettes sont remises dans le sachet plastique avec les feuilles de prélèvement et rangées dans le réfrigérateur. En cas de doute ou d'erreur, elles seront utilisées pour faire un nouveau test.

Le couvercle de la plaque est remis en place et le tout est placé au réfrigérateur en attendant l'opération suivante : la plaque ainsi fermée peut rester 24 heures avant l'analyse.

Réalisation du test

Pour le test lui-même il faut le matériel décrit dans l'annexe 11 (p. 295).

Avec une micropipette, dont les embouts sont changés et plongés dans un bac désinfectant entre deux prélèvements, on verse 75 µl de tampon PBS dans chaque alvéole ; la plaque est mise à incuber à l'air ambiant (avec couvercle) durant 30 minutes. Puis, 8 µl de l'**éluat** sont déposés sur une plage d'une lame multitests ; on y ajoute 8 µl de réactif CATT.

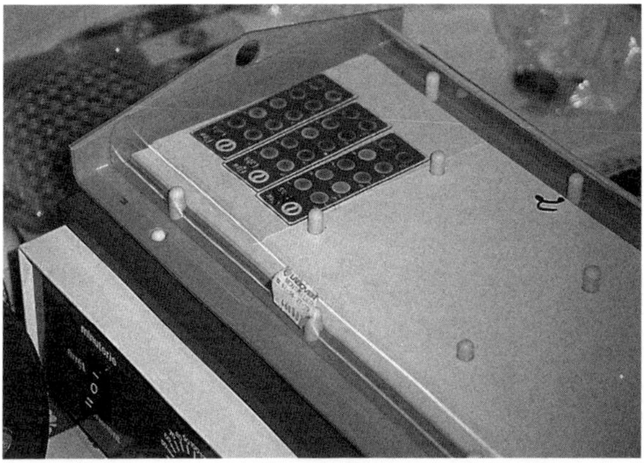
© IRD / C. Laveissière

Photo 8
Agitateur rotatif

Les embouts plastiques seront soigneusement lavés, rincés et mis à sécher avant toute nouvelle utilisation. Tout embout dont l'extrémité est endommagée est jeté.

Les lames multitests comportent 10 plages et les plaques à microtitration 8 rangées de 12 alvéoles. Puisqu'on n'utilise pas les deux dernières, chaque alvéole d'une rangée correspond à une plage de la lame.

La solution est soigneusement mélangée avec une tige en plastique fournie avec le réactif et essuyée avec du papier toilette entre deux plages.

La lame est passée 5 minutes sur l'agitateur rotatif (électrique ou mécanique) réglé sur 70 t/min. Pour faciliter la lecture, on glisse une feuille de papier blanc sous les lames si le plateau de l'agitateur n'est pas blanc (photo 8).

Après lecture, les plaques à microtitration sont mises à tremper dans un bac de nettoyage contenant de l'eau savonneuse. Les confettis sont extraits avec une petite tige pointue. Les plaques sont rincées et mises à sécher. Elles seront ensuite essuyées avec un tampon imbibé d'alcool puis rangées dans leur boîte d'origine.

Numérotation des tests

Le nombre de tests impose une démarche très rigoureuse entre le moment où on découpe les confettis et le moment de la lecture. La moindre distraction peut entraîner une erreur grave. Nous reprenons ici la marche à suivre (fig. 27).

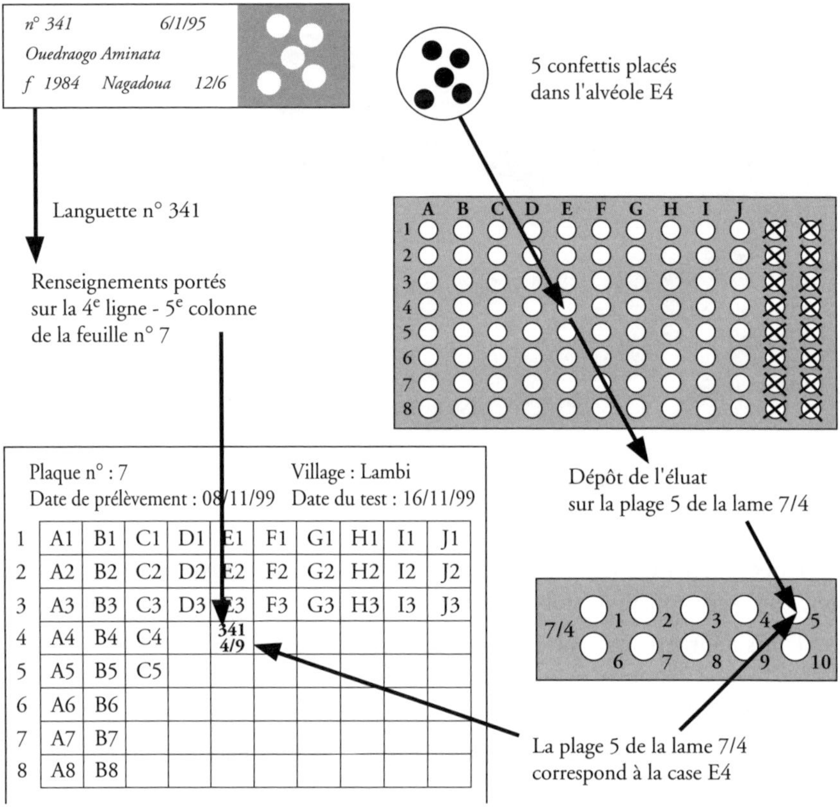

Figure 27
Numérotation et suivi des tests

Chaque plaque porte un numéro inscrit en haut de la feuille d'analyse qui mentionne le nom du village d'où proviennent les languettes, les dates du prélèvement et de l'analyse.

Chaque alvéole de la plaque correspond à une case de la feuille d'analyse. La série des cinq confettis découpés dans la 1re languette est déposée dans l'alvéole A1 de la plaque à microtitration. On note le numéro de la languette sur la feuille d'analyse dans la case correspondante : chacune des 80 cases de la feuille correspond à une alvéole de la plaque. Par sécurité, on peut noter en plus le sexe et l'année de naissance de la personne prélevée.

Les confettis suivants seront successivement placés dans les alvéoles de la même rangée et les renseignements inscrits dans le même ordre sur la feuille d'analyse.

On continue ainsi jusqu'à la dernière rangée.

Après 30 minutes d'élution, on prend une lame multitests sur laquelle on inscrit le numéro correspondant à celui de la feuille d'analyse et à une rangée d'alvéoles de la plaque à microtitration en cours d'analyse : par exemple, la lame 7/4 portera les élutions de la 4e rangée de la plaque à microtitration n° 7 (feuille d'analyse n° 7).

L'éluat de la 1re alvéole (A4-plaque n° 7) est déposé sur la 1re plage de la lame – en haut et à gauche – ; celui de l'alvéole B4 sur la plage n° 2 , …, celui de la B10 sur la plage n° 10.

Par ce système, plus simple qu'il n'y paraît, on sait à quelle plage de la lame multitests correspond chaque case de la feuille d'analyse, ce qui permet à partir du numéro du prélèvement de retrouver les coordonnées du suspect.

En cas de séropositivité, on trace une croix rouge sur la case correspondante de la feuille d'analyse et l'on reporte le résultat sur la feuille de prélèvement.

Les feuilles d'analyses sont ensuite classées par ordre dans une chemise ou un classeur.

Lecture

La lecture du résultat se fait avec la loupe à main alors que les lames sont encore posées sur le plateau de l'agitateur (ne jamais les déplacer avant lecture).

Un test positif se traduit par des agglutinats bleus généralement bien visibles (fig. 28).

Il faut une certaine expérience pour lire les résultats, mais elle peut être acquise très rapidement. En cas de positivité douteuse, le test est fait une nouvelle fois avec le reste de sang sur la languette de prélèvement. Les lames sont plongées dans une solution de lessive ou d'eau de Javel avant nettoyage (rinçage et essuyage avec un petit tampon d'alcool).

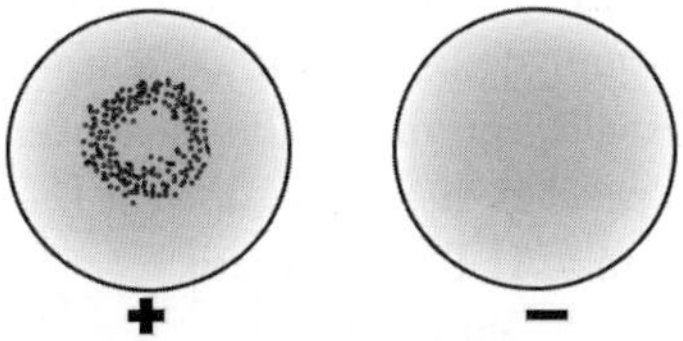

Figure 28
Réaction positive et négative au test

Tenue du registre

Si les analyses ont été faites dans le cadre d'une surveillance par sondage, les seuls résultats à consigner seront le nombre de tests réalisés par village et le nombre de cas positifs.

Dans le cas contraire, l'infirmier responsable des analyses doit tenir à jour un registre où seront consignées, outre le résultat du test, les mêmes données que celles qui figurent sur le registre de prélèvement.

Utilisation des résultats

Laboratoire équipé pour le diagnostic

Dans ce cas, l'infirmier doit convoquer les suspects pour leur faire subir des tests sérologiques pour confirmer le micro-CATT puis, le cas échéant, parasitologiques.

Le protocole est le suivant : on effectue un test CATT suivi, quel que soit son résultat, d'une palpation ganglionnaire ; si des ganglions sont présents, ils sont ponctionnés pour une recherche de parasites ; si aucun ganglion n'est détecté, un prélèvement sanguin est effectué pour une recherche de parasite par minicolonne ou QBC.

Il est souhaitable, pour chaque suspect non confirmé parasitologiquement, d'établir une fiche individuelle portant tous les renseignements concernant la personne ainsi que le résultat des tests successifs qu'il est amené à subir régulièrement chaque mois pendant trois mois (cf. annexe 4, p. 285).

Retour de l'information

Dès la fin du test micro-CATT, l'infirmier doit dresser, village par village, une liste nominative des suspects portant, outre le nom, le sexe, la date de naissance, le numéro de prélèvement et le numéro de recensement pour éviter tout risque d'erreur de la part des préleveurs.

Cette liste mentionne, de plus, la date et l'heure de la convocation. Par souci d'efficacité, l'infirmier regroupe les contrôles sur un jour de la semaine où il n'a pas d'autres tâches (comme les vaccinations) et où les villageois ont l'habitude de venir (jour de marché). Enfin, elle précise que tous les proches du suspect doivent l'accompagner pour subir les tests, même si leur test micro-CATT a été négatif.

Cette liste est remise aussi rapidement que possible à la personne qui apporte les prélèvements au laboratoire. Un double est conservé au laboratoire.

Suivi des séropositifs

Le suivi et l'encadrement des séropositifs relèvent des agents villageois. Ils doivent les convaincre de se rendre au plus vite au laboratoire accompagné de leurs proches. L'agent devra éviter le catastrophisme, mais insister sur le fait qu'un diagnostic précoce est gage d'un traitement moins lourd et moins onéreux.

Laboratoire non équipé pour le diagnostic

En attendant que son laboratoire soit équipé, l'infirmier pourra convoquer les suspects pour tenter de déceler des signes cliniques évidents (ganglions, somnolence par exemple) ou, par questionnaire, mettre en évidence une association de symptômes plus « discrets » (changements de comportement + aménorrhée + faciès bouffi) ou encore des facteurs de risque (antécédents familiaux de THA).

Si l'infirmier estime que la personne est fortement suspecte d'avoir la maladie, il devra l'adresser au centre de diagnostic le plus proche et transmettre une note à sa hiérarchie.

CATT SUR SANG TOTAL

Le test CATT nécessite un matériel spécialisé. C'est pourquoi, il est généralement effectué par les centres de santé équipés et par les équipes de prospection.

Il consiste à mettre en présence des antigènes de trypanosomes, constitués de trypanosomes *(Trypanosoma b. gambiense)* entiers et lyophilisés avec le sang de la personne à examiner. Si cette dernière est atteinte de la THA, son sang contient des anticorps spécifiques dirigés contre les trypanosomes. Au contact des antigènes du CATT, ils provoquent leur agglutination qui se traduit par des granulations à la lecture du test. Si elle n'est pas malade, son sang ne contient pas d'anticorps dirigés contre les trypanosomes et il n'y aura donc pas d'agglutination.

Il faut noter qu'il peut y avoir de fausses agglutinations. C'est pourquoi, un suspect ne peut jamais être déclaré malade sur le seul résultat du CATT. Il faut avoir vu le parasite pour affirmer le diagnostic de THA.

Contrairement au micro-CATT qui est un examen différé, c'est-à-dire réalisé quelques jours après le prélèvement, le CATT se fait à partir de sang frais. Il faut donc que la personne prélevée soit présente au moment de la réalisation du test.

Les deux contraintes imposées par le CATT (équipement en matériel spécialisé dont la description est donnée en annexe 12, p. 297, et présence de la personne à tester) sont compensées par le fait que, sur le terrain, la réponse est donnée presque immédiatement (10 à 20 minutes).

Opérations successives

Reconstitution du réactif

Tous les flacons de réactifs doivent être conservés au froid et n'être sortis qu'au moment du test. Sur le terrain, en prospections médicales, on doit avoir une glacière avec des sachets étanches contenant de la glace ou des boîtes réfrigérantes.

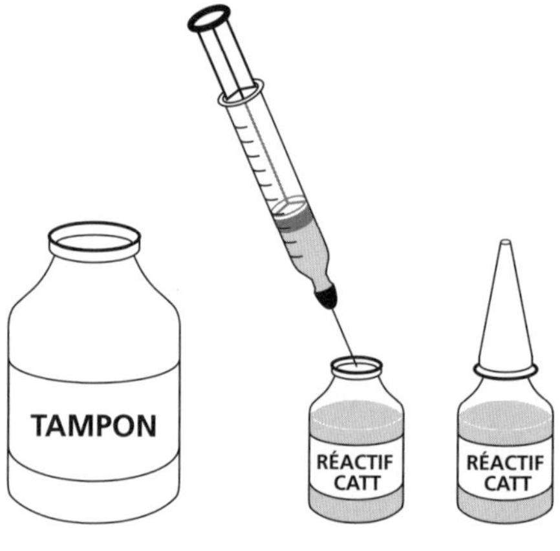

Figure 29
Reconstitution du réactif

Avec une seringue, on prélève 2,5 ml de tampon que l'on introduit dans le flacon de réactif lyophilisé après avoir retiré la protection métallique du bouchon (fig. 29). On agite soigneusement pour remettre les trypanosomes lyophilisés en suspension. Une fois le réactif reconstitué, on retire le bouchon de caoutchouc que l'on remplace par le compte-gouttes fourni avec les accessoires. On pourra ainsi faire couler le réactif en goutte à goutte directement du flacon sur la carte. Un flacon de réactif permet de faire 50 tests.

Reconstitution des sérums de contrôle

Le CATT est livré avec des flacons de contrôle (témoin positif et témoin négatif) permettant de vérifier avant usage si le réactif est bon.

Avec la même seringue qui a servi à reconstituer le réactif, on introduit 0,5 ml de tampon CATT dans chaque flacon de contrôle. Après les avoir bien agités, on retire les bouchons que l'on remplace par des compte-gouttes.

Vérification du réactif

Il faut ensuite vérifier que le réactif n'est pas abîmé. Pour cela, on dépose sur deux des plages de la carte, une goutte de réactif. Dans le premier emplacement, on ajoute une goutte de témoin positif et, dans le deuxième, une goutte de témoin négatif (fig. 30). Avec une tige d'agitation, on mélange les deux gouttes du deuxième emplacement (témoin négatif), on essuie la tige avec du coton ou du papier absorbant

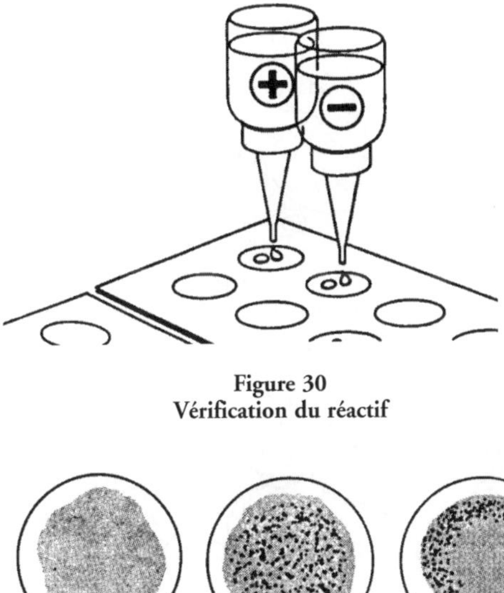

Figure 30
Vérification du réactif

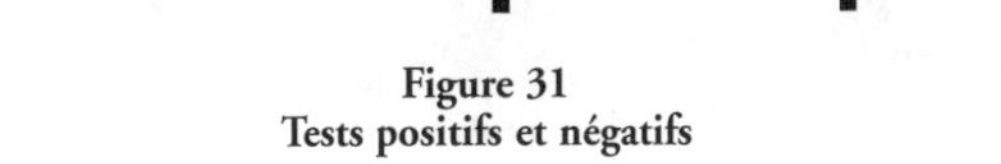

Figure 31
Tests positifs et négatifs

(papier toilette) et on fait la même chose avec le premier emplacement. Enfin, on fait tourner la carte sur l'agitateur rotatif pendant 5 minutes. Il doit être réglé sur 60 t/min. Au bout des 5 minutes, l'agitateur s'arrête et on peut lire la carte. La plage contenant le témoin positif doit présenter des granulations (constituées de l'agglutination des trypanosomes en suspension par les anticorps contenus dans le sérum témoin positif, fig. 31) et l'autre mélange (témoin négatif) ne doit présenter aucune agglutination. Si le réactif est bon, on peut commencer à l'utiliser avec le sang des personnes prélevées. Sinon, il faut jeter le réactif et préparer un autre flacon.

Prélèvement

La seule différence avec le prélèvement du micro-CATT est le remplacement de la languette par un tube capillaire hépariné. Pour le reste, le matériel de prélèvement est identique (annexe 9, p. 290).

Chaque personne à tour de rôle présente sa carte ou sa fiche. Le préleveur vérifie l'identité de la personne en lisant le nom à haute voix. Puis il prélève cette personne, selon la même technique que celle décrite pour le micro-CATT, p. 141.

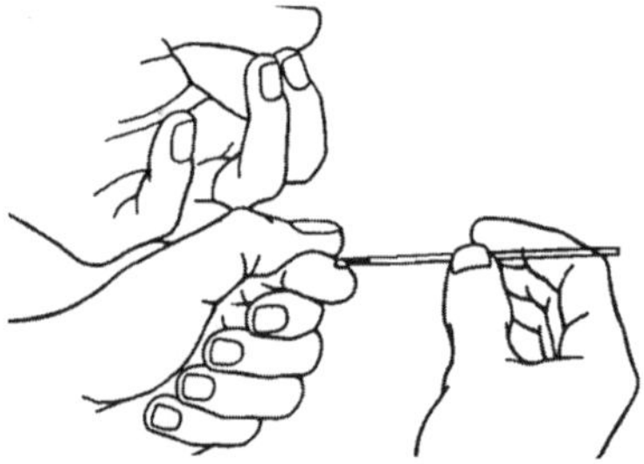

Figure 32
Prélèvement du sang en tube capillaire

Après la piqûre, la première goutte de sang qui se forme est essuyée avec le coton. On ne commence à prélever qu'à partir de la deuxième goutte. Pour aider à l'écoulement du sang, il faut presser le doigt et le masser en partant de sa racine et en allant jusqu'à son extrémité.

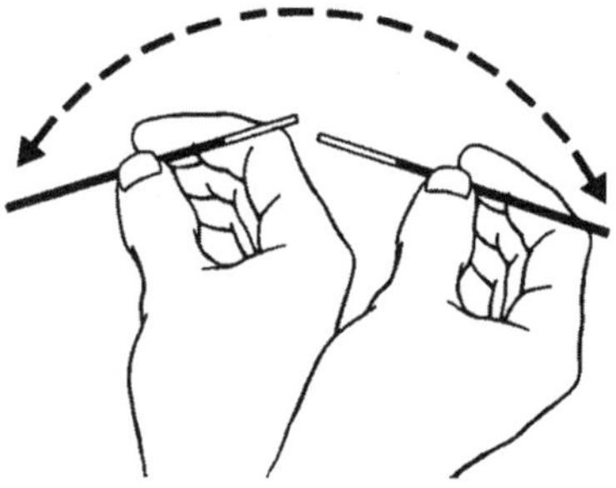

Figure 33
Homogénéisation du sang et de l'héparine

L'une des extrémités du tube capillaire est placée au contact de la goutte de sang qui se forme (fig. 32). Le sang pénètre le tube par capillarité.

Quand le tube est presque plein (le remplir, si possible, jusqu'à un centimètre de l'autre extrémité), il est impératif de bien agiter le tube capillaire par un mouvement lent de telle sorte que la colonne de sang glisse d'un bout à l'autre du tube (fig. 33).

Dans le même temps, on fait rouler le tube entre deux doigts (fig. 34). Ces gestes ont pour but de bien mélanger l'héparine contenue dans le tube avec le sang afin d'éviter la coagulation.

On place alors le tube sur le portoir, dans l'ordre des prélèvements. Ce portoir contient dix places numérotées. Tous les dix prélèvements, on transmet au laboratoire le portoir avec les cartes.

Une fois le portoir rempli de tubes capillaires (fig. 35), le préleveur met en place le couvercle et l'apporte au laboratoire avec les fiches : celles-ci sont placées sur la table du laboratoire, dans l'ordre des prélèvements, sous le portoir pour éviter qu'elles ne s'envolent.

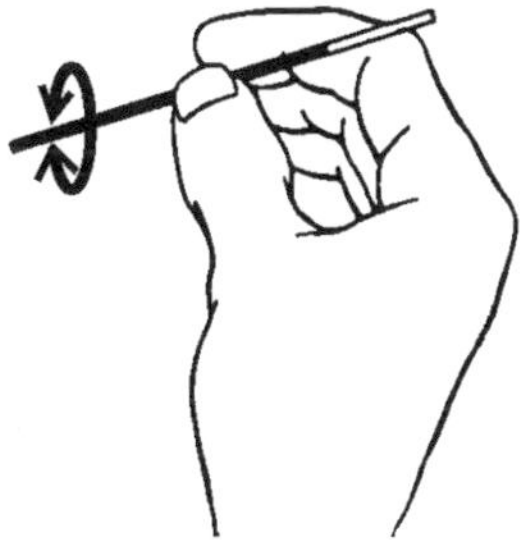

Figure 34
Homogénéisation du sang et de l'héparine

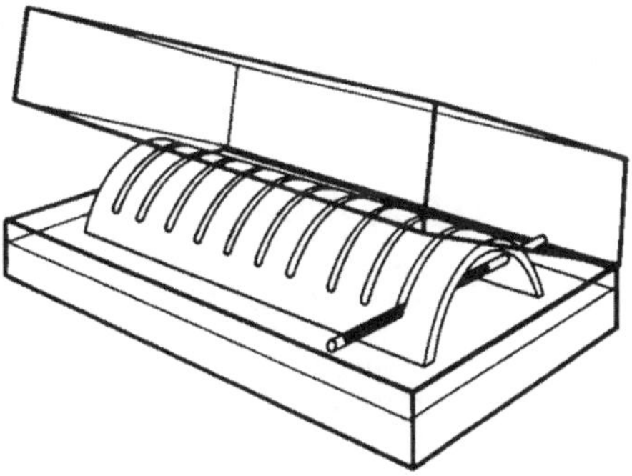

Figure 35
Portoir à tubes capillaires avec couvercle

Réalisation du test

Sur le premier tube du portoir, on ajuste la minipoire (fournie avec les accessoires).

On la presse doucement pour faire tomber une goutte de sang dans le premier emplacement de la carte (fig. 36), puis on repose le tube capillaire avec le reste du sang à sa place sur le portoir, ce qui permet d'avoir encore du sang si, par accident, la carte tombait. On fait de même avec le 2e tube dans le 2e emplacement et ainsi de suite jusqu'au dixième.

On dépose dans chaque rond une goutte du réactif (fig. 37).

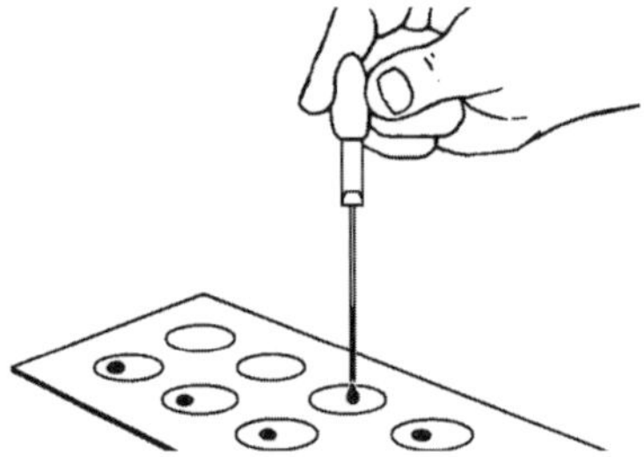

Figure 36
Dépôt d'une goutte de sang

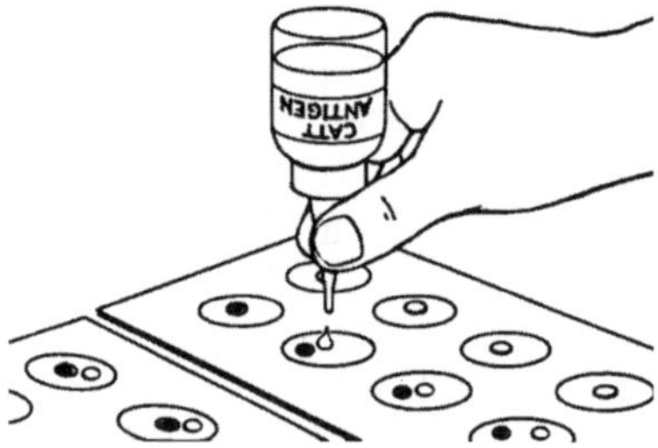

Figure 37
Dépôt d'une goutte de réactif

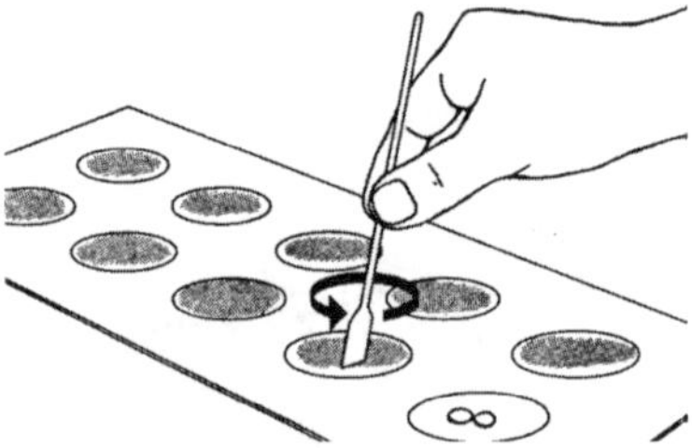

Figure 38
Mélange du sang et du réactif

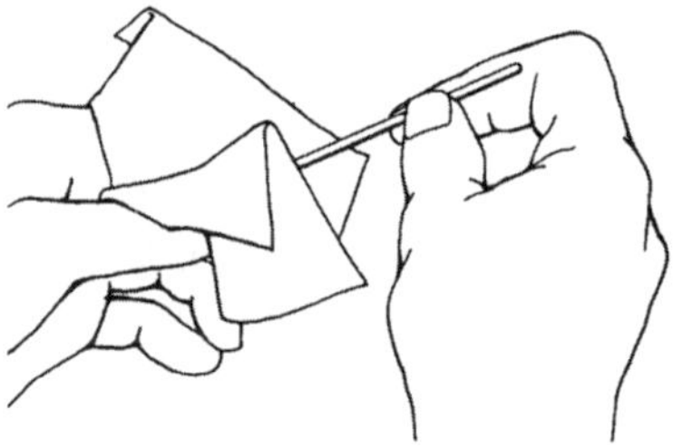

Figure 39
Essuyage de la tige d'agitation

On mélange les deux gouttes déposées dans chaque rond avec la tige d'agitation.

Le mélange se fait par un mouvement rotatif doux pour obtenir un rond régulier de 1 à 2 cm de diamètre, sans atteindre les bords du cercle (fig. 38).

Entre deux plages, on nettoie la tige avec un bout de papier toilette (fig. 39).

Cette étape achevée, on place la carte sur l'agitateur que l'on met en route pendant 5 minutes (à 60 t/min). La lecture des résultats se fait directement sur la plaque en respectant les normes de positivité données par le fabriquant et figurées sur le mode d'emploi fourni avec le matériel CATT.

La positivité du test se traduit par une agglutination plus ou moins marquée. La négativité se traduit par une absence d'agglutination (fig. 40).

On reporte alors les résultats sur le cahier (annexe 13, p. 298) et sur les cartes individuelles (annexe 4, p. 285) en prenant bien garde à respecter leur ordre.

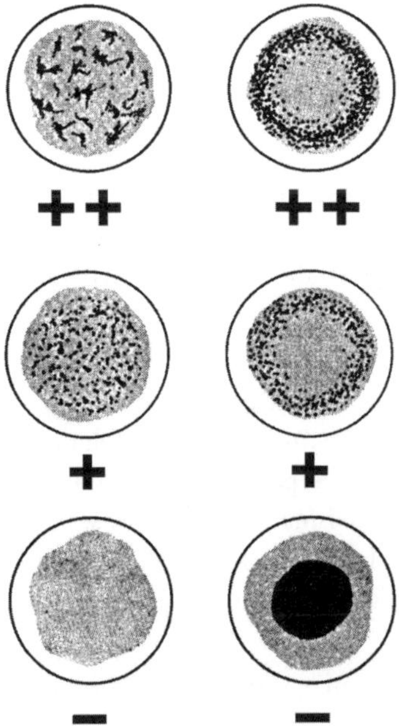

Figure 40
Résultats du CATT

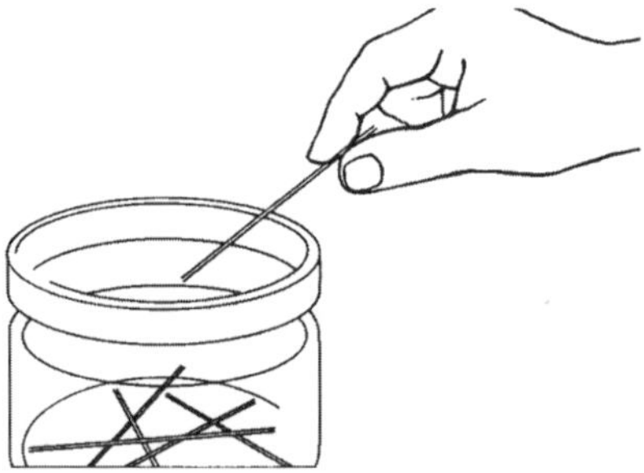

Figure 41
Élimination des tubes capillaires

On jette dans un récipient approprié les tubes capillaires qui ont servi à faire les CATT (fig. 41) ; ce récipient sera brûlé avec le matériel de prélèvement, si possible dans un incinérateur.

Les résultats des CATT sont ensuite communiqués au secrétariat pour y être notés. Les personnes négatives au test sont appelées et libérées après qu'on leur ait rendu leur carte ; celles des personnes positives sont conservées au laboratoire puis adressées au poste de diagnostic parasitologique pour examens complémentaires.

CATT SUR PLASMA OU SÉRUM

Le principe est le même que celui du CATT sur sang total ; ce test, plus sensible, est utilisé pour diminuer le nombre de faux positifs (suspects sérologiques non malades). On n'utilise pas le sang total du suspect mais son sérum ou son plasma que l'on va diluer avec le tampon fourni avec le réactif CATT servant à le reconstituer.

Obtention du plasma ou du sérum

Le plasma est le liquide transparent jaunâtre qui reste quand on a retiré toutes les cellules du sang (globules rouges et blancs, plaquettes...) prélevé sur un anticoagulant. Le sérum est le liquide transparent restant après retrait du caillot de sang prélevé sans anti-coagulant. Il existe plusieurs méthodes pour extraire le sérum ou le plasma du sang à tester.

On peut prélever le sang dans un tube sec (sans anticoagulant) ou sur un tube contenant un anticoagulant par ponction à l'aiguille dans une veine du pli du coude. On laisse le tube décanter, ou on le centrifuge pour séparer le plasma ou le sérum des éléments cellulaires du sang. Le sérum ou le plasma ainsi obtenus sont immédiatement utilisés pour le CATT ou conservés au froid (+ 4°) dans un tube sur lequel on porte les informations nécessaires à son identification (nom ou numéro du suspect, lieu et date de prélèvement...).

On peut prélever le sang sur un tube capillaire, comme pour le CATT sur sang total, simplement maintenu une vingtaine de minutes en position verticale pour qu'il décante (le tube capillaire contenant un anticoagulant, on obtient du plasma). Il faudra, bien sûr, en boucher l'extrémité inférieure. On utilise pour cela une cire d'obturation « Sigilum » ou « Vitrex » (Modulohm-Vasekaer 6-8 - DK-2730 Herlev, Danemark). On peut aussi utiliser, avec le même résultat, de la pâte à modeler achetée dans un magasin de jeu. En bouchant avec le doigt l'extrémité supérieure du tube capillaire, il suffit d'enfoncer l'autre extrémité dans cette pâte et de le ressortir en tournant afin qu'un peu de pâte reste dans le tube.

On peut enfin, avec une centrifugeuse à microhématocrite, centrifuger ces tubes en prenant soin, là aussi, d'en boucher l'extrémité dirigée vers l'extérieur du plateau de centrifugation.

Après décantation ou centrifugation, on casse le tube en deux après avoir réalisé un trait avec une pointe diamant ou une lime à ampoule buvable, à la jonction entre le plasma ou le sérum, et les cellules. On n'utilise que la partie du tube contenant le plasma ou le sérum.

Réalisation du CATT sur plasma ou sur sérum

La technique est exactement la même que pour le CATT sur sang total ; on remplace seulement la goutte de sang (d'un volume égal à 30 µl) par 5 ml de plasma ou de sérum à l'aide d'une micropipette qui permet de prélever cette quantité de plasma ou de sérum dans le tube capillaire ou avec une pipette de type Gilson. Dans ce cas, il faut d'abord faire tomber dans une cupule d'une plaque à microtitration, par exemple, une goutte du plasma (ou de sérum) contenu dans le morceau de tube capillaire puis pipeter 5 µl. Le plasma ou le sérum est déposé sur la carte servant à réaliser le test.

Le reste du test est en tout point identique à ce qui a été décrit pour le CATT sur sang total. La lecture se fait de la même façon mais au lieu d'avoir des granulations sombres dans du sang, on aura des granulations bleues dans un liquide bleu plus clair (à cause de la coloration du réactif).

CATT LATEX

La différence principale entre le CATT et le CATT Latex (appelé : Latex *T. b. gambiense*) réside dans la nature de l'antigène utilisé. Pour ce dernier, le réactif ne contient pas des trypanosomes entiers lyophilisés mais une suspension lyophilisée de particules de latex couvertes d'antigènes de *Trypanosoma b. gambiense* de type antigénique LiTat 1.3, 1.5, 1.6.

Ce test qui a été évalué à grande échelle sur le terrain est plus lourd d'utilisation, mais comme les premiers essais sont prometteurs, il est possible que bientôt il remplace le CATT. C'est pourquoi, nous en donnons ici la description technique.

La réalisation du test proprement dit ne diffère du CATT que pour la reconstitution du réactif et pour l'utilisation du sang du suspect à tester.

Reconstitution du réactif et contrôle

Pour la reconstitution du réactif, la procédure est la même que pour le CATT mais on utilise seulement 1 ml de tampon. On obtient ainsi un liquide laiteux.

Pour le test de contrôle avec les témoins positif et négatif, on procède exactement comme pour le CATT.

Préparation du matériel

Il faut avoir sur la table l'ensemble du matériel nécessaire (annexe 14, p. 299).

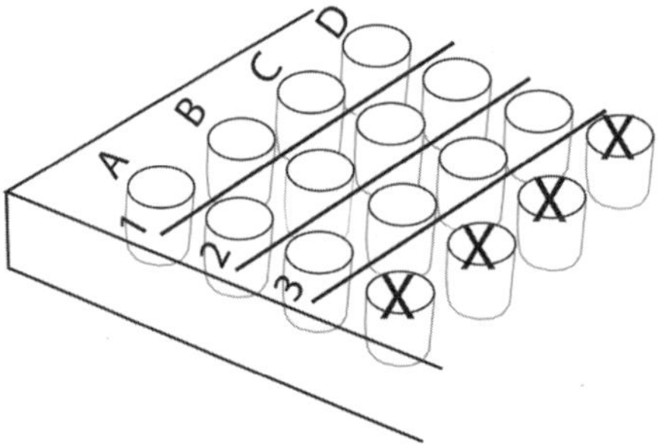

Figure 42
Préparation de la plaque à microtitration

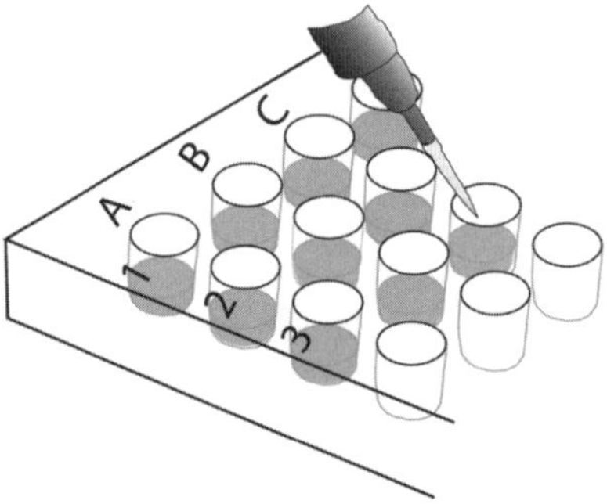

Figure 43
Dépôt du tampon PBS

Les plaques à microtitration comportent 96 alvéoles réparties en 8 lignes notées de 1 à 8 et 12 colonnes numérotées de A à L (voir micro-CATT).

Les deux dernières colonnes de droite ne sont pas utilisées ; il est possible de les neutraliser en les recouvrant d'un ruban adhésif.

On trace un trait au marqueur pour bien séparer la 1re ligne de la 2e et la 2e de la 3e. Les autres rangées ne sont pas utilisées (fig. 42).

Dans chacune des 10 alvéoles des 3 premières lignes, on dépose, avec la micropipette, 30 µl du tampon PBS fourni avec le réactif (fig. 43). On peut alors s'occuper des tubes capillaires avec le sang à tester.

Réalisation du test

Le sang est prélevé de la même façon et avec les mêmes précautions que pour le CATT ; les tubes capillaires sont apportés au laboratoire (avec leur fiche d'identification).

Les manipulations doivent être plus méticuleuses encore qu'avec le CATT normal, pour éviter les erreurs, car dans un premier temps il va falloir diluer le sang au 1/8.

Avec la minipoire placée au bout du tube capillaire, on dépose une goutte de sang (environ 30 µl) dans la 1re alvéole de la plaque (fig. 44). Le 1er tube est affecté à la 1re colonne (A), le 2e tube à la 2e (B) et ainsi de suite jusqu'au 10e tube qui est affecté à la 10e colonne (J). On effectue les opérations suivantes :

– après avoir déposé une goutte de sang dans une des alvéoles de la 1re ligne (par exemple, en A1), on mélange bien le sang et le tampon avec la micropipette réglée sur 30 µl et munie d'un cône plastique ;

– on prélève 30 µl du mélange qu'on transfère dans l'alvéole correspondante de la 2e ligne (A2) (fig. 45) ;

– on mélange à nouveau et on transfère 30 µl du nouveau mélange dans l'alvéole de la 3e ligne (A3) (fig. 46) ;

– on mélange encore puis on jette le cône dans le seau contenant de l'eau savonneuse. On a ainsi réalisé des dilutions jusqu'au 1/8.

On refait la même opération pour la 2e colonne (B1 à B3) avec un nouveau cône jaune et le sang du 2e tube capillaire. On continue ainsi jusqu'à la 10e.

Toutes les dilutions terminées, on dépose avec la pipette réglée sur 18 µl (avec un nouveau cône) une goutte de réactif sur chacune des 10 plages à fond noir d'une plaque plastifiée (fig. 47).

Dans un deuxième temps, dans chaque plage, on dépose 18 µl de la dilution au 1/8 (3e ligne de cupules) en faisant bien attention de placer dans la 1re plage, le sang dilué du 1er tube capillaire (cupule A3), dans la 2e, celui du 2e tube capillaire (B3) ... et dans la 10e, celui du 10e tube capillaire (J3) (fig. 48).

On mélange le réactif et le sang dilué, en les étalant avec la tige d'agitation, de la même façon que pour le CATT (bien nettoyer la tige avec du papier toilette entre chaque mélange).

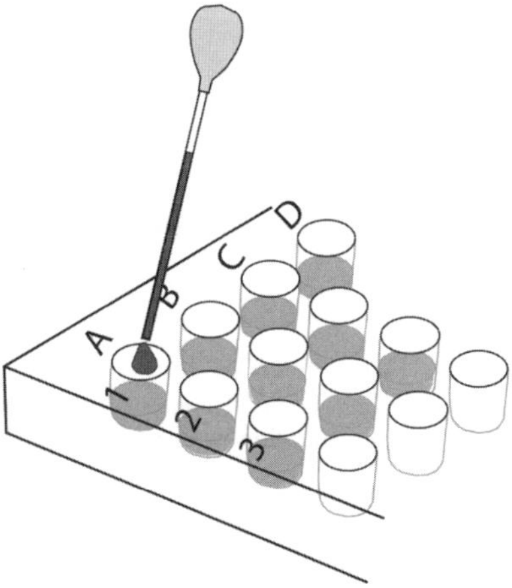

Figure 44
Dépôt de la goutte de sang

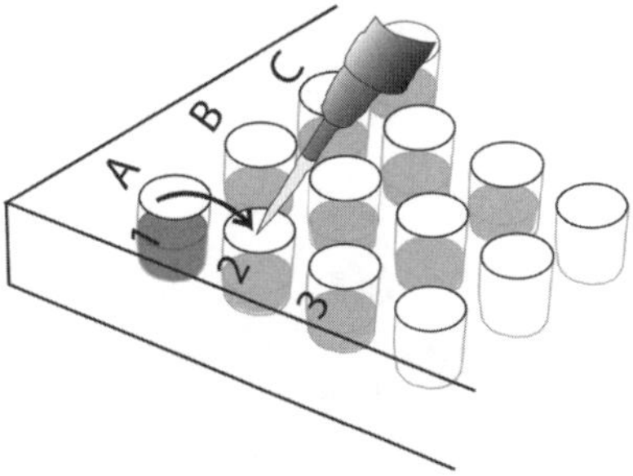

Figure 45
Première dilution

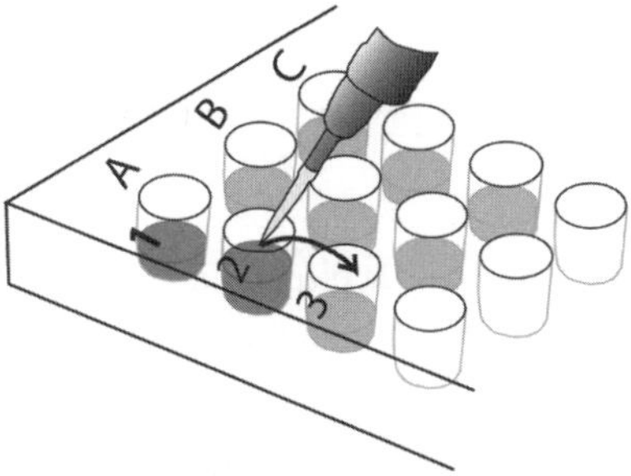

Figure 46
Seconde dilution

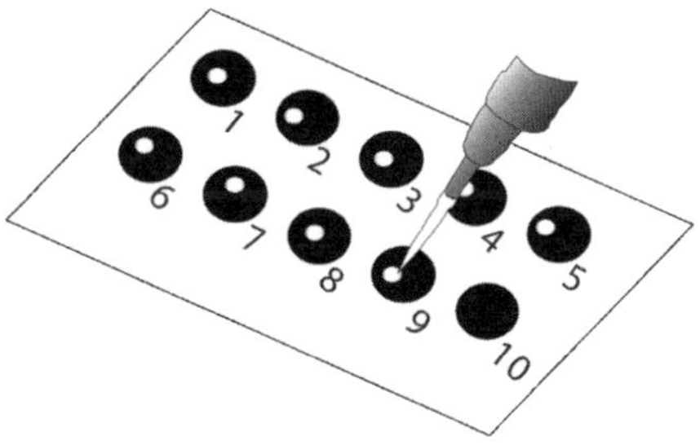

Figure 47
Préparation de la plaque de réactions

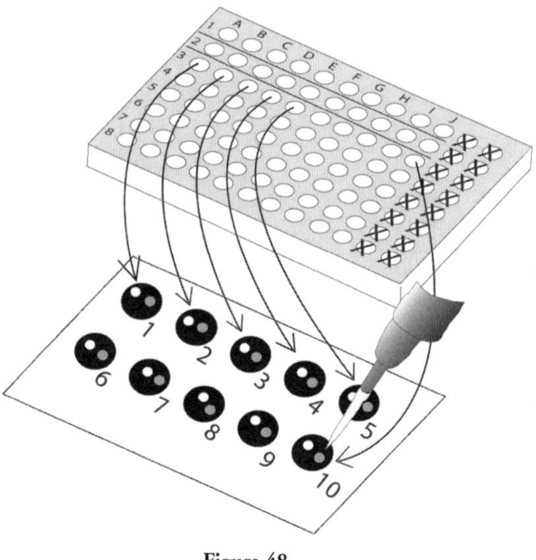

Figure 48
Transfert du sang dilué sur la plaque de réactions

On place ensuite la plaque sur l'agitateur rotatif (en remettant le couvercle pour éviter l'évaporation et la poussière) qu'on laisse tourner pendant 5 minutes à 70 tours par minute.

Si le test est positif, des agglutinations se créent ; elles apparaissent en blanc sur le fond noir, mais la lecture reste délicate. Le fond noir de la plage est recouvert d'un liquide transparent très légèrement lactescent. Les granulations blanches sont généralement très petites : pour affirmer la positivité, il faut qu'elles soient bien visibles. Elles peuvent être uniformément réparties ou regroupées sur la périphérie de la plage noire. Leur taille et leur visibilité déterminent le niveau de positivité.

On note les résultats de la façon suivante :
– pas d'agglutination (négatif) (-) ;
– agglutination à peine visible (négatif) (-) ;
– agglutination manifeste (faiblement positif) (+) ;
– agglutination intense (positif) (++) ;
– agglutination presque complète (fortement positif) (+++).

Les résultats sont ensuite communiqués au secrétariat pour y être notés. Les personnes négatives au test sont appelées et libérées après qu'on leur ait rendu leur carte ; celles des personnes positives sont conservées au laboratoire puis adressées au poste de diagnostic parasitologique pour examens complémentaires.

La plaque à microtitration et la carte sur laquelle le test a été réalisé, sont jetées dans le seau contenant de l'eau savonneuse. On prépare une nouvelle plaque pour la série suivante de tubes capillaires.

FAUX POSITIFS – FAUX NÉGATIFS

Tous les tests sérologiques décrits plus haut ne sont, ni sensibles, ni spécifiques à 100 %.

Le manque de spécificité entraîne un trop grand nombre de faux positifs, c'est-à-dire des personnes dont le test est positif alors qu'ils n'ont jamais eu la THA. On peut donner à cela deux explications : soit ces personnes ont été piquées par une glossine qui leur a transmis un trypanosome d'animaux, non pathogène pour l'homme, soit elles souffrent d'une autre affection pour laquelle le test réagit positivement.

Ces faux positifs doivent de toute façon passer les tests de diagnostic, ce qui entraîne une augmentation sensible de la charge de travail et des coûts.

Le manque de sensibilité des tests, beaucoup plus grave, entraîne le phénomène inverse : un trop grand nombre de faux négatifs. Ces personnes ont, manifestement, la maladie du sommeil, mais sont négatives aux tests sérologiques. Les causes en sont encore mal connues ; un seul fait est certain : dans certains foyers circulent des variants antigéniques de *T. b. gambiense* ne réagissant pas aux tests classiques.

Il est clair que ces faux négatifs échappent à l'étape suivante, le diagnostic. Cela revient, lors de la prospection de dépistage, à laisser en place des malades dont la santé va se détériorer jusqu'à l'issue fatale et qui, de plus, vont servir de réservoirs actifs de *T. b. gambiense* pour toutes les mouches tsé-tsé qui viendront se nourrir sur eux.

Si un fort pourcentage de faux positifs n'entraîne qu'une simple augmentation du travail et donc qu'une légère augmentation des coûts, ignorer involontairement les faux négatifs, quel qu'en soit le pourcentage, équivaut au contraire à entretenir le foyer.

La recherche tente d'améliorer les tests mais, en attendant, pour limiter ce phénomène il faut :

– se renseigner sur l'identité des souches de trypanosomes circulant dans le foyer ;

– effectuer plusieurs passages car certaines personnes se « positivent » au bout de quelque temps ;

– si possible utiliser plusieurs méthodes de dépistage (par exemple, palpation ganglionnaire et CATT) ;

– surtout, observer toutes les personnes présentes dans les files d'attente pour déceler des signes d'appel.

Confirmation diagnostic

LA DÉCISION THÉRAPEUTIQUE

Le seul moyen de confirmer si un suspect clinique, ou sérologique, est effectivement trypanosomé consiste à rechercher le parasite dans les différents liquides de l'organisme : sang, lymphe (dans les ganglions), liquide céphalo-rachidien (LCR). Cette preuve tangible de l'infection est indispensable avant de commencer le traitement du fait des dangers liés à l'administration des **trypanocides**, notamment le mélarsoprol.

La recherche des trypanosomes dans les ganglions est simple. Elle sera entreprise si l'on a mis en évidence des ganglions hypertrophiés dans les creux sus-claviculaires ou le long du cou.

On trouve des trypanosomes dans les ganglions chez plus de la moitié des malades (environ 60 %) et il n'est pas rare d'en trouver alors que la recherche de parasites dans le sang est restée négative, mais l'inverse est également vrai. C'est donc une bonne technique de diagnostic qu'il ne faut pas écarter.

La mise en évidence du parasite dans le sang peut être plus délicate car les trypanosomes n'y sont pas toujours présents ou la parasitémie est si faible qu'ils passent inaperçus. Dans les formes gambienne et rhodésienne de la maladie, les parasites apparaissent dans le sang du sommeilleux au cours de vagues parasitémiques à des intervalles plus ou moins réguliers (fig. 12, p. 62).

Au cours d'une infection à *T. rhodesiense*, les pics parasitémiques sont espacés de 8 à 15 jours et le nombre de parasites est généralement très important.

Au cours d'une infection à *T. gambiense*, les pics sont moins faciles à prévoir et peuvent varier de quelques jours à plusieurs mois. En outre, le nombre de parasites dans le sang peut rester en dessous du seuil de détection de la méthode utilisée.

Pour toutes ces raisons, il faudra souvent faire appel aux techniques les plus performantes (y compris la biologie moléculaire lorsque cela est possible) durant une période prolongée afin de mettre les trypanosomes en évidence (recherche longitudinale).

Un suspect sérologique chez qui les examens du sang et de la lymphe n'ont pas permis de détecter les trypanosomes peut déjà avoir atteint le deuxième stade de la maladie. Dans ce cas, il faudra prélever et examiner son LCR. Toutefois, l'altération simple du LCR ne suffit pas pour confirmer le diagnostic de la maladie du sommeil. La mise en évidence du parasite est toujours indispensable.

LE DIAGNOSTIC DE PHASE

La phase de la maladie conditionne la nature des médicaments utilisés pour le traitement. Il faut donc effectuer un diagnostic de phase chez chaque malade. Ce diagnostic se fait à partir du liquide céphalo-rachidien dans lequel on tente de mettre en évidence la présence de trypanosomes, signe du passage en 2e période. Si le parasite ne peut y être décelé, on peut prendre la décision thérapeutique sur des éléments indirects comme le taux d'albumine ou le nombre de cellules dans le LCR. Nous retiendrons seulement ici qu'une personne chez laquelle aucun trypanosome n'a été détecté dans le sang ou les ganglions peut quand même être un malade en 2e période et que les trypanosomes peuvent n'être présents que dans le système nerveux central.

TECHNIQUES DE DIAGNOSTIC

Examen du suc ganglionnaire : la ponction

Pour effectuer le diagnostic de la THA, y compris celui de la phase de la maladie, on procède à une série d'examens – du plus simple au plus sophistiqué – jusqu'à obtenir un résultat certain.

Matériel nécessaire

Si la personne suspecte est porteuse d'adénopathies, il faut les ponctionner et examiner le suc ganglionnaire (lymphe). Pour cela, on doit disposer du matériel décrit dans l'annexe 15 (p. 300).

Pour la réussite de l'examen, il est impératif que la seringue, la lame et la lamelle soient propres et sèches. Il est préférable, avant de commencer l'opération, de tirer à fond le piston de la seringue pour éviter d'aspirer machinalement le contenu de l'aiguille à la fin du prélèvement.

Technique de prélèvement

Pour prélever le ganglion, on se place derrière le malade qui est assis ; avec du coton imbibé d'alcool, on nettoie soigneusement l'endroit où on va faire le prélèvement. Le ganglion est saisi entre le pouce et l'index de la main gauche (pour les droitiers) afin de l'immobiliser (fig. 16, p. 137). L'aiguille, tenue de la main droite, perpendiculairement au ganglion, doit passer entre le pouce et l'index tenant le ganglion, traverser la peau et pénétrer au centre du ganglion sans le dépasser (fig. 49). L'aiguille en place, on malaxe le ganglion avec la main gauche, pendant environ 30 secondes, tout en tournant l'aiguille sur son axe : le suc ganglionnaire monte de lui-même dans l'aiguille (fig. 50).

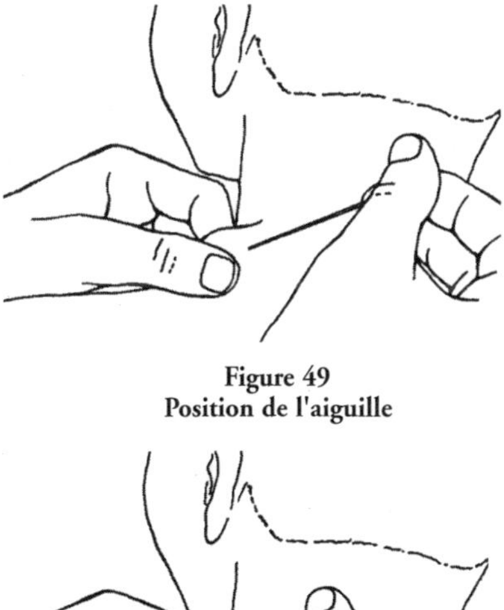

Figure 49
Position de l'aiguille

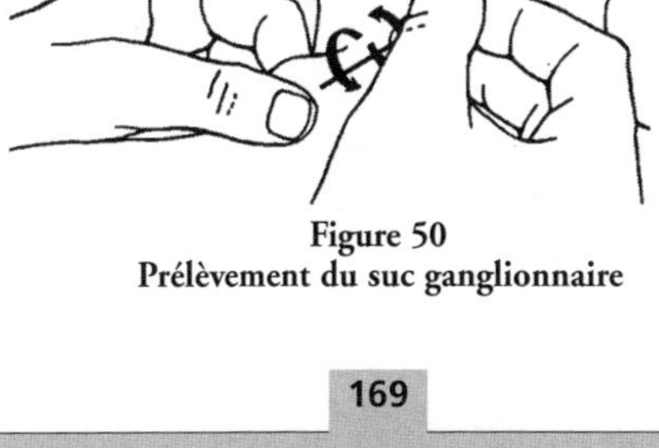

Figure 50
Prélèvement du suc ganglionnaire

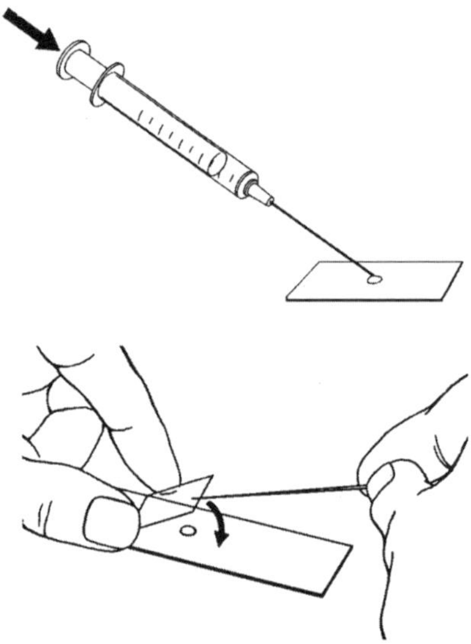

Figure 51
Dépôt et étalement du suc ganglionnaire sur la lame

En retirant l'aiguille, on place un doigt sur son extrémité plastifiée pour la boucher et éviter qu'elle ne se vide. On sort l'aiguille d'un mouvement rapide et le point de piqûre est désinfecté avec le coton imbibé de désinfectant (s'il est sale, on en prend un autre). Il ne faut jamais désinfecter avant d'avoir retiré l'aiguille : le produit pourrait entrer en contact avec le suc ganglionnaire dans l'aiguille et tuer les trypanosomes, ce qui rendrait la lecture microscopique difficile, voire impossible.

Quand l'aiguille est retirée, on la place au bout de la seringue dont on a, au préalable, tiré le piston à fond (fig. 51). La pointe de l'aiguille est placée au centre de la lame et on pousse doucement le piston pour que le suc ganglionnaire s'y dépose. Il faut prendre garde à pousser doucement sur le piston pour déposer le suc ganglionnaire sur la lame : celui-ci étant souvent épais, il bouche l'aiguille et une pression trop forte risque de le faire sortir brutalement en le projetant hors de la lame.

Une fois le suc ganglionnaire au centre de la lame, on le recouvre d'une lamelle que l'on tapote légèrement (par exemple, avec le capuchon de protection de l'aiguille pour qu'il s'étale bien). L'aiguille est jetée à la poubelle en faisant attention, lors de cette opération, à ne pas se piquer. Il est recommandé de se munir d'un dispositif spécial permettant de jeter les aiguilles sans risque.

La lecture doit se faire immédiatement.

Lecture

Pour lire la lame, il faut disposer d'une table bien stable (ou d'une paillasse) sur laquelle est posé le microscope, et d'une chaise à la bonne hauteur pour éviter la fatigue lors d'examens microscopiques prolongés. La lecture se faisant au grossissement 400x, le microscope doit avoir de préférence un objectif 40x et des oculaires 10x.

La lame est placée sous l'objectif du microscope ; la lecture peut commencer dès que les mouvements de la préparation sont arrêtés.

Les trypanosomes se voient d'autant plus facilement qu'ils sont mobiles au milieu des cellules lymphatiques. Pour conserver cette mobilité et en profiter, il faut prendre soin :

– de ne pas mettre du désinfectant au contact du suc ganglionnaire ;

– de ne pas avoir attendu trop longtemps avant de lire la lame ;

– de bien appliquer la lamelle sur la lame pour étaler le suc ganglionnaire et éviter la superposition de cellules.

La lecture doit commencer par les bords de la lamelle ; c'est là que les trypanosomes ont tendance à se regrouper (fig. 52).

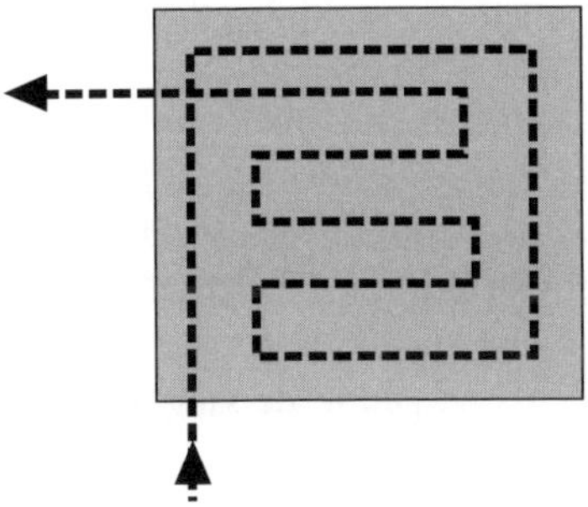

Figure 52
Mode de lecture de la lame

Si aucun trypanosome n'a été mis en évidence, on lit la lame par un balayage systématique, horizontal et vertical. Les trypanosomes n'étant pas colorés et pouvant être dissimulés entre les cellules de la préparation (hématies, leucocytes et lymphocytes), il faut être très attentif à tout mouvement dans le champ microscopique. Rappelons que le trypanosome fait environ 20 µm, c'est-à-dire, environ, la taille de trois hématies.

Si des trypanosomes sont aperçus, le suspect est alors déclaré malade : il est inutile de pratiquer d'autres tests. Le résultat de l'examen est noté sur sa fiche individuelle ou un registre. La lame est mise à tremper dans un bocal contenant du désinfectant.

Examen direct du sang

Il existe de nombreuses techniques de recherche des trypanosomes dans le sang. Les techniques les plus simples, mais aussi les moins sensibles, sont :
– l'étalement frais qui consiste à rechercher directement les parasites dans du sang frais, non coloré, entre lame et lamelle ;
– la goutte épaisse qui est une technique de coloration du sang sur lame.
Les techniques de concentration des parasites sont plus sensibles mais plus longues et surtout plus onéreuses :
– par centrifugation (CTC, QBC) ;
– par filtration (mAEC).

D'autres techniques, plus complexes, ne sont utilisées que pour la recherche scientifique et nous ne les détaillerons pas ici. Il s'agit, notamment, des cultures de trypanosomes : au lieu de concentrer les trypanosomes, on les laisse se multiplier dans un milieu de culture.

Étalement frais

Le matériel nécessaire est rassemblé (annexe 16, p. 301). Après avoir désinfecté et piqué le doigt avec une lancette, comme décrit au chapitre « Prélèvement » (p. 141), on le maintient de telle sorte que la goutte de sang soit vers le bas (fig. 53). On place dessous une lame que l'on met en contact avec la goutte de sang afin qu'elle se dépose au milieu de la lame.

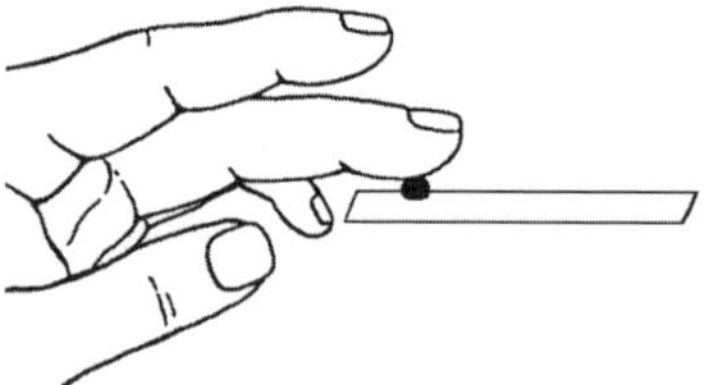

Figure 53
Dépôt de la goutte de sang sur la lame

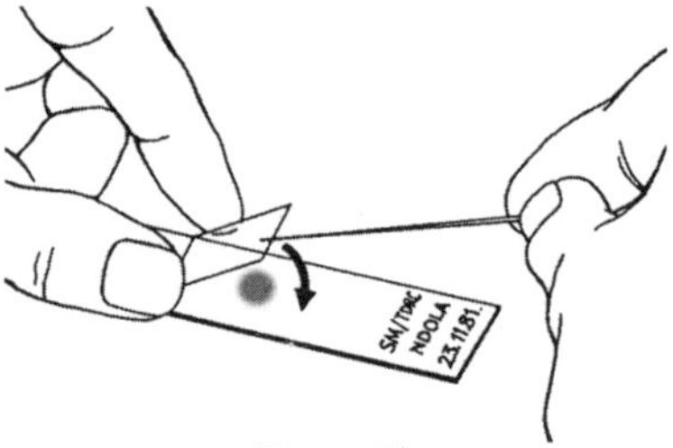

Figure 54
Mise en place de la lamelle

On nettoie le doigt avec du coton et de l'alcool. On recouvre la goutte de sang d'une lamelle, ce qui étale le sang en une couche mince (une seule épaisseur de cellules) (fig. 54).

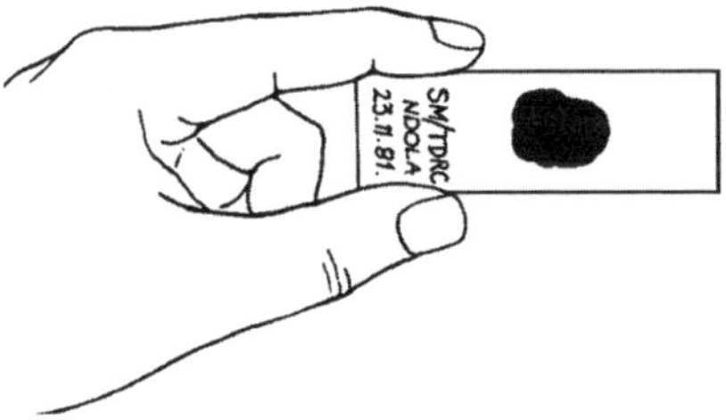

Figure 55
Identification des lames

Quand il y a plusieurs personnes à prélever, il faut penser à inscrire sur la lame (sur une étiquette ou en gravant avec une pointe diamantée) les références de chacune d'elles : nom, prénoms, numéro d'enregistrement, lieu de résidence (fig. 55).

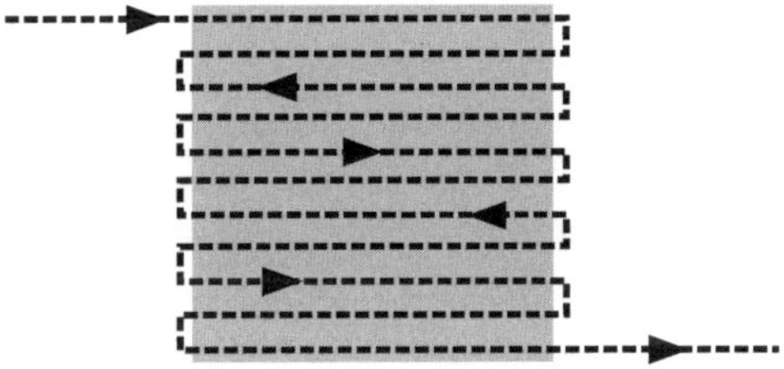

Figure 56
Mode de lecture de la lame

La lecture se fait immédiatement au grossissement 400x (comme pour le suc ganglionnaire) avant que le sang ne sèche, tant que les trypanosomes sont mobiles. Toute la surface de la lamelle est balayée pour pouvoir distinguer au moins un trypanosome, ce qui est parfois difficile (fig. 56).

Cette méthode est extrêmement simple, mais c'est la moins sensible des techniques de diagnostic : pour qu'elle soit positive, il faut qu'il y ait dans le sang environ 10 000 trypanosomes par millilitre. De plus, elle est longue car on doit lire attentivement toute la lame jusqu'à la mise en évidence d'un trypanosome.

Goutte épaisse

Le volume de sang utilisé est, pour une surface de lecture moindre, plus important que pour l'étalement frais : la technique est donc plus sensible (de l'ordre de 8 000 trypanosomes par ml). En outre, la lecture est plus aisée car les trypanosomes sont colorés.

Après avoir piqué le bout du doigt, on procède de la même façon que pour l'étalement frais, mais on dépose 3 gouttes de sang au centre de la lame ; avec le coin d'une autre lame, on étale le sang par un mouvement tournant pour défibriner le sang (fig. 57).

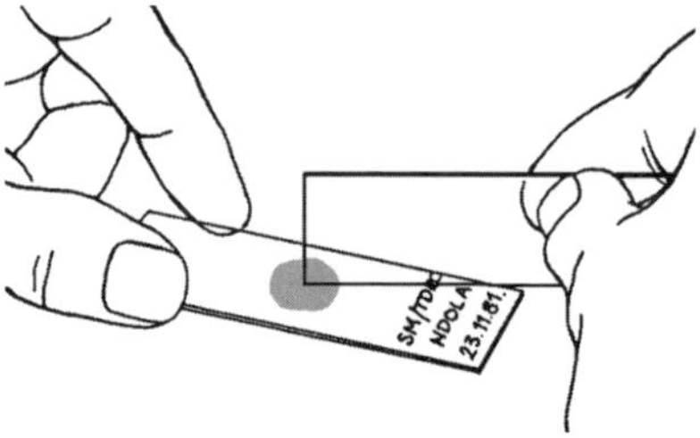

Figure 57
Défibrination du sang

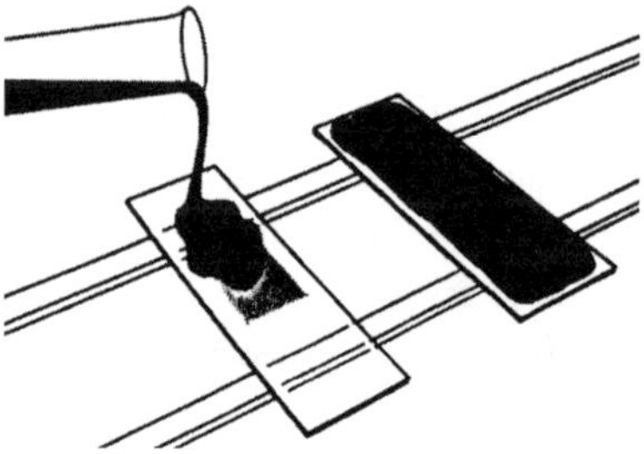

Figure 58
Disposition des lames sur des baguettes de verre

Ensuite, toujours avec le coin de la 2e lame, on étale le sang pour obtenir un cercle d'un centimètre de diamètre.

Le sang est d'abord mis à sécher à température ambiante à l'abri du soleil. La coloration se fait, sans fixation préalable, avec une solution aqueuse de Giemsa. Les lames sont ensuite posées sur les 2 baguettes de verre, sang au-dessus (fig. 58) puis colorées au Giemsa (cf. annexe 16, p. 301).

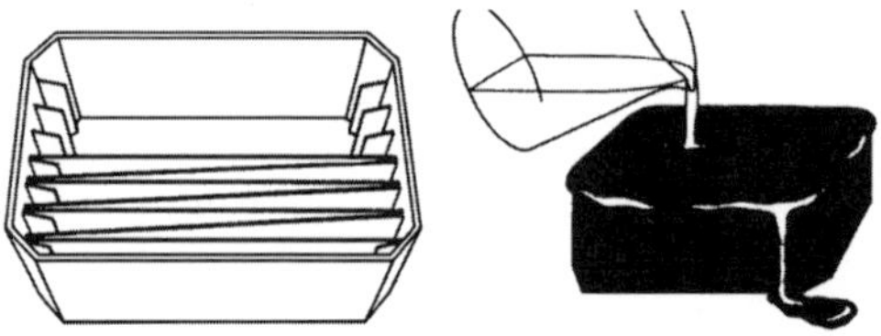

Figure 59
Utilisation d'une cuve à coloration

Si on utilise une cuve à coloration, il faut prendre garde que les faces des lames sur lesquelles se trouve le sang ne se touchent pas (disposition en Z, fig. 59).

Les lames sont recouvertes de Giemsa pendant 20 à 40 minutes à l'abri du soleil. Si elles sont placées sur les baguettes de verre, on fait couler le Giemsa sur les lames et on les laisse en place. Si elles sont dans une cuve à coloration, on remplit celle-ci de Giemsa de telle sorte qu'elles soient recouvertes. La coloration terminée, on rince les lames à l'eau claire sans faire couler le jet directement sur le sang coloré, ce qui risquerait de le décoller de la lame (fig. 60).

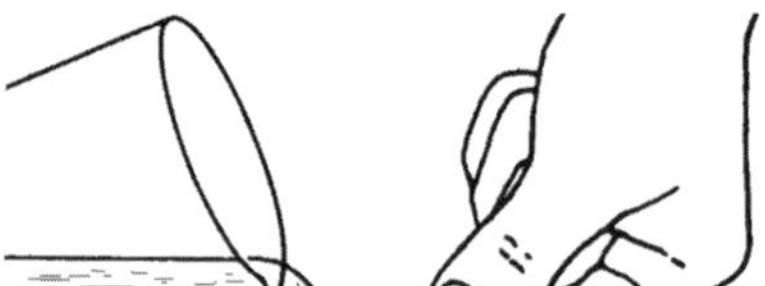

Figure 60
Rincage direct des lames

On peut aussi les immerger dans une cuve contenant de l'eau claire (fig. 61). Après coloration, on laisse égoutter les lames en position verticale sur un portoir (fig. 62).

Les lames peuvent être conservées telles quelles dans des boîtes de rangement, en vérifiant leur étiquetage.

La lecture se fait au microscope au grossissement 400x. Elle peut être faite immédiatement après coloration ou différée. Les trypanosomes apparaissent colorés en bleu, avec le noyau et le kinétoplaste rouges, et sont facilement visibles. Avec un peu d'expérience, on peut utiliser un grossissement moins fort.

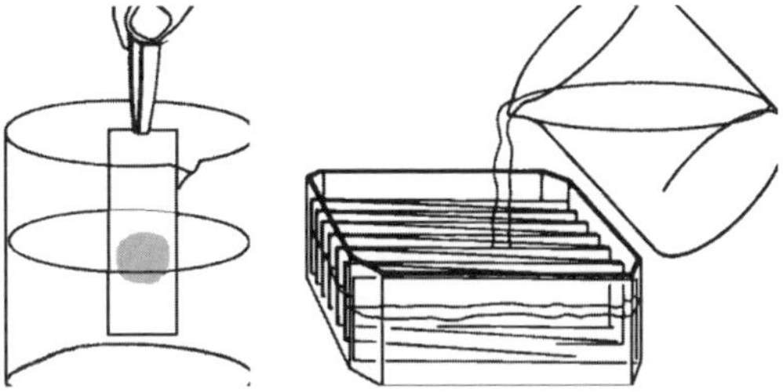

Figure 61
Utilisation d'une cuve pour le rinçage

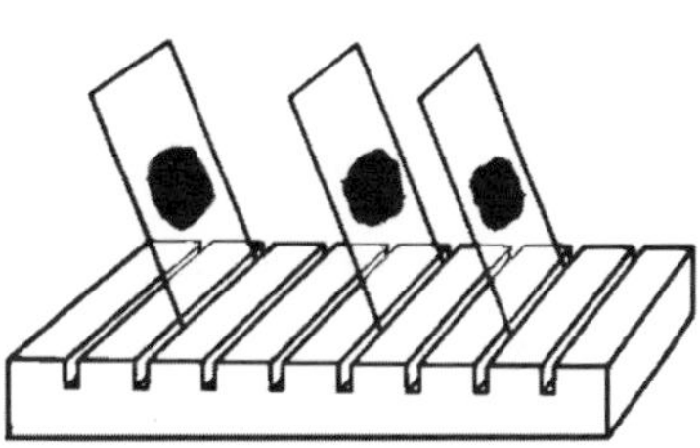

Figure 62
Séchage des lames

On peut remplacer la goutte épaisse par un frottis coloré qui consiste à faire un étalement de sang, sur lame, en couche mince et à le colorer, après fixation, au Giemsa. Le volume de sang, par champ microscopique, est moindre que pour la goutte épaisse, la sensibilité est donc plus faible. Puisque cette technique n'apporte aucune simplification technique, il faut toujours préférer la goutte épaisse.

Concentration des trypanosomes par centrifugation

Il existe deux techniques conduisant à des résultats similaires mais dont le principe et le coût sont différents.

CTC

Principe

La CTC ou technique de centrifugation sur tube capillaire (ou à microhématocrite, HCT des Anglo-Saxons) est également appelée technique de Woo, du nom de celui qui l'a décrite. Elle consiste à prélever du sang sur des tubes capillaires (les mêmes que ceux utilisés pour le CATT) puis, après en avoir bouché une extrémité, à centrifuger ces tubes à très grande vitesse, avec une centrifugeuse à microhématocrite.

La centrifugation sépare les éléments du sang par force centrifuge. Les éléments les plus lourds, les hématies, se concentrent près de l'extrémité bouchée du tube (placée à l'extérieur lors de la centrifugation). L'autre extrémité du tube contient le plasma. Les globules blancs et les plaquettes forment une couche mince entre hématies et plasma ; les trypanosomes, ayant la même densité que les globules blancs et les plaquettes, se retrouvent à ce niveau.

Cette technique ne fait appel à aucune coloration, mais nécessite une centrifugeuse spéciale et le branchement au réseau électrique ou un groupe électrogène. Le volume de sang traité, par tube, est de 60 à 70 µl. Le seuil de détection est de l'ordre de 500 trypanosomes par millilitre de sang.

Prélèvement

On réunit d'abord le matériel nécessaire (annexe 17, p. 302). Le prélèvement est identique à celui du CATT, mais requiert deux tubes par personne. Chaque tube rempli de sang est enfoncé par une de ses extrémités dans de la pâte à scellement (cf. p. 160). Il en est retiré en le faisant rouler entre le pouce et l'index pour que la pâte qui est entrée dans le tube y demeure.

Les tubes ne peuvent être marqués individuellement ; pour éviter les confusions on les place sur un portoir dans l'ordre d'arrivée, comme pour le CATT. On peut les placer soit verticalement, partie scellée vers le bas, sur les plaques de pâtes à sceller, dans les trous numérotés prévus à cet effet, soit directement sur le plateau de la centrifugeuse qui comporte de 12 à 36 emplacements numérotés, selon les modèles.

Centrifugation des prélèvements

Les tubes sont placés sur le plateau de la centrifugeuse, leur extrémité obturée par la pâte en contact avec le rebord extérieur du plateau. Les tubes sont disposés de façon symétrique pour équilibrer la centrifugeuse. Si cette symétrie des tubes n'est pas respectée, l'axe de la centrifugeuse peut être faussé. Si le nombre de tubes est impair, il suffit de prendre un nouveau tube, de le remplir d'eau et de le sceller avant de le placer sur le plateau de la centrifugeuse à l'endroit où il manque un tube.

Les tubes à centrifuger installés, on visse le couvercle du plateau et on referme celui de la centrifugeuse que l'on fait tourner pendant 5 minutes.

Après centrifugation, on sort les tubes pour les enfoncer dans les emplacements numérotés de la plaque de pâte à sceller, en position verticale pour que les trypanosomes restent à l'interface, extrémité scellée vers le bas, en respectant l'ordre de départ. Chaque tube est soigneusement nettoyé, à la hauteur de l'interface entre les deux phases (séparation plasma/hématies, à l'endroit où doivent se trouver les trypanosomes), avec du papier toilette humide : il arrive souvent qu'à cet endroit, sur le tube, il y ait du sang gênant la lecture au microscope.

Lecture

L'examen microscopique se fait au grossissement 200x ou 250x (objectif 20x ou 25x et non au 40x car sa profondeur de champ est insuffisante pour explorer toute l'épaisseur du tube) en milieu aqueux, c'est-à-dire que le tube doit être immergé dans de l'eau. Pour cela, on peut adopter une des deux techniques suivantes :

– on place les deux tubes capillaires de la même personne sur une lame, dans le sens de la longueur ; on les recouvre d'une lamelle à la hauteur de l'interface. Avec une pipette, on fait couler de l'eau pour remplir le volume compris entre la lame et la lamelle ; cette technique n'est pas toujours très pratique car les tubes peuvent rouler, la lamelle basculer et l'eau s'écouler ;

– on utilise un petit dispositif facile à fabriquer (fig. 63). On coupe un tube capillaire en trois parties égales que l'on colle, avec de l'Araldite® ou de la cyanolite dans le sens de la longueur sur une lame, en laissant entre chacun un espace suffisant pour y placer un tube capillaire. Les tubes à examiner sont placés dans ces espaces ; on recouvre d'une lamelle et on fait couler de l'eau sous la lamelle. Avec ce système, les manipulations sont faciles et plus rapides.

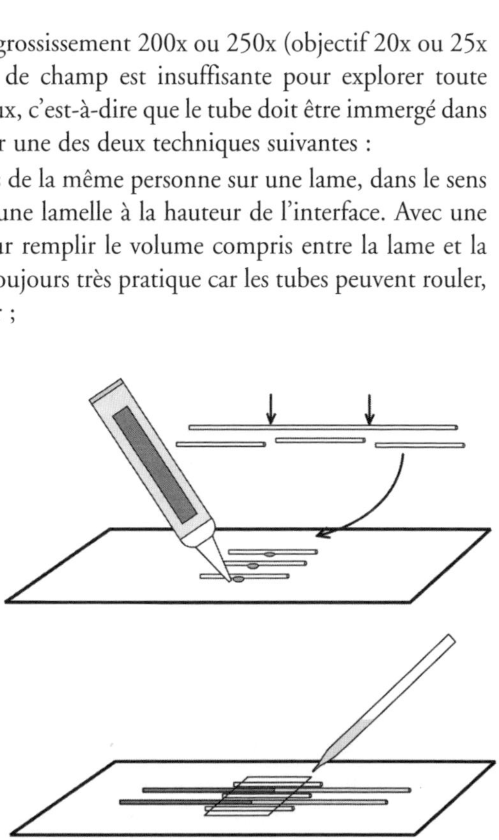

Figure 63
Dispositif pour l'observation au microscope des tubes capillaires

L'examen microscopique des tubes reste délicat même pour un technicien expérimenté. La lame porte-tube est placée sous

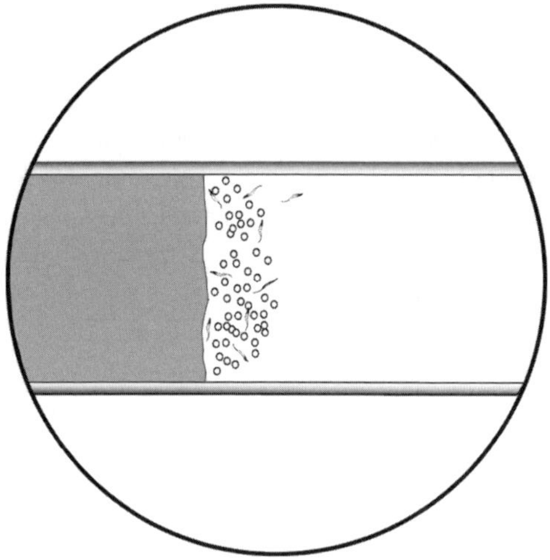

Figure 64
Observation des trypanosomes à l'interface hématies/plasma

l'objectif du microscope. On centre l'objectif sur l'interface de l'un des deux tubes à lire. Les trypanosomes apparaissent animés de mouvements ondulants soit libres dans le plasma, à proximité de la couche de globules blancs, soit enfoncés dans cette couche, ce qui les rend plus difficiles à observer (fig. 64).

Quel que soit l'objectif utilisé, il ne peut permettre la lecture sur toute la profondeur du tube, aussi faut-il tourner le tube sur lui-même, avec un doigt, pour pouvoir examiner toute l'interface.

QBC

Principe

Le QBC (Quantitative Buffer coat test) est basé sur le même principe que la CTC : on utilise la différence de densité entre les éléments du sang pour les séparer par centrifugation, les trypanosomes se retrouvant entre le plasma et les cellules sanguines, au même niveau que les plaquettes. Il y a, avec la CTC, deux différences importantes qui améliorent considérablement la lecture :

– les éléments du sang sont colorés par de l'acridine orange ;

– le tube contient un flotteur se plaçant, lors de la centrifugation, au niveau de l'interface, entre les cellules et le sérum. Les cellules et les plaquettes vont se retrouver réduites à une mince couche (40 µm) entre le flotteur et la paroi intérieure du tube, donnant ainsi une meilleure lisibilité.

La sensibilité de cette technique est à peu près la même que celle obtenue avec la CTC, de l'ordre de 450 trypanosomes par millilitre, mais la lecture est beaucoup plus facile. Son inconvénient majeur réside dans le fait qu'il faut une centrifugeuse spéciale (type centrifugeuse à hématocrite) et un système d'éclairage par ultra-violet, matériel assez onéreux (annexe 18, p. 303).

Le kit, fourni par le fabricant, se conserve à température ambiante (16 à 37 °C) à l'écart de toute lumière prolongée pouvant détériorer le colorant. Chaque kit se conserve environ six mois. Malheureusement, pour des raisons commerciales, le fabricant ne fournit plus ces kits. Nous espérons que ce n'est que temporaire, c'est pourquoi nous décrivons quand même cette technique.

Prélèvement

Il se fait de la même façon que pour le CATT, mais en utilisant un tube QBC. Ce tube fait 75 mm. À 7 mm d'une de ses extrémités se trouve un trait blanc. Un deuxième trait blanc est situé à 12 mm du premier. Entre ces deux traits blancs, on placera l'étiquette d'identification du tube. Deux traits bleus, à 6 et 11 mm du dernier trait blanc, indiquent la limite de remplissage du tube (fig. 65). Cette partie du tube contient une substance anticoagulante blanchâtre. L'autre moitié du tube est d'une couleur orangée à cause de l'acridine qu'elle contient.

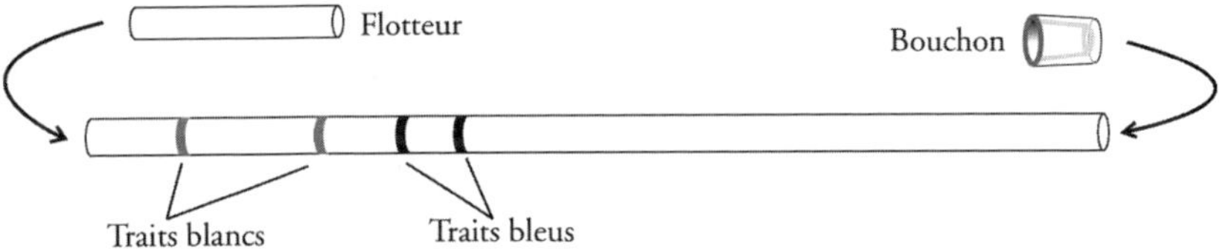

Figure 65
Tube QBC

Après avoir piqué le bout du doigt (le talon chez le jeune enfant), on place au contact du sang l'extrémité du tube ne portant pas les traits blancs et bleus (fig. 66). Le sang pénètre par capillarité. On arrête le prélèvement quand l'extrémité de la colonne de sang se trouve entre les deux traits bleus, soit environ de 55 à 65 µl de sang. On peut aussi remplir le capillaire à partir d'un tube de sang (tube sec ou EDTA) prélevé au pli du coude en s'assurant que le sang n'a pas coagulé si on a utilisé un tube sec ; si le sang a décanté, on remet les éléments en suspension par un mouvement de bascule du tube. On mélange le sang avec l'anticoagulant en

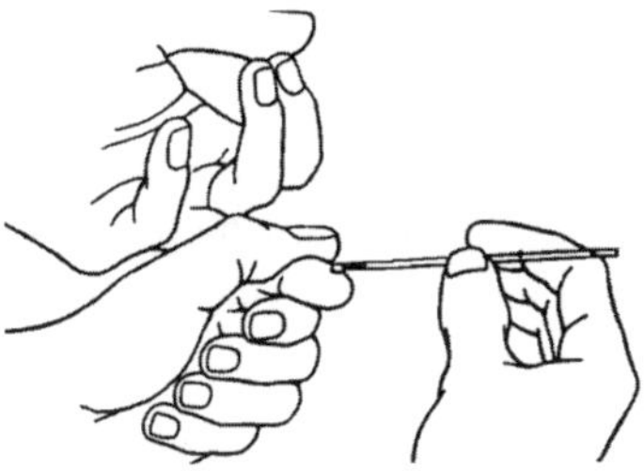

Figure 66
Prélèvement du sang

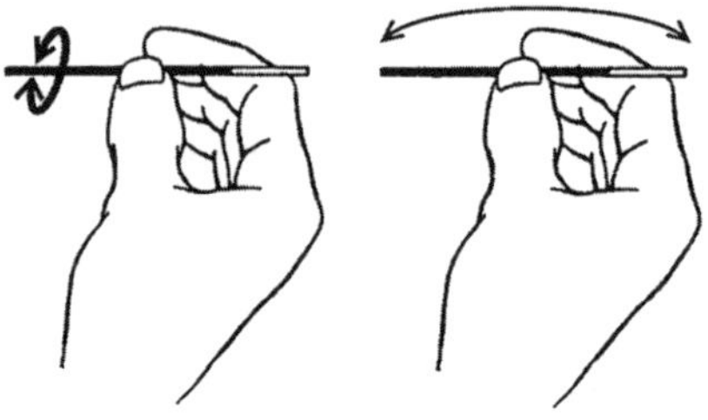

Figure 67
Homogénéisation du sang, de l'anticoagulant et de l'acridine

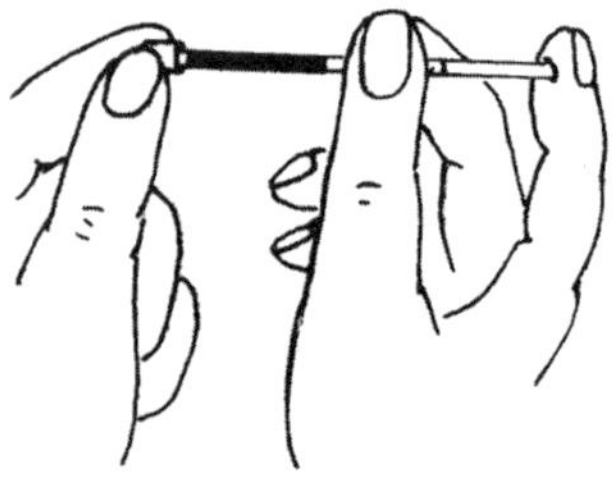

Figure 68
Mise en place du bouchon

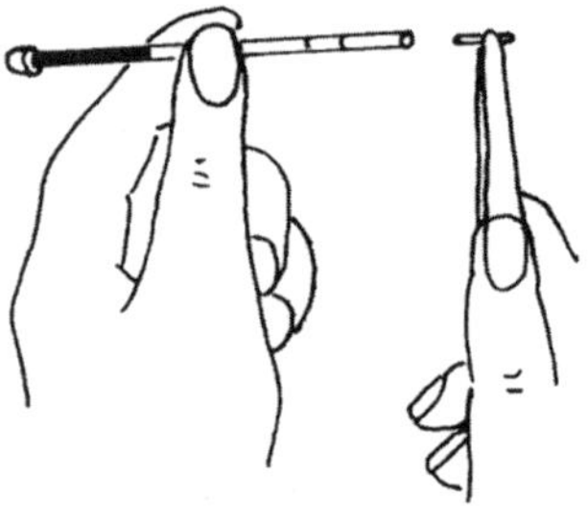

Figure 69
Mise en place du flotteur

faisant rouler le tube QBC entre deux doigts, puis on le bascule de telle sorte que la colonne de sang descende vers l'autre extrémité. On le fait à nouveau rouler entre deux doigts pour mélanger le sang avec l'acridine orange (fig. 67).

Le sang bien mélangé aux produits contenus dans le tube, on place la colonne de sang à 2 ou 3 mm de l'extrémité non marquée par les traits et on bouche cette extrémité avec un des bouchons fournis avec le kit QBC (fig. 68).

Par l'extrémité non bouchée, on introduit le flotteur (fig. 69).

On essuie soigneusement la paroi extérieure du tube avec du papier toilette humide afin d'éliminer toutes traces de sang qui pourraient gêner la lecture au microscope.

On place enfin une étiquette entre les deux traits blancs après y avoir inscrit les informations nécessaires à l'identification du tube. Néanmoins, comme pour la CTC, il faut absolument faire correspondre l'ordre de réception des tubes et l'ordre de placement sur le plateau de la centrifugeuse car l'étiquette peut se décoller lors de la centrifugation.

Centrifugation

Le plateau de la centrifugeuse doit être équilibré (voir CTC). Si le nombre des tubes à examiner est impair, on ajoute un tube rempli d'eau avec son bouchon et son flotteur.

Quand tous les tubes sont en place, on revisse le couvercle du plateau et on referme la centrifugeuse que l'on fait tourner durant cinq minutes.

Lorsque la centrifugeuse s'ouvre après l'arrêt, on dévisse le couvercle du plateau ; on place les tubes sur le portoir prévu à cet effet (il comporte 20 emplacements numérotés), en respectant l'ordre dans lequel ils ont été placés dans la centrifugeuse.

Lecture

À l'œil nu, le tube apparaît de la façon suivante : la partie contiguë au bouchon est rouge foncé ; elle est suivie d'une partie rose puis d'une zone allant du vert au jaune et enfin d'une partie jaune transparente. À travers les zones rose, verte et jaune, on peut apercevoir le flotteur.

On place le tube dans la gouttière du support en plastique prévu à cet effet. Le bouchon du tube se trouve à la hauteur d'une cavité du support (fig. 70).

Une fois le tube en place, on dépose une goutte d'huile à immersion au niveau de l'interface plasma/plaquettes et on installe l'ensemble sous l'objectif Paralens 60x que l'on met en contact avec la goutte d'huile.

On allume la lumière du générateur Parafuge relié à l'objectif par une fibre optique ; on recherche les trypanosomes dans la couche plaquettaire et dans le plasma au contact de cette couche. Il faut tourner le tube de temps en temps pour lire l'ensemble de l'interface. Au microscope (objectif 60x-lumière ultraviolette), les parties rouge foncé et rose se révèlent être composées de globules rouges (denses dans la partie rouge foncé, en couche mince entre la paroi intérieure du tube et le flotteur dans la partie rose) (fig. 71). Les zones verte et jaune sont formées dans l'ordre (en partant de la zone à globules rouges) de globules blancs, de lymphocytes et de monocytes et enfin de plaquettes. Ces différents éléments sont tous

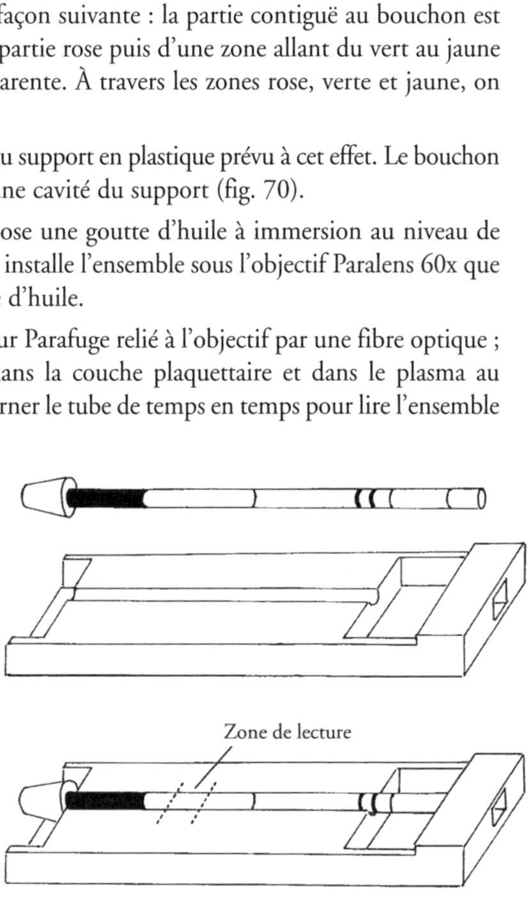

Figure 70
Installation du tube dans le support

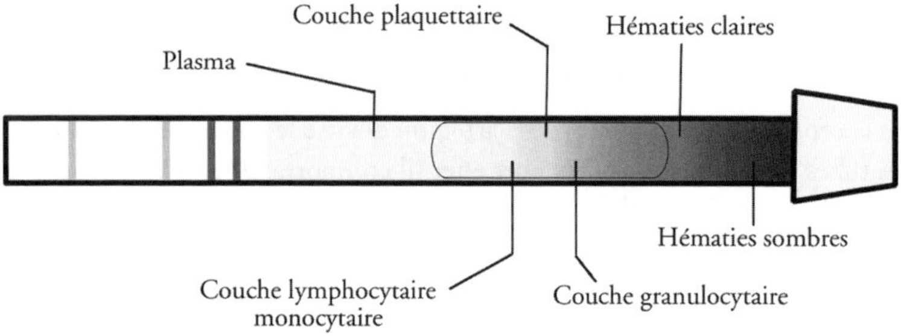

Figure 71
Disposition des composantes du sang dans le tube QBC

à la hauteur du flotteur. La partie jaune transparente correspond au plasma. On recherche les trypanosomes à l'interface entre plaquettes et plasma : ils apparaissent orange avec un noyau et un kinétoplaste rendus verts et fluorescents par l'acridine orange.

Il faut un peu d'expérience pour lire un QBC, mais elle s'acquiert plus vite que pour la CTC.

Il est vivement conseillé de lire les tubes rapidement. Les trypanosomes commencent à perdre leur mobilité dans la demi-heure qui suit la centrifugation. Cette mobilité durera d'autant plus longtemps que la centrifugeuse n'a pas trop chauffé, d'où l'intérêt de la laisser refroidir de temps en temps.

Concentration par filtration : mAEC ou minicolonne

La mAEC a été mise au point à partir d'une grande colonne de cellulose destinée à extraire les trypanosomes du sang d'animaux inoculés au laboratoire. Par la suite, cette colonne a été réduite, d'où son nom de « minicolonne », et adaptée pour le diagnostic des suspects de THA (annexe 19, p. 304).

Cette technique permet de trouver les parasites à une concentration d'au moins 100 trypanosomes par millilitre de sang.

Principe

La résine échangeuse d'anions (DEAE cellulose), utilisée en suspension dans un tampon phosphate (**PSG**), a la capacité de retenir les cellules ayant une charge électrique bien précise ; or les cellules sanguines ont une charge électrique différente de celle des trypanosomes. En adaptant le pH et la concentration du tampon, on peut retenir, grâce à la cellulose, les cellules du sang et laisser passer les trypanosomes. Selon les caractéristiques du tampon, on peut adapter la mAEC au sang humain et d'animaux. Pour l'homme, le pH est fixé à 8 et la concentration du tampon à 5:5.

Réalisation de la mAEC

On place le portoir sur le plateau. On ouvre le tube (vacutainer) contenant la minicolonne pour la sortir avec une paire de pinces, sans renverser le tampon. On place la minicolonne sur le portoir, pointe en bas.

Il faut ensuite rincer par deux fois la cellulose avec du tampon phosphate (fig. 72) : avec la poire, on aspire le tampon dans le vacutainer et on en verse dans la partie supérieure de la minicolonne jusqu'à la remplir (a). On laisse s'écouler tout le tampon dans la cuvette jusqu'à ce qu'il soit arrivé au niveau de l'éponge ; on remplit à nouveau le haut de la colonne avec le tampon qu'on laisse s'écouler à travers la cellulose (b).

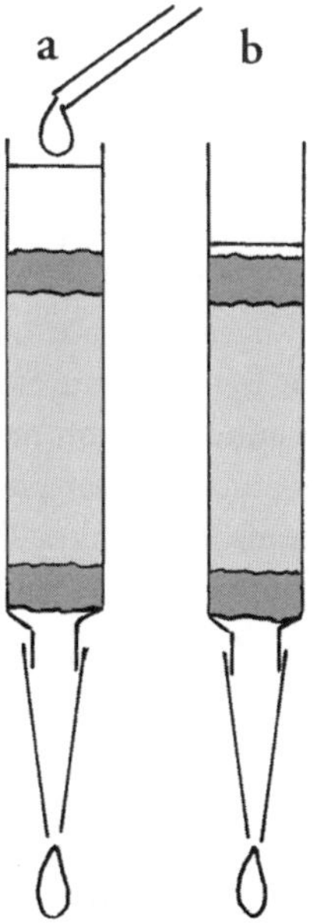

Figure 72
Rinçage de la minicolonne avec le tampon

Entre-temps, le suspect a été prélevé, au bout du doigt (comme pour le CATT ou la CTC) ou au pli du coude. Le prélèvement est soigneusement identifié pour éviter tout risque de confusion. Le laborantin inscrit sur un cahier le lieu, la date et le numéro de l'examen ainsi que le nom (ou le numéro d'identification) de la personne prélevée ; le numéro de l'examen est reporté au marqueur sur les pipettes Pasteur.

Quand le 2e rinçage de la cellulose est terminé, on place la pipette Pasteur sous la seringue et on emplit le haut de la colonne avec le sang de la personne à examiner (fig. 73 a). Ce n'est qu'après cette étape que l'on verse le glucose dans le tube ayant contenu la minicolonne. On agite bien jusqu'à dissolution totale du glucose. Le tampon phosphate est devenu un tampon PSG. Au fur et à mesure que le sang descend, on ajoute régulièrement du PSG de telle sorte que le liquide affleure le bord de la colonne (fig. 73 b).

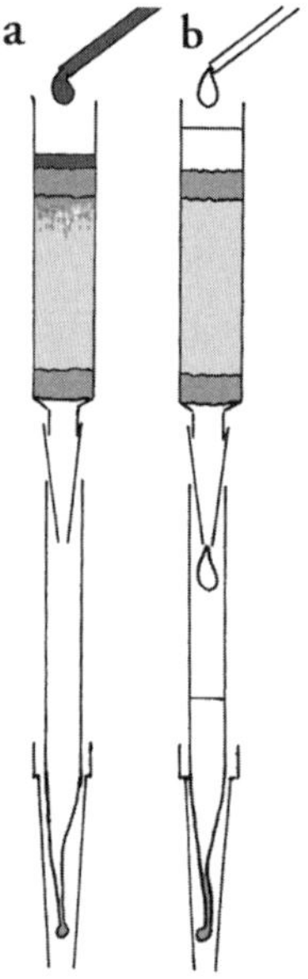

Figure 73
Versement du sang à examiner et rinçage

La cellulose rosit légèrement à sa partie supérieure car elle retient les cellules sanguines alors que la pipette s'emplit d'un liquide translucide. Si la colonne rosit ou rougit entièrement, il y a hémolyse ou un problème plus grave laissant passer les éléments du sang. De même, de la cellulose peut être entraînée lors de la filtration et se retrouver dans la pipette Pasteur, gênant la lecture. Ces inconvénients sont limités avec des colonnes de bonne qualité et si toutes les manipulations sont faites avec soin, à l'abri de la poussière et de l'agitation.

On arrête la filtration quand la pipette est pleine. On la retire puis on la place dans la centrifugeuse sans retirer le cône en plastique qui protège sa pointe. On prendra soin de ne pas effacer le numéro porté sur la pipette. Par sécurité, on doit respecter l'ordre des numéros dans l'emplacement des pipettes sur le portoir, puis dans la centrifugeuse et enfin lors de la lecture.

Quand toutes les pipettes sont en place dans la centrifugeuse et que l'on s'est assuré que celle-ci est bien équilibrée (si ce n'est pas le cas, on ajoute une pipette emplie d'eau avec son cône dans la centrifugeuse comme on a pu le faire avec un tube capillaire pour la CTC ou le QBC), on ferme le couvercle et on règle la centrifugeuse sur 1 500 tours/min pendant 5 minutes. Si on ne dispose que d'une centrifugeuse à main, on réalise seulement quatre mAEC à la fois et il faut maintenir un rythme de rotation manuelle régulier pendant 5 minutes. Il faut que les pipettes dépassent des réceptacles de la centrifugeuse. Pour cela, on les surélève avec une boule de coton enfoncée dans chaque réceptacle.

Une fois centrifugées, les pipettes restent dans la centrifugeuse en attendant d'être lues, ou sont placées dans un porte-tubes, toujours dans l'ordre des numéros inscrits.

Lecture

On place d'abord le système de lecture sur la platine du microscope, de telle sorte que la barre horizontale du « T » soit dirigée vers le lecteur.

La pipette Pasteur est séparée très délicatement de son cône bleu protecteur en prenant bien soin de ne pas en casser la pointe effilée ; la pointe est glissée entre la lame et la lamelle, le corps de la pipette reposant sur la boule de pâte à modeler.

Avec une poire, une pipette Pasteur ou une seringue, on remplit d'eau l'espace entre la lame et la lamelle jusqu'à ce que toute la pointe de la pipette soit entourée d'eau.

La lecture au microscope se fait avec un objectif 10x ou de préférence 20x (si sa longueur permet de faire la mise au point). Seule l'extrémité de la pointe de la micropipette est observée.

Avec un objectif 10x, les trypanosomes apparaissent minuscules. Ils peuvent être confondus, malgré leur mobilité, avec d'autres éléments venus souiller le milieu. Ils peuvent aussi être masqués par de la cellulose entraînée lors de la filtration. Ce problème peut être limité si la réalisation de la minicolonne a été soigneuse et si on fait tourner la pipette sous le microscope pour pouvoir observer l'intérieur de la pointe sous différents angles.

Avec un objectif 20x les risques d'erreurs sont moindres.

Culture de trypanosomes

Cette technique de mise en évidence des trypanosomes est lourde et onéreuse ; elle ne peut être faite que par du personnel spécialisé et, pour le moment, elle n'est utilisée que dans le cadre de programmes de recherche.

Il existe plusieurs façons de cultiver des trypanosomes et, selon la technique utilisée, on obtiendra des formes sanguicoles ou des formes procycliques (voir le cycle du trypanosome, p. 49 et suiv.). On peut obtenir la multiplication des trypanosomes par plusieurs techniques.

Inoculation à un animal de laboratoire

La souris est le plus souvent utilisée. L'isolement de la souche de trypanosome impose d'avoir une animalerie et d'emmener des animaux sur le terrain pour leur inoculer directement le sang du malade (prélevé sur anticoagulant) par voie intrapéritonéale. Les animaux, ramenés dans l'animalerie, sont contrôlés régulièrement par prélèvement de sang au bout de la queue et lecture entre lame et lamelle. On obtient des formes sanguicoles. L'usage de la souche isolée, pour peu que les trypanosomes se multiplient effectivement dans l'animal, dépendra du projet en cours. Le plus souvent, il s'agit d'identifications fines de la souche isolée par des techniques isoenzymatiques ou de biologie moléculaires. Cette technique est lourde, très spécialisée, mal adaptée aux conditions de travail sur le terrain lors des prospections médicales.

Xénodiagnostic

Il consiste à faire absorber par une glossine le sang d'un malade et attendre que le trypanosome ait fini son cycle dans l'insecte vecteur. Il faut gorger plusieurs glossines ténérales pour espérer un résultat positif. Les trypanosomes obtenus en fin de cycle sont des formes métacycliques infestantes. Les glossines peuvent être contrôlées soit en sacrifiant et disséquant régulièrement quelques individus, soit en les faisant saliver sur une lame préalablement chauffée.

Cette technique est encore plus lourde que la précédente car elle nécessite un élevage de glossines exemptes de trypanosomes. Elle a été utilisée pour la recherche de trypanosomes chez des suspects dont aucune technique parasitologique n'avait permis de mettre en évidence le trypanosome.

Culture sur milieux artificiels

Ce mode de cultures permet de mener des études isoenzymatiques ou de biologie moléculaire et surtout de suivre la résistance au traitement de certaines souches de parasites. Il nécessite un laboratoire bien équipé, notamment d'une hotte à flux laminaire.

Il existe plusieurs milieux permettant d'obtenir des trypanosomes sanguicoles ou procycliques, mais le KIVI (Kit for in vitro inoculation) est celui qui peut être le plus facilement utilisé sur le terrain. Plus qu'un milieu de culture, c'est un milieu de transport et de multiplication permettant de prélever une souche sur le terrain, à partir du sang du malade, et de la transporter à température ambiante jusqu'à un laboratoire équipé pour la culture des trypanosomes.

Le kit est vendu par l'Institut de médecine tropicale d'Anvers et contient :
- un protocole ;
- 10 fiches individuelles d'information pour enregistrer les prélèvements ;
- 10 tubes de culture contenant 15 ml de GLSH-DCA et des antibiotiques ;
- du Parafilm pour obturer les flacons ;
- 2 ml d'anticoagulant ;
- 10 seringues et aiguilles.

La technique est simple :
- on prélève 9,6 ml de sang avec une seringue contenant 0,4 ml de Liquoïde (Roche, 5 %) ou d'héparine ;

– après avoir désinfecté le bouchon du flacon d'isolement avec de l'alcool, on injecte dans le flacon, à travers le bouchon, et à proximité d'une flamme, 5 ml du sang prélevé ;
– du fait des aléas de l'isolement (contamination, pauciparasitisme...), il faut ensemencer 2 flacons par prélèvement ;
– une fois le sang introduit dans le flacon, on recouvre le bouchon avec un morceau de parafilm ;
– on remplit la fiche d'information.

Les flacons sont conservés à 15-20 °C et transportés au laboratoire de destination qui se chargera des contrôles sur les flacons d'isolement et des repiquages éventuels sur d'autres milieux de culture.

Il existe deux principales contraintes, hormis le coût, empêchant la vulgarisation de cette technique :
– le prélèvement et l'ensemencement doivent être menés avec une stérilité rigoureuse, sinon le milieu peut être contaminé et les trypanosomes disparaissent ;
– le résultat n'est obtenu que deux à trois semaines après l'ensemencement du milieu, délai trop important pour adopter cette méthode dans les dispensaires ou lors des prospections médicales par les équipes mobiles.

Biologie moléculaire

Si aucune des techniques parasitologiques n'a pu mettre en évidence des trypanosomes, on peut être amené à utiliser la Polymerase Chain Reaction (PCR) qui ne détecte pas visuellement le trypanosome dans le sang du malade mais indique la présence de son ADN. C'est donc une preuve indirecte de la présence du parasite.

Le principe de la technique est simple. Il consiste à copier des brins d'ADN. Un fragment d'ADN est constitué de deux brins assemblés en double hélice et appariés par des liaisons énergiquement faibles que la chaleur peut scinder. Chaque brin est une succession de nucléotides (A, T, C, G) complémentaires du brin apparié (A avec T, C avec G). Si l'on scinde les deux brins pour les mettre en présence d'un petit fragment d'ADN complémentaire de l'extrémité de la région à amplifier (amorce génomique) et d'une enzyme (ADN polymérase) capable de copier, à partir d'un brin, son brin complémentaire, on obtient un nouveau fragment d'ADN. Techniquement, on place dans un tube le fragment à copier, les amorces, les nucléotides nécessaires et l'ADN polymérase. Le tube est mis dans une machine qui va réaliser des cycles d'amplification grâce à trois étapes de chauffage répétées une quarantaine de fois. La réplication est exponentielle. À partir d'un fragment d'ADN, on peut en obtenir 1 milliard ! Il devient alors très facile de mettre en évidence cet ADN par électrophorèse, alors que cela n'était pas possible avec quelques fragments. En fait, la principale difficulté réside dans le choix et la réalisation des amorces créées pour amplifier un fragment déterminé (et donc préalablement identifié) spécifique de ce que l'on recherche. Les amorces sont au nombre de 2 : une complémentaire de l'extrémité de la région à amplifier et qui sera le point de départ de la réplication, l'autre complémentaire d'un fragment situé de 50 à 2 500 nucléotides plus loin qui permettra de stopper la réplication. Dans le cas de la maladie du sommeil, ce fragment est spécifique de *T. brucei sl.* La PCR sera positive si l'échantillon à tester contient de l'ADN de *T. brucei sl.* et négative si l'ADN a une autre origine (*T. congolense*, par exemple) ou s'il n'y a pas d'ADN.

La PCR est la plus sensible des techniques diagnostiques puisqu'elle permet de mettre en évidence 1 trypanosome dans 1 ml de sang. Les prélèvements de sang sur le terrain et leur transfert vers un laboratoire de biologie moléculaire, même éloigné, sont aisés. Le prélèvement se fait dans des tubes type « venoject » ou « vacutainer » contenant de l'EDTA. Ceux-ci sont conservés et transportés à + 4 °C. Son seul défaut réside dans le fait qu'elle oblige à envoyer les prélèvements de sang dans un laboratoire spécialisé. Les résultats étant différés, on se heurte au problème de retrouver les personnes prélevées.

On a objecté que cette technique n'était pas assez spécifique puisqu'elle utilisait des sondes génomiques identifiant aussi bien *T. b. brucei* que *T. b. gambiense* ou *T. b. rhodesiense.* C'est un faux problème car *T. b. brucei* ne se développe pas chez l'homme. Si l'ont veut écarter l'éventualité d'une contamination transitoire par cette sous-espèce, il suffit de faire une nouvelle PCR à un mois d'intervalle.

À l'heure actuelle, elle est utilisée pour le suivi des suspects.

Questionnaire épidémiologique

Pour chaque malade diagnostiqué, le coordonnateur doit recueillir un maximum d'informations épidémiologiques pour, en particulier, aider à localiser les lieux de transmission et permettre de cibler la lutte. Trois types d'informations doivent être obtenus (annexe 20, p. 308).

■ Identifier les déplacements du malade au cours des années antérieures pour essayer de déterminer où il s'est contaminé. La maladie du sommeil en Afrique de l'Ouest et en Afrique centrale est une maladie chronique. Le malade peut avoir été contaminé longtemps avant que les signes cliniques n'apparaissent (trois ans, voire cinq ans). Si le malade est en 1re période, il faut donc remonter trois à cinq ans auparavant ; s'il est en 2e période, on devra remonter jusqu'à huit ou dix ans. On doit s'informer, en particulier, d'un éventuel voyage dans un foyer connu de la maladie.

■ Préciser son mode de vie et ses activités pour déterminer les lieux potentiels de transmission comme un point d'eau, un gué, la lisière d'une plantation, un chemin, etc. En outre, on cherchera à savoir si le malade vit au village ou dans les plantations (campement de culture et dans ce cas, on le localisera), dans quel type de plantation il travaille, ses trajets et ses principales habitudes. Par ailleurs, il faut essayer de lui faire dire où il s'est plus particulièrement fait piquer par des glossines en s'assurant qu'il ne les confonde pas avec d'autres insectes comme les tabanidés. Pour s'en assurer, on peut lui présenter différents insectes en lui demandant de désigner la glossine.

■ Déterminer le nombre de malades ou d'anciens malades dans son voisinage, sa famille proche ou éloignée, ses employés, les plantations voisines. Il est nécessaire d'obtenir les nom et prénoms du ou des malades et, éventuellement, le lieu et l'année du ou des traitements.

Toutes ces informations seront ensuite mises à la disposition de l'ensemble des intervenants.

Suivi des supects sérologiques

En fin de prospection, la population examinée peut être scindée en trois groupes : les malades, les non-malades et les suspects. Ces derniers sont les individus positifs au CATT chez lesquels aucun trypanosome n'a été mis en évidence. S'ils sont malades, en ne les traitant pas, ils risquent d'être une source de contamination pour le reste de la population. À l'inverse, s'ils ne sont pas malades, il est dangereux et onéreux de les traiter. Il faut donc absolument savoir quel est leur statut réel. Avant que la PCR ne soit utilisée pour le diagnostic de la THA, on ne pouvait trancher qu'après avoir refait, quelques mois plus tard, le CATT et les examens parasitologiques avec tous les risques de maintien de l'endémie que cela comporte. Grâce à la PCR, on peut écarter assez rapidement les non-malades parmi les suspects immunologiques. Les résultats montrent qu'ils représentent environ 95 % de l'ensemble des suspects. On ne peut malheureusement pas affirmer qu'un individu positif à la PCR est un malade car il n'y a pas eu assez d'études pour valider cette technique comme moyen diagnostic de la THA (problème de spécificité). Il faudra donc retourner sur le terrain pour retrouver les 5 % de suspects positifs à la PCR et seulement ceux-là, afin de rechercher le parasite.

Les suspects sérologiques chez lesquels aucun trypanosome n'a été mis en évidence, doivent être revus ultérieurement. Parmi eux, il peut y avoir des malades ignorés, source possible de contamination pour la population locale. Il est de même nécessaire de surveiller leur famille et toutes les personnes vivant ou travaillant près d'eux.

Il n'y a que deux possibilités pour ces contrôles :

– par l'équipe mobile lors d'un prochain passage, c'est-à-dire que le contrôle, dans le meilleur des cas, ne pourra se faire qu'au bout d'un an. Ce délai est beaucoup trop long pour surveiller sérieusement les suspects. Il est donc souhaitable que les agents de santé locaux puissent s'en charger ;

– par le dispensaire local ; dans la mesure du possible, les suspects devraient être revus tous les mois tant que le test CATT est positif. Ce protocole risque d'indisposer la personne lassée de se rendre apparemment « inutilement » au dispensaire. On peut donc effectuer un contrôle chaque mois pendant trois mois ; ensuite, si aucun signe clinique n'est visible (troubles du comportement, adénopathies, amaigrissement, etc.), on pratique un contrôle tous les trois mois pendant six mois ; puis un contrôle tous les six mois.

L'agent de santé suspendra les contrôles à partir du moment où le test deviendra négatif. Cependant, dans ce cas, il est souhaitable d'en avoir la confirmation en pratiquant un nouveau test quinze jours après.

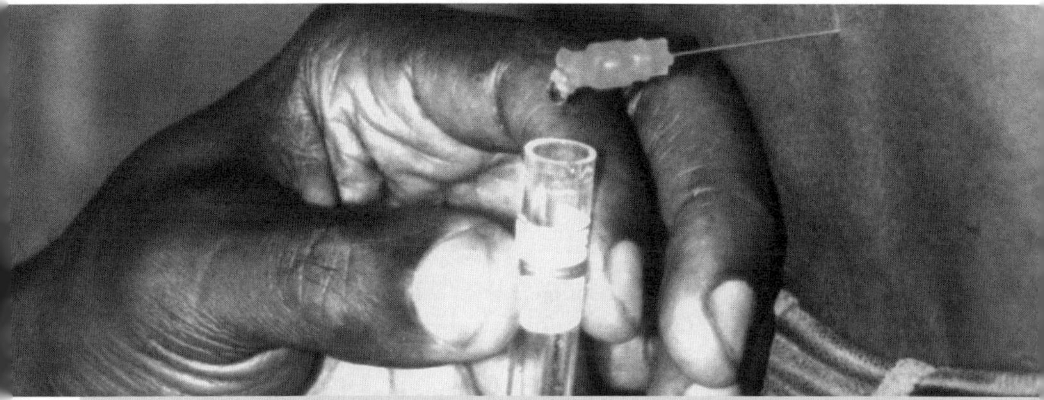

Le traitement

Sans traitement, la THA est une maladie mortelle. Il est donc impératif de traiter le sommeilleux. Mais le traitement diffère en fonction de la phase de la maladie. En première période, il est très efficace et sans effets secondaires sévères alors qu'en seconde période, son efficacité est bien moindre et sa toxicité non négligeable.

Une fois la maladie identifiée, il faut déterminer à quel stade se trouve le malade pour choisir le traitement en conséquence. Ce diagnostic de phase se fait grâce à l'analyse du liquide céphalo-rachidien (LCR). Avant de commencer le traitement, il faut faire un bilan et, surtout s'il est en seconde période, s'assurer qu'il peut le supporter. Pour cela, on doit prévenir un certain nombre de pathologies (en particulier, parasitaires) et aider le patient par un apport nutritionnel accru et une vitaminothérapie. Enfin, pour tenter de prévenir les complications du traitement de la seconde phase, il faut le mettre sous corticothérapie, geste thérapeutique non dénué de conséquences.

La mise sous traitement spécifique de la THA nécessite une surveillance constante orientée principalement sur la recherche des signes de complications (annexe 21, p. 310). Pour s'assurer de l'efficacité du traitement, il faut mettre en place une surveillance post-thérapeutique qui, pour les malades en seconde période, va durer deux ans. En cas d'échec, une nouvelle cure thérapeutique devra être réalisée. On peut comprendre que le traitement de la maladie du sommeil est une entreprise délicate qui ne peut être effectuée qu'en milieu spécialisé (hypnoserie ou hôpital) avec du personnel compétent.

L'hospitalisation est longue. Elle peut durer jusqu'à deux mois. Elle nécessite un accompagnement du malade par des membres de sa famille. Il faut donc que le centre de traitement puisse les accueillir.

Dans ce chapitre, nous allons reprendre, dans l'ordre, ces différents points, de la phase préparatoire du malade au traitement jusqu'au suivi post-thérapeutique.

En ce qui concerne le traitement et les protocoles thérapeutiques proprement dits, ils dépendent des décisions des autorités sanitaires des pays concernés. Des recherches sont en cours sur de nouvelles molécules et l'essai de diverses associations médicamenteuses, mais nous nous limiterons ici aux trois molécules classiquement utilisées que sont la pentamidine (Lomidine®), le mélarsoprol (Arsobal®) et le Difluoro-méthyl-ornithine (DFMO). Nous indiquons, en annexe 22 (p. 311), d'autres médicaments disponibles.

Le diagnostic de phase

Une fois le diagnostic de la maladie posé, il faut déterminer la phase de la maladie. La 1re période est caractérisée par la présence de trypanosomes dans le système lymphatico-sanguin, alors qu'en 2e période, les trypanosomes envahissent le système nerveux central. Cliniquement, le malade en 1re période présente une fièvre résistant à tout traitement non spécifique, des adénopathies et des signes cutanés (trypanides). En 2e période, des signes neurologiques extrêmement variés apparaissent, évoluant vers le coma et la mort en l'absence de traitement spécifique.

Le diagnostic de phase repose sur l'examen du LCR. Cette opération peut être faite sur le terrain par l'équipe mobile mais il est préférable de la faire dans une structure de soins.

LA PONCTION LOMBAIRE

La ponction lombaire (PL) ne peut être pratiquée après la seule lecture d'un manuel. C'est un acte médical qui doit être effectué par du personnel expérimenté. Ce geste nécessite une asepsie rigoureuse et l'utilisation d'une aiguille spéciale, l'aiguille à PL, longue et munie d'un trocart. Elle est pratiquée entre les vertèbres lombaires L4 et L5, sur une personne assise (sauf les jeunes enfants et des cas particuliers où la PL peut être faite couchée sur le flanc), courbée en deux sur un coussin qu'elle enserre avec ses bras (photo 9).

Chez l'adulte, une dizaine de ml de LCR sont prélevés dans deux tubes (de 3 à 5 ml chez l'enfant). Le premier sert à recueillir le LCR qui pourrait contenir des hématies provenant d'un saignement dû à l'effraction d'un vaisseau sanguin lors de la PL. Si c'est le cas, ces premières gouttes de LCR mélangées au sang ne permettent pas de faire une numération cellulaire. On laisse donc couler quelques gouttes dans le premier tube et le reste dans le second qui servira à l'analyse du LCR.

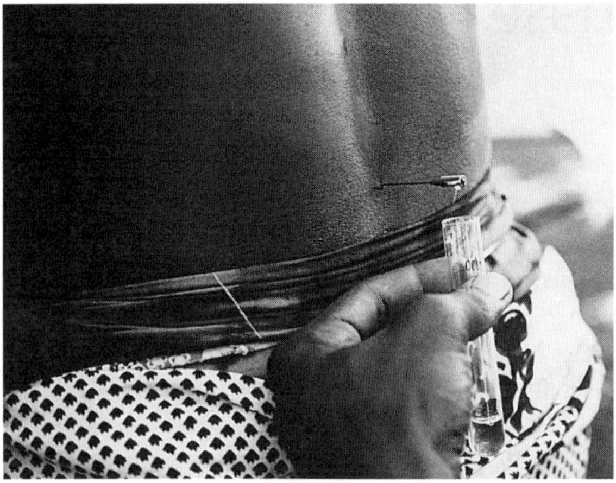
© OMS.

Photo 9
Ponction lombaire

On doit faire particulièrement attention à la possibilité d'une surpression du LCR (en cas de méningite, par exemple) qui pourrait entraîner une trop grande perte liquidienne et la possibilité de ce que l'on appelle un engagement qui peut être mortel ou avoir des conséquences très graves.

Après le prélèvement, on donne du paracétamol au malade et on le maintient au repos, allongé sur le ventre, pendant au moins une heure pour limiter les céphalées liées aux modifications de pression qu'a entraînées la diminution du volume du LCR.

LES TROUBLES DU LCR

On peut observer des modifications de couleur du LCR. Normalement le LCR est un liquide clair, incolore. Il peut contenir du sang et être rose ou rougeâtre. Si ce sang provient de l'effraction d'un vaisseau sanguin au moment de la ponction, le premier tube sera coloré alors que le second ne le sera pas ou peu. Si le sang provient d'une hémorragie subarachnoïdienne, les deux tubes seront colorés, ce qui aura des répercussions sur la numération cellulaire (voir la Numération des cellules, p. 200). Le sang peut être trouble ou blanc grisâtre. C'est la conséquence de la présence de pus. Il peut être xanthochromique (jaunâtre). Il peut s'agir d'une hémorragie ancienne, d'un ictère grave ou d'une compression rachidienne.

Il est possible que la ponction ne ramène pas de LCR. L'aiguille n'a pas franchi la dure mère. Il faut recommencer.

EXAMEN DU LIQUIDE CÉPHALO-RACHIDIEN

Un diagnostic parasitologique, quel qu'il soit, nécessite la mise en évidence du parasite. Le diagnostic de phase de la THA n'échappe pas à cette règle. On ne peut affirmer le passage en 2e période que si l'on a mis en évidence le trypanosome dans le LCR. Néanmoins, il est possible de ne trouver aucun parasite dans le LCR alors que le malade est en 2e période : le LCR est un mauvais milieu pour la survie des trypanosomes, leur découverte est aléatoire. Aussi, pour prendre la décision thérapeutique, on s'appuie en plus sur des arguments biologiques non parasitologiques, surtout si les signes cliniques sont évocateurs d'une 2e période.

La mise en évidence de trypanosomes dans le LCR traduit le passage en seconde période.

Trois analyses doivent être effectuées sur le LCR :

– la recherche du trypanosome ;

– le décompte des cellules ;

– la recherche de protéines.

Les laboratoires, souvent sous-équipés, se contentent généralement de compter les cellules du LCR sans faire une concentration pour rechercher les trypanosomes. Cette pratique peut entraîner des erreurs thérapeutiques surtout si le nombre de cellules est faible.

Des recherches sont actuellement entreprises pour déterminer d'autres marqueurs du passage en seconde période. Parmi ceux-ci, il faut mentionner les IgM qui pourraient être révélés par un test utilisant des billes de latex, la Polymerase Chain

Reaction (PCR) et l'analyse des phases de sommeil (sommeil paradoxal) dont la sensibilité semble très grande.

Techniques

La réalisation des trois analyses nécessite, au préalable, de faire trois fractions du LCR :
– 4 ml de LCR pour la recherche de protéines ;
– 5 (à 50) ml pour le comptage des cellules (selon la technique utilisée) ;
– le reste servant à la recherche des trypanosomes.

Ces examens doivent être faits très rapidement après le prélèvement car les trypanosomes perdent leur mobilité en une vingtaine de minutes et les cellules commencent à se dégrader.

Pour effectuer le diagnostic de phase, un laboratoire doit être équipé de :
– l'électricité, uniquement indispensable pour la recherche de trypanosomes par double centrifugation ;
– une centrifugeuse de paillasse ou une centrifugeuse à main ;
– une centrifugeuse à microhématocrite, pour la double centrifugation ;
– un microscope.

Il doit en plus disposer :
– pour la ponction lombaire,
  - d'aiguilles à PL,
  - d'une boîte à stérilisation,
  - de tubes d'au moins 10 ml, en plastique ou en verre, pour recueillir le LCR,
  - de teinture d'iode, de Bétadine ou d'alcool,
  - de coton,
  - de paracétamol,
  - d'une zone de repos.
– pour la recherche de trypanosomes,
  - de tubes à hémolyse,
  - de tubes capillaires.
– pour la numération cellulaire,
  - d'une pipette en plastique ou de pipettes Pasteur en verre,

■ d'une cellule de Nageotte, de Fuchs-Rosenthal ou d'un autre type,

■ de liquide de Türck, soit 5 ml d'acide acétique et X gouttes d'un mélange de bleu de méthylène (0,3 g) et d'eau distillée (100 ml), ajouté à 100 ml d'eau distillé (à conserver à 4 °C).

– pour la recherche de protéines,

■ d'un albuminomètre de Sicard et Cantaloube,

■ d'acide trichloracétique.

Il faut, en outre, avoir tout le petit matériel nécessaire à un prélèvement (annexe 5, p. 286) ainsi qu'un registre pour noter le nom, le prénom, le sexe et l'âge de la personne prélevée, toutes informations permettant de la localiser, la date, la nature, les motifs et les résultats de l'analyse.

Recherche des trypanosomes dans le LCR

Cet examen doit être fait en premier car la seule mise en évidence de trypanosomes dispense de la réalisation des autres examens. Toutefois, si le centre traite les secondes périodes précoces avec de la pentamidine, il lui faut également faire une numération des cellules du LCR.

Les trypanosomes sont rarement en grand nombre dans le LCR, particulièrement au niveau lombaire ; ils sont plus nombreux au niveau cérébral et sous-occipital. Il est donc le plus souvent illusoire d'espérer les voir à l'occasion du comptage des cellules.

Pour augmenter les chances de les découvrir il faut concentrer le LCR, soit par :

– simple centrifugation, dans un tube à hémolyse qu'on fait tourner 10 minutes à 2 000 tours/min et dont on lit le culot entre lame et lamelle ;

– double centrifugation. Après avoir vidé de son liquide le tube à hémolyse ayant servi à faire la première centrifugation, on remet le culot en suspension dans le liquide restant. Avec un tube capillaire à microhématocrite on aspire ce liquide. On bouche une extrémité du tube en la scellant à la flamme et on centrifuge à très grande vitesse, sur une centrifugeuse à hématocrite, pendant une minute. On examine ensuite, à faible grossissement (de préférence 200x ou 250x) l'extrémité bouchée du tube après avoir placé celle-ci sous une lamelle (fig. 74) et avoir introduit de l'eau entre lame et lamelle (le principe étant le même que pour la lecture de la CTC, cf. p. 177). Si les trypanosomes sont présents et que l'examen a été fait immédiatement après le prélèvement, ils se repèrent facilement par leurs mouvements dans le liquide.

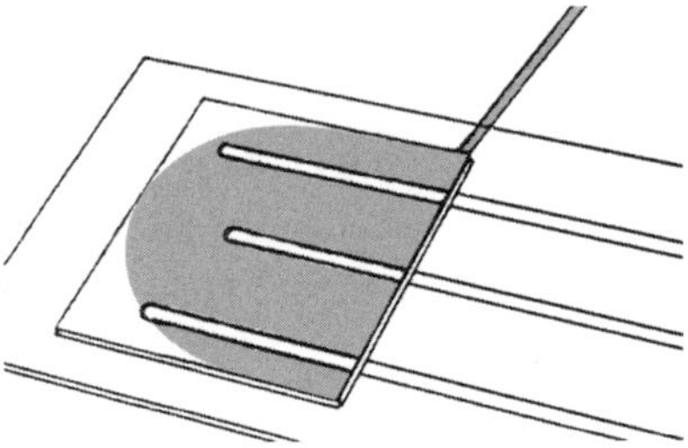

Figure 74
Examen des tubes à hématocrites

Si la recherche de trypanosomes se fait simultanément sur plusieurs malades, il faut prendre soin de marquer les tubes capillaires avec une pointe diamant ou, à défaut, de noter l'ordre de placement dans la centrifugeuse.

La numération des cellules

On ne compte que les cellules nucléées (granulocytes, lymphocytes, cellules de Mott, caractéristiques de la maladie) en éliminant les hématies. Pour cela, il faut au préalable traiter le LCR à examiner par du liquide de Türck qui hémolyse les hématies. On mélange doucement pendant 30 secondes un volume égal de LCR et de liquide de Türck, puis on remplit la cellule comme pour une numération normale. Les volumes à mélanger dépendent de la cellule utilisée.

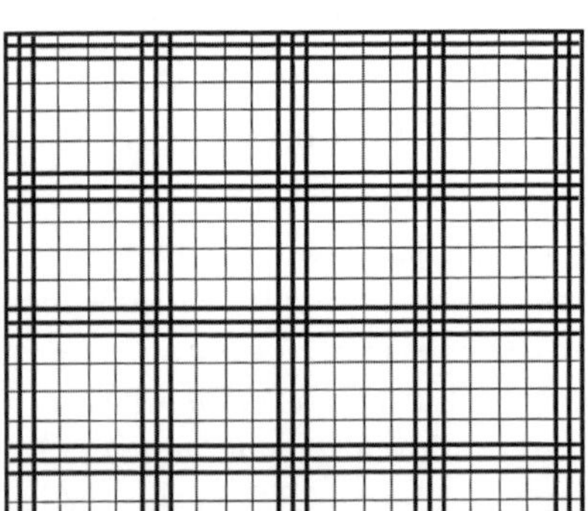

Figure 75
Cellule de Fuchs-Rosenthal

Si le 2e tube de prélèvement contient du sang, on ne peut, théoriquement, pas faire de numération cellulaire. La numération des cellules du LCR se fait sur une lame spéciale et graduée. Il en existe de nombreux modèles : de Fuchs-Rosenthal, de Nageotte, etc. Le principe d'utilisation est le même quel que soit le modèle utilisé. Nous donnons ici l'exemple de la cellule de Fuchs-Rosenthal (fig. 75), lame épaisse qui comporte en son milieu une surface gravée de 9 ou 16 carrés de 1 mm de côté. Cette cellule nécessite moins de 5 ml de LCR (annexe 23, p. 314).

Recherche d'une protéinorachie

Le LCR à l'état normal contient entre 0,15 et 0,30 g par litre de protéines. Ce taux est modérément augmenté dans la THA où il dépasse rarement 1 g par litre. Pour doser la concentration de protéines dans le LCR, il existe des techniques colorimétriques et des techniques de floculation. Nous ne citons ici que la plus classique des techniques et l'une des plus simples à mettre en œuvre : la méthode de Sicard et Cantaloube.

Elle consiste, sous l'effet de la chaleur et d'un acide, à coaguler les protéines (albumine) présentes dans le liquide. Cette coagulation va prendre l'apparence de flocons blanchâtres (d'où le terme de floculation) qui précipitent au fond du récipient. On mesure la hauteur du sédiment, qui est proportionnelle à la quantité de protéines, avec un albuminomètre de Sicard et Cantaloube (annexe 24, p. 315).

LES CRITÈRES DE PHASE

La mise en évidence des trypanosomes dans le LCR traduit le passage en 2e période. Dans le cas contraire, la décision thérapeutique est prise en fonction des autres analyses pratiquées.

Les critères que nous indiquons ci-dessous sont les plus communément admis, même si, actuellement, certains les remettent en cause.

Les malades en 1re période sont traités à la pentamidine. À défaut de pentamidine, ils reçoivent une série de quatre injections de mélarsoprol.

Les malades en 2e période précoce peuvent être traités à la pentamidine, les autres sont traités au mélarsoprol ou au DFMO.

Tableau IV
Critères pour le diagnostic de phase – Analyse du LCR

	1re phase	2e phase	
	(P1)	Précoce (P2p)	Tardive (P2t)
Trypanosomes	Absents	+ ou -	+ ou -
Cellules par mm^3	0 à 4	5 à 20	> 20
Protéine (g/l)	< 0,20	> 0,20	> 0,20

LE DOSSIER DU MALADE

Pour chaque malade hospitalisé, il faut constituer un dossier médical, aussi complet que possible, subdivisé en sept parties (annexe 25, p. 316) :

– informations générales : nom, prénoms, date de naissance, filiation, lieu de résidence et de travail, etc. ;

– dépistage/diagnostic : date et lieu du dépistage et du diagnostic ; techniques utilisées et résultats, résultats de l'analyse du LCR ;

– examen clinique à l'entrée : température, présence de ganglions, signes neurologiques, signes cardio-vasculaires, etc. ;

– examen clinique à la sortie, identique à celui de l'entrée ;

– un bilan biologique est fait à l'entrée et à la sortie du malade, si le centre de traitement en a la possibilité : NFS (Numération, formule sanguine), hématocrite, taux d'hémoglobine, goutte épaisse pour recherche d'un paludisme associé, examen parasitologique des selles, glycémie, transaminases, examen cytobactériologique des urines, recherche de l'albumine, du sucre ;

– traitements préparatoires, spécifiques (nombre de cures et doses) et associés ;

– contrôles et enquête épidémiologique : celle-ci a normalement été faite par l'équipe mobile lors de la prospection et communiquée au centre de traitement ; dans le cas contraire, on la fait au centre de traitement.

On ajoute au dossier :

– une feuille de surveillance clinique sur laquelle sont notées quotidiennement les observations et les recommandations faites lors des visites médicales et pendant les permanences des infirmiers ;

– une feuille de température où sont inscrits matin et soir : température, tension artérielle, pouls, ainsi qu'une fois par semaine le poids du malade. Cette feuille est le reflet de l'état de santé du malade.

Préparation médicamenteuse

Avant tout traitement, le malade doit être préparé pour réduire au minimum le risque de pathologies associées et la survenue d'effets secondaires toujours préjudiciables au succès du traitement. Quelle que soit la phase de la maladie, il faut déparasiter le malade et améliorer son état général. Les malades en 2e période doivent en plus être traités pour éviter l'apparition d'infections liées à la corticothérapie. Enfin, toujours pour les malades en 2e période, il faut prévenir l'apparition de convulsions.

Avant de traiter la maladie du sommeil, il faut que le malade ait un état général satisfaisant.

DÉPARASITAGE

Il se fait systématiquement, même si l'examen des selles ou du sang est négatif. La réaction au traitement de la THA, et/ou l'utilisation de corticoïdes, peut entraîner une multiplication des parasites présents dans l'organisme avec des conséquences redoutables (en particulier, si le malade a une anguillulose).

Contre les parasites intestinaux

Le traitement est le suivant :

– Zentel® ou Combantrin®, 1 comprimé en prise unique après un repas, pour un adulte ;

– Combantrin® sirop, 1 cuillère à café pour 10 kg de poids, chez un enfant.

Tout autre médicament anti-helminthique peut être utilisé à la place de ces derniers.

Contre le paludisme

La chloroquine (Nivaquine®) est le médicament le plus couramment utilisé :

– 1 comprimé par jour, 6 jours sur 7, pour un adulte durant tout le traitement ;

– 1,7 mg/kg/j de Nivaquine® sirop pour un enfant durant le traitement.

Tout autre antipaludéen peut être utilisé tel que la Savarine®. Le Fansidar® est contre-indiqué chez la femme enceinte, l'enfant de moins de 3 mois et les sujets allergiques aux sulfamides.

Vitaminothérapie et renutrition

L'état de santé du malade doit lui permettre de supporter le traitement, pour cela on lui donne des vitamines et une nourriture conséquente.

Les vitamines habituellement utilisées sont :
– chez l'adulte, Alvityl® en comprimés, 3 comprimés à croquer tous les matins pendant deux semaines ;
– chez l'enfant, il est plus pratique de donner de l'Hydrosol polyvitaminé Bon® en sirop à la dose d'une demi-cuillère à café par jour pour les moins de 2 ans et 2 cuillères à café par jour pour les plus de 2 ans.

Le fer permet de corriger les anémies. On peut donner :
– chez l'adulte, du Féfol® à la dose d'une gélule par jour pendant tout le traitement ;
– chez le nourrisson et l'enfant, du Fumafer® à raison de 1 à 4 cuillères-doses par jour.

L'alimentation doit être riche en protéines pour réduire les dénutritions.

Prévention des infections

La corticothérapie aggrave les infections existantes et peut favoriser une infection intercurrente. Il est indispensable de les traiter (ou de les prévenir) avant le début de la corticothérapie. Plusieurs antibiotiques peuvent être utilisés selon leur disponibilité et le type d'infection.

On peut prescrire une pénicilline comme l'Extencilline® :
– pour les adultes, 2 400 000 UI ;
– pour les adolescents, 1 200 000 UI ;
– pour les petits enfants, 600 000 UI.

Prévention des convulsions

Elle est indiquée surtout chez les malades devant être traités avec du mélarsoprol et débute deux jours avant la 1re série d'injections.

Habituellement, le médicament utilisé est le Gardénal® à la dose de 2 à 3 mg/kg/jour, soit, pour un adulte, 1 comprimé de 0,10 g/j.

Pour les enfants, on propose le Kaneuron® gouttes : 3 à 4 mg/kg/jour et X gouttes/jour pour les nouveau-nés.

Corticothérapie

Elle n'est indispensable que dans le cas d'un traitement par le mélarsoprol et débute deux jours avant la première série d'injections. Elle a pour effet de réduire le risque d'encéphalopathies.

La corticothérapie est une phase délicate du traitement préparatoire. Deux produits sont classiquement utilisés : le Cortancyl® en comprimés et le Diprostène® injectable. L'arrêt du traitement doit se faire de manière progressive. Le Cortancyl® se présente en comprimés dosés à 1 mg et 5 mg. C'est un médicament anti-allergique et anti-inflammatoire. La posologie est de 1 mg/kg/jour.

Le Diprostène® est un corticoïde retard en suspension injectable. Il a les mêmes indications anti-inflammatoire et anti-allergique que le Cortancyl®. Les contre-indications sont les mêmes que pour toute corticothérapie : état infectieux, affections mycosiques, etc. Sa posologie est simple : 1 ampoule par mois pour un adulte et 1/2 ampoule par mois pour les enfants. Les effets indésirables les plus sévères sont à craindre lors d'un traitement prolongé (3 à 6 mois).

Il n'est pas nécessaire de poursuivre l'administration des corticoïdes au-delà de la 3e semaine même si le traitement n'est pas terminé.

Les risques de la corticothérapie sont surtout :

– une rétention hydrosodée entraînant parfois une hypertension artérielle ;
– une hypokaliémie ;
– le réveil d'une infection latente.

Les conséquences de ces effets secondaires sont contrôlées par l'administration de potassium (1 comprimé par jour chez l'adulte et une cuiller à café par jour chez l'enfant) et par un régime sans sel pendant toute la durée du traitement.

Dans le cas précis du traitement au mélarsoprol, une injection unique de Diprostène® suffit, ce qui rend exceptionnels les effets secondaires, comme la rétention hydrosodée et le déficit en potassium. Ainsi, la supplémentation en potassium et le régime sans sel ne sont pas nécessaires. Cependant, la prévention des infections et le traitement des infections existantes sont toujours indiqués.

Traitement spécifique

COÛT DU TRAITEMENT ET PRODUCTION

Jusqu'à ces dernières années, le traitement de la THA était extrêmement onéreux, pouvant dépasser, avec le DFMO (eflornithine), les 2 000 US$ pour un homme de 60 kg ! Ces coûts prohibitifs et l'absence de débouchés commerciaux hors de l'Afrique intertropicale incitèrent les laboratoires à interrompre leur production. Mais grâce à l'intervention de l'OMS, un accord a été trouvé avec certaines entreprises de l'industrie pharmaceutique. La pentamidine, le mélarsoprol et l'eflornithine sont disponibles gratuitement, par l'intermédiaire de l'OMS, pour l'usage exclusif de la maladie du sommeil et ce, en quantité suffisante pour couvrir les besoins des cinq prochaines années. Pour ce qui est de la suramine et du nifurtimox, la gratuité n'est pas encore acquise mais les discussions se poursuivent et devraient aboutir.

Les demandes d'approvisionnement doivent être faites à l'OMS[10] par les gouvernements de pays d'endémie et par des organisations qui travaillent en association avec lesdits gouvernements. La gestion des stocks et l'envoi des médicaments sont assurés par Médecins sans frontières selon les instructions de l'OMS. Seuls les frais de transport et les droits de douane sont à la charge du pays destinataire.

PRINCIPES DU TRAITEMENT

Le traitement d'un malade en 1re période consiste, classiquement, en une série de 10 injections de pentamidine, qui n'est pas un dérivé arsénié, à raison d'une tous les deux jours. Les effets secondaires du traitement sont assez bénins. On peut donc

[10] OMS – CDS/CSR – 20, avenue Appia – 1211 Genève 27 – Suisse
Dr Jean Jannin – Janninj@who.int – Tél. (41) 22 791 3779 – Fax : (41) 22 791 4878

envisager de le faire dans un dispensaire ou une petite unité sanitaire. À l'inverse, le traitement de la 2e période est difficile, nécessitant une préparation médicamenteuse lourde, et ses effets secondaires peuvent être très graves. Il faut donc hospitaliser le malade, pendant toute la durée du traitement, dans une unité sanitaire équipée et dont le personnel est compétent.

Nous développons ici, successivement, les protocoles de traitement à la pentamidine, au mélarsoprol et au DFMO. Le lecteur trouvera en annexe 22 (p. 311) d'autres schémas thérapeutiques.

MODE D'ACTION DES MÉDICAMENTS

Pour comprendre le mode d'action des médicaments, il faut faire un rappel sur la biochimie des trypanosomes et plus particulièrement la glycolyse et la synthèse des polyamines.

Glycolyse

Elle joue un rôle majeur dans le métabolisme des kinétoplastes. Les trypanosomes n'ayant pas de cycle de Krebs, ils sont complètement dépendants de la glycolyse pour leur apport d'énergie libre. Les formes sanguicoles font une grande consommation de glucose dont 99 % sont excrétés sous forme de pyruvate. Les formes infectantes de l'insecte en font une consommation bien moindre. La glycolyse est donc une cible privilégiée pour une action thérapeutique. On a démontré qu'en les privant de glucose ou en inhibant la glycolyse, on tue les trypanosomes. Bien que l'action de la pentamidine, du mélarsoprol et du DFMO ne porte pas, ou peu, sur la glycolyse c'est une voie importante de recherche pour de nouveaux médicaments.

Synthèse des polyamines

Les polyamines sont indispensables pour la croissance et la différentiation cellulaire. Leur action a pour effet de :
– moduler la structure ribosomale ;
– diminuer la déformabilité membranaire ;
– stabiliser le cytosquelette en se liant aux phospholipides.

Les trypanosomes synthétisent un conjugué du glutathion et de la spermidine : le trypanothion (fig. 76). Celui-ci joue un rôle central dans le maintien d'un environnement réducteur intracellulaire. La diminution du taux de trypanothion peut réduire fortement les défenses anti-oxydatives des trypanosomes, ce qui leur est fatal.

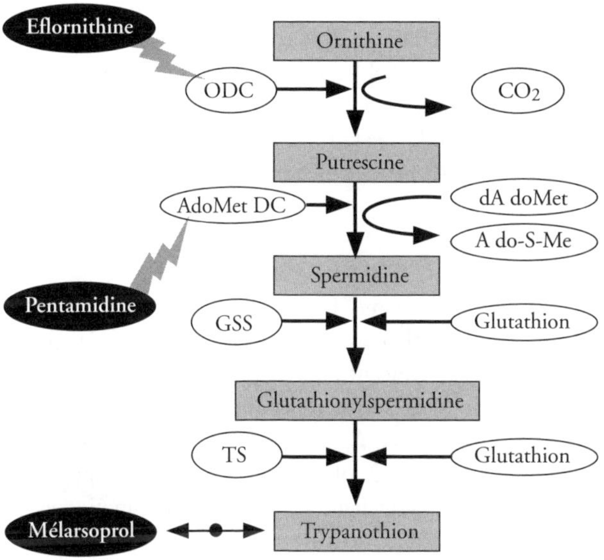

ODC = Ornithine décarboxylase
AdoMet = Adénosylméthionine
GSS = Glutathionspermidine synthétase
TS = Trypanothion synthétase

Figure 76
Synthèse des polyamines et cibles d'action des médicaments

Le DFMO agit en inhibant l'ornithine décarboxilase (ODC, premier niveau de la synthèse des polyamines) alors que le mélarsoprol agit en fin de synthèse, sur la trypanotione réductase. La pentamidine inhibe la synthèse des polyamines.

TRAITEMENT À LA PENTAMIDINE (LOMIDINE®, PENTACARINAT®)

La molécule

Cette molécule est destinée aux malades en 1re phase ou en 2e phase précoce. C'est une diamidine aromatique utilisée depuis 1937. Elle n'existe pas sous forme orale car son absorption digestive est extrêmement faible. Elle se présentait autrefois sous forme de méthane sulfonate en ampoules de 3 ml de soluté injectable à 4 % avec 40 mg de Lomidine® (Specia) base par ml. Elle se présente actuellement sous forme de pentamidine iséthionate lyophilisée (Rhône Poulenc).

Pharmacocinétique

La pentamidine se lie à l'ADN du trypanosome. En inhibant la synthèse des polyamines, elle détruit l'ADN mitochondrial dans le kinétoplaste. Il semble qu'elle inhibe également le Ca^{2+}-ATPase. La concentration plasmatique maximale est atteinte en une heure. Son élimination est très lente du fait de sa grande affinité pour les tissus : après une injection intraveineuse, elle est d'environ 12 jours avec une grande variation individuelle, allant de 7 à 48 jours. L'élimination par voie rénale est de 11 % ; 70 à 80 % des molécules s'attachent aux protéines plasmatiques. La pentamidine n'est pas prescrite dans le traitement des secondes phases car elle ne passerait pas la barrière méningée. Néanmoins, des études ont montré qu'on la retrouve, 6 à 8 heures après la dernière injection d'une série de 10, à une concentration de 2 à 4 nmol/l dans le LCR. C'est pourquoi, certaines équipes ont proposé de traiter les deuxièmes phases précoces avec ce produit.

■ ***La pentamidine est le traitement de choix de la 1re période. Elle peut être utilisée en 2e période précoce.***

Posologie et mode d'administration

La pentamidine iséthionate lyophilisée (Rhône Poulenc) est commercialisée par boîte de 10 ampoules de 200 mg ou de 5 ampoules de 300 mg. Dans 4 mg de pentamidine iséthionate, il y a 2 à 3 mg de pentamidine base.

Les ampoules sont diluées dans 5 ml d'eau distillée ou de sérum physiologique au moment de l'emploi. La posologie est de 4 mg/kg/jour, soit 1 ml pour 10 kg de poids et par injection (1 ml contient 40 mg de pentamidine) avec un maximum de 7,5 ml par injection (300 mg).

Deux voies sont possibles. Dans les deux cas, la dose à injecter est la même.

En intramusculaire, la pentamidine s'administre en IM profondes. Une ampoule diluée doit être utilisée immédiatement.

En perfusion, la dose journalière est diluée dans 250 ml de sérum glucosé ou de sérum physiologique. La durée de la perfusion ne doit pas être inférieure à une heure. Il est conseillé de la faire passer en deux heures. On fait une injection (ou perfusion) tous les deux jours : la cure complète est de 10 injections.

Effets secondaires

L'injection de pentamidine est douloureuse et peut entraîner localement un abcès stérile ou une nécrose. De façon plus générale, on peut observer une hypotension, des douleurs abdominales et/ou thoraciques, une hypersalivation, des vertiges et des nausées. En dehors de ces effets secondaires classiques, on a décrit :
– une néphrotoxicité modérée et réversible, dans plus de 20 % des cas traités ;
– une hypoglycémie, dans 5 à 40 % des cas ;
– plus rarement, une hyperglycémie, voire un diabète quelques mois après le traitement.

On observe parfois des arythmies ventriculaires (peut-être en rapport avec une diminution de la concentration sanguine en magnésium), des pancréatites et des convulsions.

Nausées, vomissements et anorexie

Plus de 24 % des malades les ressentent, en général, après les cinq premières injections.

L'administration de Primpéran® à la dose de 1 comprimé 3 fois par jour (ou 1 cuillère à café 3 fois par jour de Primpéran® sirop) atténue ces effets. Chez l'enfant, on l'utilise à la dose de 0,5 mg/kg/j, mais pour les enfants de moins de 6 mois, il vaut mieux utiliser le Vogalène® à la dose de 11 mg/kg/j.

Lipothymies, vertiges et hypotension

Contre ces effets secondaires on peut administrer de l'Heptamyl® (1 ampoule de 5 ml/jour pendant 5 jours pour les adulte) ou de l'Effortil® gouttes (X gouttes 3 fois par jour) jusqu'à l'arrêt des signes.

La dose journalière de pentamidine est diminuée si les effets secondaires deviennent insupportables pour le malade ; par exemple, au lieu de 6 ml par injection on n'administre que 5 ml.

En général, les effets secondaires s'arrêtent une semaine après la fin du traitement.

TRAITEMENT AU MÉLARSOPROL (MEL B, ARSOBAL®)

Le traitement au mélarsoprol ne peut en aucun cas être commencé sans avoir pris un certain nombre de précautions. Le jour où la corticothérapie est mise en route (deux jours avant le début du traitement), il faut systématiquement faire au malade une injection de pentamidine, injection dite de stérilisation, pour deux raisons :

– éviter une destruction massive et brutale des trypanosomes qui pourrait libérer une importante quantité de toxines parasitaires très nocives pour le malade ;

– protéger le centre de traitement qui reçoit fréquemment de nombreux malades et qui peut être situé dans une zone à tsé-tsé. Les glossines pourraient se contaminer en piquant des malades avant traitement et être à l'origine de la constitution d'un micro-foyer aux alentours.

La molécule

C'est un produit d'origine arsenicale. Il résulte de la combinaison du melarsen-oxyde (arsenical trivalent) et du BAL (British Anti Lewisite). Efficace à toutes les phases de la maladie, il est très toxique et se trouve impliqué dans la survenue d'encéphalites. Celles-ci surviennent chez 5 à 10 % des malades traités par le mélarsoprol et sont mortelles dans 10 à 50 % de ces cas.

On a observé ces dernières années une augmentation du nombre de rechutes après traitement (jusque-là, leur taux était de 2 à 5 %). Cette évolution est très inquiétante à double titre : on ignore si elle est due à une résistance du trypanosome et on ne dispose pas de traitement de substitution.

Pharmacocinétique

On a longtemps pensé que l'affinité du mélarsoprol pour les groupements sulfhydryl était responsable de son action toxique contre les trypanosomes. Des études récentes ont montré que le mélarsoprol se lie au trypanothion qui remplace le glutathion chez les trypanosomes africains. Ce complexe est un inhibiteur de la trypanothion réductase.

Le mélarsoprol est peu éliminé par les urines (environ 20 % de la dose injectée) et les matières fécales. Six jours après la dernière injection, seulement 85 % du mélarsoprol est éliminé. Aussi pour prévenir cette accumulation dans le corps, les cures ne doivent pas excéder trois ou quatre injections ; une dose maximale admissible a été déterminée.

La concentration plasmatique du mélarsoprol atteint 2 à 4 mg/ml 24 h après l'injection et se trouve encore à plus de 0,1 mg/ml au bout de 120 h. Dans le LCR, sa concentration varie d'un individu à l'autre avec un maximum à 260 mg/ml et un minimum en dessous du seuil de détection.

■ ***Le mélarsoprol est le médicament privilégié de la deuxième période.***

Posologie et mode d'administration

Le mélarsoprol se présente en ampoules de 5 ml de propylène glycol contenant 180 mg de mélarsoprol, soit 36 mg/ml. La durée de conservation est d'environ quatre ans, même à la température ambiante.

Le mélarsoprol précipite dans l'eau. Il faut donc veiller à ce que seringues et aiguilles soient parfaitement sèches.

Il existe deux protocoles. Celui de Neujean qui consiste en une à trois séries de trois injections selon le nombre de cellules présentes dans le LCR et celui qui préconise une à trois séries de quatre injections en fonction des analyses du LCR. Le premier est généralement utilisé en Afrique centrale et orientale, alors que le deuxième est surtout utilisé en Afrique occidentale.

Les risques d'encéphalopathies sont diminués par un étalement des doses de mélarsoprol associé à une corticothérapie. De ce fait, quel que soit le protocole retenu, il faut surveiller la clinique et ne pas hésiter à étaler les doses de mélarsoprol. Nous donnons ici le protocole utilisé en Afrique de l'Ouest.

La posologie maximale est de 3,6 mg/kg/j (ou 1 ml/10 kg/j) à atteindre de manière progressive en trois jours. Cependant, la dose maximale par jour ne doit pas dépasser 180 mg (5 ml) de mélarsoprol, quel que soit le poids du patient. L'administration se fait par voie intraveineuse stricte associée à une corticothérapie.

La posologie totale est atteinte en trois jours selon le schéma thérapeutique suivant :
– J1 - 1/3 de la dose totale ;
– J2 - 2/3 de la dose totale ;
– J3 - dose totale (180 mg maximum) ;
– J4 - dose totale (180 mg maximum).

Le schéma thérapeutique adopté dépend ensuite de la période de la maladie :
– pour les malades en P1 : 1 série de 4 injections ;
– pour les malades en P2 : 3 séries de 4 injections espacées de 10 jours ;
– pour les cas de rechute : 4 séries de 4 injections.

Pour les cas de résistance absolue à l'arsobal, le DFMO est le médicament indiqué.

Il est difficile de maintenir un malade hospitalisé pendant un à deux mois, surtout si son état s'améliore nettement. Il convient donc de sensibiliser les accompagnateurs pour éviter un abandon prématuré.

Effets secondaires

Les principaux effets secondaires sont donnés ci-dessous.

Fièvres isolées

Elles surviennent dans les 8 heures qui suivent les premières injections. Des hyperthermies durant 6 à 18 heures seraient dues à une lyse des trypanosomes. Elles s'accompagnent de céphalées, de courbatures et de douleurs articulaires. L'administration d'anti-inflammatoires et d'anti-pyrétiques du type acide acétylsalicylique (Aspégic®, Catalgine®) les soulage rapidement.

Phlébites et réactions cutanées

Les lésions de nécrose seraient dues au propylène glycol qui sert de solvant au mélarsoprol. La fuite de mélarsoprol dans les tissus entraîne la création d'une escarre. C'est pourquoi, l'injection doit se faire en intraveineuse stricte.

Les phlébites sont des inflammations sclérosantes des veines causées par les injections répétées dans les mêmes veines au cours du traitement. La prévention consiste donc à s'abstenir de faire les injections toujours dans les mêmes veines.

Les réactions cutanées sont dues à une allergie au mélarsoprol. Elles sont responsables de dermites exfoliatives qui se manifestent par des démangeaisons, des éruptions cutanées et des desquamations. Elles sont accompagnées de fièvres et peuvent être compliquées de lésions de grattage.

Le traitement et la prévention consistent à administrer un anti-histaminique et un anti-pyrétique avant chaque injection. Parmi les médicaments les plus utilisés, on peut citer le Teldane® (2 comprimés en une ou deux prises avant chaque injection chez l'adulte et, chez l'enfant, 1 cuillère/mesure de suspension buvable par 10 kg de poids) et l'Aspégic® (1 à 2 g par jour chez l'adulte, 30 à 50 mg/kg/j chez l'enfant) ; tous les autres produits analogues sont efficaces.

Encéphalopathie arsenicale

L'encéphalopathie est une complication grave du traitement des secondes périodes avec le mélarsoprol. Il faut :
– la prévenir par une corticothérapie ;
– être attentif à l'apparition des premiers signes ;
– agir immédiatement par un traitement approprié.

Elle serait d'origine auto-immune. Parmi les facteurs de risque incriminés, il faut signaler la présence de trypanosomes dans le LCR, l'augmentation de la cytorachie et l'absence de trypanosomes dans le sang et les ganglions. Malgré le terme « encéphalopathie arsenicale », la toxicité directe du mélarsoprol ne semble pas être la cause des accidents observés. Quoi qu'il en soit, le taux d'encéphalopathies est significativement moins élevé chez les patients traités par l'association mélarsoprol/corticoïdes que chez ceux traités par le seul mélarsoprol.

Les encéphalopathies surviennent dans 5 à 10 % des cas. Elles peuvent commencer par une obnubilation, avec détérioration progressive de l'état de conscience ou, de façon inattendue, par une chute brutale et des convulsions, la perte de conscience finissant rapidement dans le coma profond. Elles peuvent également débuter par des signes cliniques non spécifiques tels que des céphalées, une anorexie et des vomissements. Devant toute réaction anormale chez un sujet traité par le mélarsoprol, ce diagnostic doit être envisagé. Sans traitement rapide, la mort survient : il faut donc intervenir immédiatement par un protocole de soins précis.

Le traitement doit être prompt et bien conduit. Il comprend la lutte contre l'œdème cérébral et la lutte contre les convulsions. L'adjonction d'adrénaline donnerait de bons résultats. L'encéphalopathie peut se compliquer d'un problème hémorragique, qu'il faut prévenir, ou d'une déshydratation.

Lutte contre l'œdème cérébral

On le traite par du Manitol® à 20 % (150 cc) en perfusion rapide pendant 15 à 20 min, suivi de Manitol® à 10 % en perfusion lente (500 ml). À défaut, on peut utiliser du glucosé isotonique à la dose de 500 ml en perfusion lente.

Ce traitement peut être complété par des diurétiques si l'œdème cérébral persiste malgré le Manitol®. On injecte 1 ampoule de Lasilix®, matin et soir, tout en contrôlant la pression artérielle. L'administration de Lasilix® n'est conseillée que pour une durée de 24 heures seulement (20 mg x 2 par jour).

Lutte contre les convulsions

Le traitement des convulsions comporte un anxiolytique et une ampoule de Valium® diluée dans une perfusion de 250 ml de glucosé isotonique.

Si les convulsions sont très violentes, une autre ampoule peut être faite directement par la tubulure de la perfusion (intraveineuse directe très lente, 1 minute par ml).

Chez l'adulte, la posologie est de 1 mg/kg et par 24 heures sans dépasser 30 mg par 24 heures afin d'éviter les troubles respiratoires. Chez l'enfant et le sujet âgé, la posologie est divisée par 2.

En outre, on peut administrer un anticonvulsivant : chez l'adulte, du Gardenal® en intramusculaire à raison d'une ampoule (2 cg) par jour et chez l'enfant, du Kaneuron® gouttes, à la dose de X gouttes par jour, ou, si la voie orale n'est pas possible, Gardénal® en intramusculaire ou en sous-cutané à la dose de 10 à 20 mg/j pour les enfants de 12 à 30 mois et 20 à 40 mg/j suivant l'âge entre 30 mois et 15 ans.

L'administration de glucocorticoïdes est indispensable. On utilise le Soludécadron® en intraveineuse directe à la dose de charge de 50 mg, puis 8 mg toutes les 2 heures de J1 à J3 et 4 mg toutes les 4 heures de J4 à J8 ; la posologie est ensuite diminuée par palier de 4 mg par jour.

Prévention des risques hémorragiques

Il faut également un traitement d'appoint pour diminuer ou contrôler les foyers hémorragiques. On peut utiliser, au choix :

– Hydergine®, 3 ampoules deux fois par jour en perfusion lente pendant 24 heures ;

– Dicynone®, 3 ampoules trois fois par jour en perfusion lente pendant 24 heures.

Traitement des déshydratations

En cas de déshydratation (sécheresse des lèvres, persistance des plis cutanés abdominaux après pincement, hypotension artérielle), il faut un apport hydrique dont le volume dépend du degré de déshydratation. Chez le jeune enfant et le nourrisson, on perfuse dans les 4 à 6 premières heures un volume égal à la moitié de la perte de poids et l'autre moitié dans les 20 heures suivantes, additionné des besoins quotidiens. On peut utiliser une perfusion de Ringer lactate, ou, à défaut, une perfusion de sérum salé isotonique à 0,9 % et de sérum bicarbonate à 1,4 % ou de glucosé isotonique à 5 %. On ajoute 1 gramme de chlorure de potassium par jour dans la perfusion de sérum salé isotonique. Dans le glucosé à 5 % on ajoute, en extemporané, pour 1 litre :

– 3 g de NaCl ;

– 1,5 g de KCl ;

– 1,5 g de gluconate de calcium.

Cette préparation de glucosé est commercialisée sous le nom de B27.

En cas de coma prolongé (plus de 24 heures), il faut compléter les perfusions par 500 ml par jour de glucosé hypertonique à 30 % jusqu'à la sortie du coma.

Soutien cardio-vasculaire

Il semble que l'adrénaline aide au traitement de l'encéphalopathie arsenicale. Elle est prescrite à raison de 1 mg en injection sous-cutanée toutes les heures pendant les 6 premières heures puis toutes les 4 heures. L'adrénaline ne peut être donnée qu'après rétablissement de la volémie.

TRAITEMENT AU DIFLUORO-MÉTHYL-ORNITHINE (DFMO, ORNIDYL®)

La molécule

Initialement utilisé dans les affections néoplasiques, le DFMO est actuellement un médicament de choix dans la seconde phase de la THA, mais du fait de son coût extrêmement élevé, il est réservé aux cas de rechute.

■ ***Le DFMO est le médicament préférentiel des 2e périodes en rechute.***

Son nom chimique est 2 – (difluoromethyl) - DL - ornithine monohydrochloride monohydrate de formule $C_6H_{12}F_2N_20_2.HCl.H_2O$. C'est une poudre cristalline soluble dans l'eau.

Pharmacocinétique

Le DFMO est un inhibiteur irréversible de l'ornithine décarboxylase, enzyme clé de la biosynthèse des polyamines nécessaires à la croissance des cellules. Il agit donc comme cytostatique, c'est-à-dire en bloquant les enzymes essentielles à la prolifération des trypanosomes.

Le DFMO entraîne une forte baisse de la synthèse de macromolécules, y compris celles des antigènes variants de surface. Rendus incapables de synthétiser de nouveaux variants antigéniques, les trypanosomes sont détruits. De plus, le DFMO favoriserait l'action du mélarsoprol et pourrait donc être utilisé en synergie avec celui-ci.

Son élimination est rapide. Environ 80 % de la dose administrée est éliminée inchangée dans les urines et la demi-vie de l'élimination plasmatique est de 3 heures. Il est donc nécessaire de bien vérifier la fonction rénale avant d'utiliser ce produit.

Posologie et mode d'administration

Le DFMO est un médicament très efficace dont le taux de réussite avoisine les 90 %.

Il ne s'utilise que sous forme injectable et se présente en ampoules de 20 ml dosées à 100 mg/ml et en flacons de 50 ml dosés à 200 mg/ml. La posologie retenue chez l'adulte est de 400 mg/kg/j répartis en quatre perfusions, soit une perfusion de

100 mg/kg toutes les 6 heures pendant 14 jours. Chez l'enfant, le produit s'éliminant plus vite, la dose doit théoriquement être calculée en fonction de la surface corporelle sur la base de 4 g par m^2.

Le produit est hypertonique. Il faut donc le diluer dans de l'eau stérile à usage parentéral (USP). Si on utilise une présentation dosée à 200 mg/ml, on obtient une solution à 10 % de tonicité plasmatique en mélangeant 1 part de DFMO à 4 parts d'eau stérile USP. Avec la présentation dosée à 100 mg/ml, le rapport est de 1 à 2. Les perfusions doivent passer en un minimum de 45 minutes. Durant cette perfusion, il ne faut administrer aucune autre drogue par voie intraveineuse.

Pour diminuer les coûts, la tendance actuelle des expérimentations est de réduire le nombre de perfusions par jour et la durée du traitement. On peut ainsi proposer la dose journalière en deux perfusions pendant 7 jours. Ce schéma efficace ne permet que de diminuer les dépenses par deux.

En cas de troubles rénaux, il faut ajuster les doses pour compenser la diminution de l'excrétion rénale. On se base sur la clairance de la créatinine. Par l'équation de Cockcroft, on peut, grâce à la créatinémie dont la normale est de 0,5 à 1,4 mg/l, estimer la clairance de la créatinine dont la normale est de 100 à 120 ml/mn.

Chez l'homme,

$$\text{Clairance créatinine} = \frac{\text{Poids (en kg) x 140 – âge (en années)}}{\text{72 x créatinémie (en mg/dl)}}$$

Chez la femme, on multiplie ce résultat par 0,85.

Effets secondaires

Le DFMO n'est pas un médicament anodin, mais on ignore sa part de responsabilités dans les complications constatées. Ainsi, on dénombre 4 % de décès, pendant ou juste après le traitement, sans pouvoir établir s'ils sont dus au DFMO ou à l'évolution de la maladie elle-même.

Les effets secondaires sont plutôt modérés et réversibles, les principaux sont hématologiques. Ce risque, non négligeable en cas de traitement prolongé, implique une surveillance des éléments figurés du sang. La diminution des doses prescrites et l'arrêt du traitement doivent être décidés en tenant compte de la réponse à ce même traitement et de la sévérité des troubles constatés.

Il existe un risque tératogène démontré sur des animaux de laboratoire. Le DFMO ne doit donc être prescrit, chez la femme enceinte, que si le bénéfice attendu justifie le risque que l'on fait courir au fœtus. On ne sait pas si le DFMO passe dans le lait maternel, de même on connaît mal la toxicité pour le nourrisson et l'enfant. Il est donc conseillé soit de ne pas allaiter l'enfant pendant le traitement, soit de différer celui-ci jusqu'à la fin de l'allaitement. Là aussi la décision doit être prise en fonction du bénéfice attendu.

Le DFMO n'est pas conseillé chez les enfants de moins de 13 ans à cause des doses souvent élevées qui lui sont prescrites si l'on ne tient pas compte de sa surface corporelle et surtout des difficultés rencontrées dans les perfusions : enfants agités, veines difficiles à trouver, etc.

Nous donnons ci-dessous la fréquence constatée des effets secondaires :

– troubles hématologiques :
  - anémies (55 %) ;
  - leucopénies (37 %) ;
  - thrombocytopénies (14 %).

– convulsions arrêtées par une simple injection de Valium® (8 %) ;

– diarrhées (9 %) ;

– vomissements (5 %) ;

– troubles auditifs (5 %) ;

– alopécies (3 %) ;

– anorexies (2 %) ;

– œdèmes faciaux (2 %).

La surveillance hématologique doit comprendre : N.F.S. (dont une numération plaquettaire), hématocrite et taux d'hémoglobine. Ce bilan doit être fait avant traitement, puis deux fois par semaine pendant le traitement et, enfin, une fois par semaine après traitement jusqu'à ce que les valeurs se soient normalisées. On peut ainsi corriger rapidement les désordres hématologiques.

Si cela est possible, il faut effectuer un audiogramme en cas de troubles auditifs.

Suivi post-thérapeutique

Une fois le malade traité, il faut effectuer un certain nombre de contrôles avant de le déclarer guéri. Ces contrôles reprennent les examens pratiqués pour le dépistage et le diagnostic (examen clinique, CATT, recherche de trypanosomes dans le sang, analyse du LCR). Ils doivent, *a priori*, être réalisés dans ou par le centre qui a traité le malade.

La difficulté réside dans l'interprétation de ces contrôles. Le CATT peut mettre un à deux ans pour se normaliser. Il en est de même de la leucorachie : la persistance de valeurs élevées, au bout de six mois, n'est pas synonyme d'échec thérapeutique.

L'échec thérapeutique peut avoir diverses causes : traitement insuffisant, mauvaise diffusion du produit, mauvaise qualité du produit, résistance au médicament, etc. La résistance du trypanosome vis-à-vis du mélarsoprol est fortement suspectée, mais n'a pas encore été formellement démontrée. Ces échecs thérapeutiques surviennent dans 2 à 5 % des cas. Dans certains foyers (en particulier, en Ouganda et en Angola), ils peuvent dépasser 20 %. Mais l'échec thérapeutique n'est pas la seule cause de rechute. Il peut s'agir également d'une recontamination à partir d'une glossine infectée. Il est en effet vraisemblable que le malade en revenant chez lui retrouve les mêmes conditions de transmission.

Pour déclarer guéri un malade, il faut qu'après deux ans de contrôles périodiques les résultats de tous les examens pratiqués se soient normalisés. Nous donnons ci-dessous la liste de ces examens :

- examen clinique ;
- contrôles sanguins sérologiques et parasitologiques :
  - numération cellulaire ;
  - CATT ;
  - CTC, QBC, mAEC ou, à défaut, goutte épaisse ;
- en cas d'adénopathies, elles sont ponctionnées ;
- LCR :
  - numération cellulaire ;
  - double centrifugation (recherche de trypanosomes) ;
  - dosage des protéines.

Les résultats de chaque contrôle doivent être notés dans le dossier d'hospitalisation (annexe 25, p. 316). Le contrôle à la sortie du traitement est très important pour deux raisons :

– il sert de référence pour les suivants ;

– si, à cette occasion, des trypanosomes ont été mis en évidence dans le LCR, on se trouve en présence d'un traitement insuffisant ou d'une résistance au produit utilisé.

Par ailleurs, la fréquence des contrôles est la suivante :

– à la sortie après traitement ;

– 3 mois après traitement ;

– 6 mois après traitement ;

– 12 mois après traitement ;

– 18 mois après traitement ;

– 24 mois après traitement.

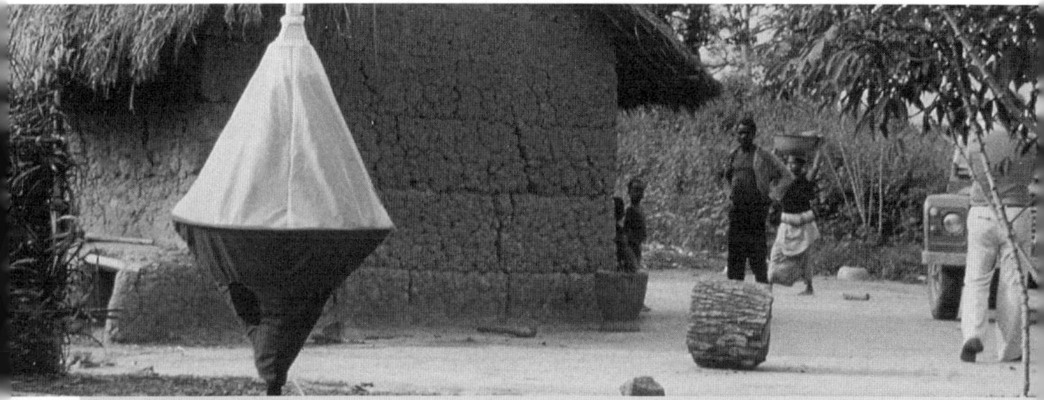

La lutte antivectorielle

La lutte contre le vecteur de la maladie du sommeil, la glossine, a longtemps été négligée par les responsables de la Santé. Durant des décennies, on a pensé que le diagnostic et le traitement des malades suffisaient pour vaincre l'endémie : cette idée persiste encore, malheureusement. Il est vrai que les grandes campagnes de dépistage menées au début du vingtième siècle, notamment par Jamot, pouvaient laisser croire que les équipes mobiles représentaient le meilleur système. De plus, les techniques de lutte contre la mouche tsé-tsé étaient soit peu performantes, soit très onéreuses, soit les deux à la fois.

À titre d'exemple, on rappellera la prophylaxie agronomique.

Appliquée du temps de la colonisation, cette méthode exigeait une main-d'œuvre importante pour déboiser et débroussailler. On pouvait parvenir à éliminer totalement le vecteur en zones de savane mais les risques d'érosion du sol étaient importants. En forêt, l'élimination de la glossine était impossible : la surface boisée était si importante qu'on ne pouvait défricher une grande superficie ; les travaux de prophylaxie agronomique n'aboutissaient alors qu'à faire légèrement reculer le front des glossines. Celles-ci pouvaient continuer à piquer l'homme, donc à transmettre la maladie, par exemple au niveau des rizières installées sur les cours d'eau défrichés.

D'autres techniques, plus sophistiquées, reposaient sur les pulvérisations d'insecticide. Ces pulvérisations pouvaient se faire au sol, par des hommes portant des pulvérisateurs, par avion ou encore par hélicoptère.

Dans les deux cas, le coût de la lutte était élevé et sa réussite dépendait des conditions climatiques. En savane, durant la période sèche, l'élimination (provisoire) de la glossine pouvait être obtenue ; en forêt et dans toutes les régions pluvieuses, la **rémanence** de l'insecticide était trop faible pour réduire la densité des glossines. En outre, on s'est aperçu que les projections d'insecticides dans les cours d'eau étaient nocives pour la faune aquatique, notamment les poissons.

Ainsi, peu de campagnes de lutte antivectorielle ont été réalisées dans les foyers de maladie du sommeil. Et pourtant elles auraient pu aider à vaincre la maladie plus rapidement et à moindres frais.

En effet, le cycle du trypanosome passe par trois éléments : l'homme, à la fois hôte de la glossine et réservoir de parasites, la glossine qui transmet le parasite et le réservoir animal (porcs ou antilopes) abritant le trypanosome et favorisant sa dissémination par l'intermédiaire de la tsé-tsé qui se nourrit sur eux. Le vecteur a donc deux moyens de s'infecter soit en piquant l'homme, soit en piquant certains animaux. Si on parvient à soigner l'homme malade, il est plus difficile, voire impossible, de traiter les animaux, notamment les animaux sauvages. La seule façon d'interrompre le cycle de transmission est d'éliminer le maillon intermédiaire, la glossine.

Faits importants pour la lutte

Le mâle et la femelle sont tous les deux **hématophages** et leur capacité vectorielle est à peu près la même.

Une fois infectée, la glossine le reste toute sa vie et peut infecter une personne saine chaque fois qu'elle se nourrit (tous les 1, 2 ou 3 jours) ou même par repas interrompu (la glossine, dérangée au moment de la piqûre, s'envole, va piquer la personne la plus proche et contamine donc deux personnes).

Seule la glossine ténérale est capable de s'infecter lors de son premier repas de sang.

La glossine se déplace peu spontanément, mais suit l'homme et les animaux dans leurs déplacements ; parfois elle peut voler sur plusieurs kilomètres en quelques jours. Dans les deux cas, elle disperse le trypanosome.

La glossine peut vivre plus de trois mois.

En savane, la transmission a lieu dans certains points bien identifiables ; en forêt, la transmission peut avoir lieu partout, mais principalement dans des sites à haut risque. Ces sites sont de quelques types seulement, mais sont extrêmement nombreux.

- ***Il faut tuer les glossines des deux sexes.***
- ***Il faut rapidement éliminer les vieilles glossines.***
- ***Il faut aussi éliminer les jeunes glossines.***
- ***Il faut limiter les déplacements des tsé-tsé pour protéger la zone de lutte.***
- ***Il faut une technique de lutte efficace dans le temps.***
- ***La technique de lutte doit atteindre tous les sites de transmission, même les moins accessibles.***

OBJECTIFS DE LA LUTTE

Les objectifs de la lutte antivectorielle sont clairs :
– arrêter la transmission du trypanosome par la glossine infectée à l'homme en éliminant, ou en tentant d'éliminer, la totalité des tsé-tsé qu'elles soient ou non porteuses de parasites ;

– maintenir cette situation pendant le temps nécessaire aux équipes médicales pour identifier et soigner tous les malades en étant certain que les personnes déclarées saines lors des visites ne seront pas contaminées à leur tour dès qu'elles seront revenues chez elles ;

– éviter que les malades traités, donc guéris, ne soient à nouveau contaminés lorsqu'ils reviennent sur les lieux où ils ont contracté la maladie la première fois ;

– arrêter la transmission du trypanosome par la glossine aux animaux et ainsi favoriser l'assainissement du réservoir animal. Cet assainissement peut être direct grâce à la guérison spontanée de l'animal ; il peut être indirect quand les animaux sont sacrifiés pour l'alimentation humaine (abattage, chasse).

■ ***Dans tous les cas, la lutte antivectorielle accélère la disparition de l'endémie et réduit les coûts même si, apparemment, elle représente une dépense supplémentaire.***

La lutte antivectorielle a été mieux comprise par les responsables de la lutte contre les trypanosomoses animales : des campagnes de lutte antivectorielle ont depuis longtemps été entreprises car elles étaient rentables. Dans l'état actuel de nos connaissances et des moyens disponibles, en aucun cas l'éradication ne sera atteinte. Aucune **barrière**, naturelle ou artificielle, ne peut empêcher l'invasion des zones traitées par des tsé-tsé venues de l'extérieur.

Les responsables et la population doivent en être avertis : il ne s'agit nullement d'un échec, cependant toutes les dispositions devront être prises pour assurer la surveillance du foyer et éviter le retour à la situation antérieure.

■ ***Tôt ou tard dans un foyer où a été menée la lutte antivectorielle, les populations de glossines se réinstalleront.***

STRATÉGIES

Il existe quelques principes à respecter pour lutter contre les glossines, mais il n'y a pas de recette stricte : techniques et protocoles doivent être choisis et adaptés selon les conditions du foyer à assainir. Nous donnons dans ce manuel le mode d'emploi général de la lutte antivectorielle, en particulier du piégeage, en attirant l'attention du responsable sur le fait qu'il devra lui-même apporter les modifications et les améliorations qu'il juge nécessaires en fonction de ses observations personnelles.

Délimitation de la zone

■ ***La délimitation de la zone de lutte antivectorielle revient aux équipes médicales.***

La lutte antivectorielle ne peut être couronnée de succès qu'à la condition qu'elle soit appliquée :

– sur la totalité de la zone à forte **endémicité** (pour éliminer les glossines infectées et empêcher les ténérales de venir s'infecter sur les malades qui pourraient y subsister encore) ;

– sur une couronne périphérique (une « barrière ») suffisamment large pour limiter la réinvasion de la zone centrale (fig. 77).

Pendant les prospections, les équipes médicales doivent identifier, si possible, tous les malades, les replacer dans leur habitat et dresser une carte de la **prévalence** ou simplement de leur répartition, qui permettra au responsable de la lutte contre le vecteur d'établir son plan d'intervention.

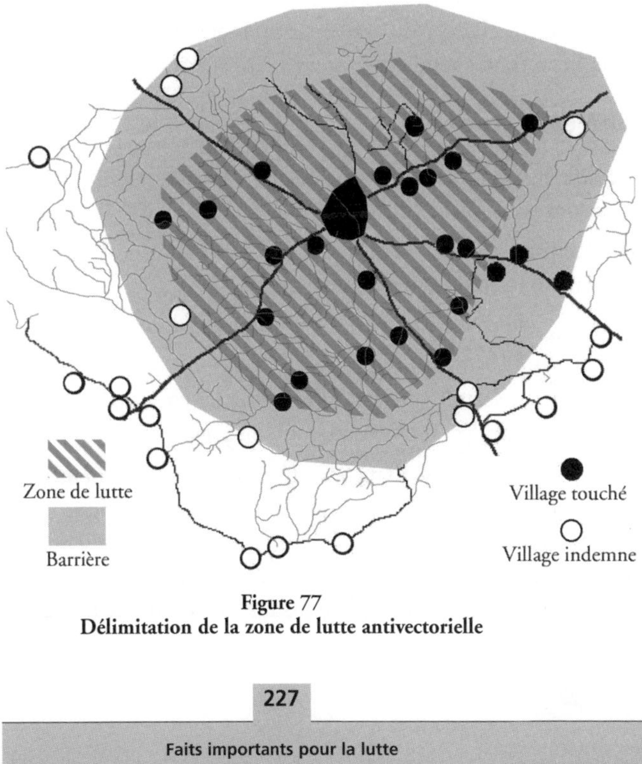

Figure 77
Délimitation de la zone de lutte antivectorielle

Faisabilité

Une campagne de lutte antivectorielle doit utiliser une ou plusieurs techniques réalisables dans le foyer. Il est risqué de vouloir utiliser, sans essai préalable ou sans expertise, une méthode, ou une stratégie, qui a pu réussir ailleurs.

À titre d'exemple, on peut comparer la zone de savane et la zone forestière. Dans la première, l'habitat humain est regroupé en villages avec des zones de cultures périphériques ; dans la seconde, l'habitat se répartit entre les villages et les campements de culture disséminés dans de vastes zones de plantations, parfois éloignées du village. Les modalités de la transmission sont aussi fondamentalement différentes. En savane, la transmission peut se faire aux alentours du village, en quelques points seulement, sur le ruisseau ou la rivière proche ; en forêt, elle a lieu pratiquement partout mais surtout aux points d'eau, près des ruisseaux, dans les rizières et bien sûr au campement.

En zone de savane, on pourrait aisément utiliser des pulvérisations aériennes qui sont totalement inopérantes en zone de forêt. Dans ces deux régions, si on utilise la technique du piégeage, le protocole ne sera pas forcément le même. En savane, une équipe de professionnels peut se charger du traitement des galeries forestières ; en forêt, la multitude de points à traiter rend cette stratégie irréaliste.

Rapidité et efficacité

Une campagne de lutte doit être lancée rapidement dès que l'existence d'un foyer est mise en évidence. Les raisons sont multiples et évidentes :

– la glossine maintient la transmission tant que rien n'a été entrepris pour l'éliminer, ce qui se traduit par l'augmentation du nombre de malades ;

– la santé des malades se dégrade chaque jour et, sans diagnostic donc sans soins, la mort est inévitable ;

– l'attente, aggravant la situation, accroît aussi les difficultés et les coûts (extension de la zone endémique et, pour les malades, augmentation des risques liés au traitement).

La rapidité s'exprime aussi en termes de résultats. La technique utilisée doit entraîner une réduction spectaculaire des populations de glossines. L'effet est bénéfique sur la participation des communautés rurales avec une amélioration du taux de présentation aux visites médicales et une augmentation des chances de découvrir un maximum de malades. En outre, on obtient l'arrêt précoce de la transmission, d'où une réduction du nombre de malades et des frais occasionnés.

Respect de l'environnement

Toute technique de lutte visant un vecteur doit respecter l'environnement. Cela élimine évidemment tout protocole basé sur la destruction de la végétation et de la faune et réduit la possibilité de pratiquer des pulvérisations d'insecticides. Il n'est pas inutile de rappeler que presque partout la faune aquatique d'eau douce (poissons, crustacés, coquillages) est une source de nourriture importante pour l'homme. Sa destruction peut engendrer des pénuries ; en outre, sa contamination par des produits toxiques peut être à l'origine de problèmes sanitaires graves.

Modicité des coûts

Les crédits disponibles pour la santé humaine sont, toujours et partout, très réduits. La mise en place d'un protocole de lutte doit tenir compte de ce facteur : la technique préconisée doit être compatible avec les ressources financières disponibles ; le protocole doit utiliser toutes les possibilités et ressources locales (humaines et logistiques) ; le calendrier des activités doit être conçu de façon à optimiser le rendement et l'efficacité des personnes dans leurs différentes activités.

EN ZONE DE SAVANE

La lutte en zone de savane reste relativement simple. La population est généralement regroupée en villages : quel qu'en soit le type – classique, en quartiers ou dispersé – ils sont la plupart du temps recensés, cartographiés et accessibles. Les gîtes à glossines sont soit de type linéaire comme les galeries forestières, soit, dans quelques cas, totalement isolés comme les bois sacrés ou les plantations de manguiers. L'ensemble de la population villageoise est soumise au risque mais ce risque est maximal dans certains points bien localisés : points de baignade (très fréquentés par les jeunes), points de lavage ou de lessive utilisés par les femmes, sites d'accostage des pirogues de pêcheurs, gués et ponts. Même si les glossines ont tendance à circuler le long des galeries forestières, elles sont généralement stabilisées au niveau de ces endroits (car les hôtes y sont accessibles en permanence).

■ ***La stratégie consiste à lutter, le long de tous les cours d'eau, sur une distance égale à la zone fréquentée par l'ensemble des villages du foyer avec, de part et d'autre, un prolongement pour créer une barrière devant limiter la réinvasion.***

La stratégie de lutte sera appliquée pour chaque village inclus dans la zone du foyer de façon à assainir l'ensemble du réseau hydrographique.

EN ZONE DE FORÊT

Le milieu forestier est, sur tous les plans, beaucoup plus complexe que la savane :

– le régime des pluies est souvent un facteur limitant pour toutes les techniques utilisables ; la période la plus favorable de l'année est celle où il pleut le moins ;

– la population est souvent composée d'individus venant de divers horizons (nationaux et/ou étrangers) aux comportements et mentalités différents, avec un habitat généralement très dispersé, ni recensé, ni cartographié ;

– la transmission peut se faire partout mais les zones à très haut risque sont toujours les zones humides, ce qui représente une multitude de gîtes à traiter.

La délimitation du foyer est difficile pour toutes ces raisons, surtout à cause de la dispersion et de l'inaccessibilité de l'habitat. La lutte, elle aussi, est compliquée par l'étendue du territoire à couvrir et la multiplicité des sites à traiter, sites que personne ne peut connaître à part ceux qui les fréquentent.

Cette application devra, là encore, déborder largement sur une couronne périphérique, généralement identique sur tous les plans à la zone d'endémie, pour servir de barrière.

■ ***Tous les sites de transmission doivent être obligatoirement traités sous peine d'échec : le protocole choisi doit permettre d'appliquer la technique la mieux adaptée.***

Techniques

Les contraintes de la lutte antivectorielle ont déjà été mentionnées : faisabilité, efficacité, rapidité, innocuité, modicité des coûts. À l'heure actuelle, peu de techniques répondent à ces critères.

Il est désormais inutile de penser utiliser le déboisement, le débroussaillage, toutes les atteintes à la végétation : nous avons déjà mentionné leurs méfaits et leur inefficacité en forêt.

Les méthodes biologiques sont inefficaces, donc sans intérêt.

On ne peut davantage envisager les méthodes génétiques, en principe inoffensives pour l'environnement, mais qui demandent à être améliorées pour être vraiment **efficientes.** Il convient quand même de rappeler que la lutte contre les trypanosomoses du bétail par lâchers de glossines mâles stériles a remporté quelques succès, mais après avoir utilisé une technique complémentaire pour abaisser les densités de glossines.

Les **pulvérisations d'insecticides** sont efficaces sous climat sec, ce qui exclut la forêt. Par voie terrestre, elles sont longues et très onéreuses car elles exigent un personnel et des moyens logistiques importants (véhicules et appareils). Par voie aérienne, elles sont, en principe, moins coûteuses, mais ne peuvent pas non plus être adoptées car la plupart des pays ne disposent pas des avions ou hélicoptères nécessaires, ce qui oblige à faire venir à grands frais des équipes spécialisées d'Europe ou d'Amérique. Signalons aussi qu'elles sont inopérantes en zone de forêt et que de toutes les façons, dans les deux cas, les risques de pollution sont importants.

■ ***Pour lutter contre les glossines vectrices de la maladie du sommeil, il ne reste en fait que le piégeage.***

PRINCIPE DU PIÉGEAGE

Le piégeage doit être considéré comme un traitement hypersélectif, rémanent, d'application rapide sur une vaste étendue, sans risque de pollution.

■ Hypersélectif : le système de piégeage n'est placé que dans les sites à risque contrairement aux autres techniques, comme les pulvérisations, qui traitent l'ensemble des gîtes.

■ Rémanent : le piégeage, une fois installé, a une action très prolongée dans le temps à condition qu'un minimum d'entretien soit assuré.

■ Rapide : le matériel peut être rapidement acquis ou construit et, les expériences le prouvent, vite installé sur un vaste territoire (à condition d'adopter le protocole adéquat).

■ Non polluant : si des produits toxiques sont utilisés, ils sont uniquement appliqués sur le système adopté sans projection dans le réseau hydrographique.

Le principe du piégeage repose sur l'attraction de la glossine grâce à un leurre qui la conduit vers une surface imprégnée d'insecticide entraînant sa mort par simple contact des pattes avec cette surface ou un volume clos dans lequel la mort est provoquée par un insecticide et/ou l'exposition prolongée au soleil.

Attractivité

Le piégeage ne doit pas faire de discrimination entre les mâles et les femelles car les deux sexes sont également vecteurs. Tous les groupes d'âges doivent être également attirés : les vieilles glossines parmi lesquelles se trouvent les individus déjà infectés ainsi que les jeunes qui risquent de s'infecter. Selon l'espèce de glossines visée, l'attractivité peut être assurée par :

– la couleur, notamment le bleu qui est particulièrement attractif pour les glossines du groupe *palpalis* transmettant la maladie du sommeil ; cependant, tous les bleus ne donnent pas le même résultat. Avant de fixer son choix, il convient de s'adresser à un spécialiste qui fournira les références et adresses utiles ;

– l'odeur dont certaines attirent les glossines du groupe *morsitans* (par exemple, l'acétone ou l'urine de bœuf), ce qui augmente l'efficacité du piégeage. Malheureusement, pour le groupe *palpalis* aucune odeur attractive utilisable n'a encore été identifiée.

Souvent, on a pu voir des tissus, comme les tulles moustiquaires, se dégrader très vite à cause du rayonnement solaire ; de même, certains tissus noirs ou bleus perdent

■ ***L'attractivité du piégeage doit durer suffisamment longtemps par l'emploi de matériaux physiquement durables et chimiquement stables.***

rapidement leur couleur à cause de la pluie ou du soleil. Il faut donc éviter d'utiliser des matériaux sous le seul prétexte qu'ils sont peu coûteux ; la recherche d'une économie ne doit pas primer sur celle de l'efficacité.

Efficacité

Un système de piégeage attractif doit aussi inciter l'insecte à pénétrer dans un volume ou à se poser sur une surface. Les expériences montrent qu'une couleur peut être très attirante pour une espèce sans qu'aucune glossine ne se pose dessus.

Les modèles en usage actuellement ont été testés pour optimiser leur efficacité par la taille et la forme.

Lors de l'utilisation, l'attractivité et l'efficacité seront aussi améliorées par le choix judicieux de l'emplacement : les points de capture, bien dégagés et ensoleillés, sont toujours très favorables. Il ne faut cependant pas oublier que le critère principal du choix reste le risque encouru par l'homme dans les divers biotopes : un point d'eau où le risque de transmission est extrêmement élevé doit être traité même s'il est très ombragé.

Toxicité

Si l'on choisit un modèle nécessitant obligatoirement l'emploi d'un insecticide, il faut utiliser un produit possédant les quatre qualités suivantes :
- toxicité à faible dose pour un temps de contact court ;
- bonne rémanence ;
- pas d'effet répulsif ;
- commodité d'emploi et faible toxicité pour le manipulateur.

À l'heure actuelle, seuls les **pyréthrinoïdes** de synthèse (deltaméthrine, alphacyperméthrine, etc.) répondent à ces exigences. Il convient de faire preuve de la plus extrême prudence en choisissant le tissu qui sera le support du produit. Un tissu bleu, attractif et peu onéreux, comme le coton pur, retient mal la matière active des pyréthrinoïdes (rémanence inférieure à un mois) ; certaines fibres synthétiques réalisent de meilleures performances, mais celles-ci dépendent de nombreux facteurs comme le mode de tissage, la nature chimique de la fibre ou encore le type de colorants. Des essais ont démontré que certains tissus peuvent donner de bons résultats lorsqu'ils sont teints en noir et de très mauvais lorsqu'ils sont teints en bleu.

Maniabilité

Un système de piégeage doit être maniable. Parmi tous les modèles existants, certains répondent plus ou moins aux contraintes imposées par le protocole. Le choix devra être fait selon le mode d'utilisation envisagé au cours de la campagne.

En résumé, du choix du système dépendra la réussite des opérations de lutte. Dans plusieurs États concernés par la maladie du sommeil, peu ou pas de recherches sur le piégeage ont été menées localement pour déterminer le meilleur système et le bon mode d'emploi. Dans la mesure du possible, avant toute réalisation à grande échelle, il faut, sur place :
– réaliser des essais comparatifs – très faciles à faire – entre plusieurs modèles pour fixer le choix ;
– identifier les sites à traiter ;
– rechercher toutes les possibilités d'application ;
– solliciter des expertises pour augmenter les chances de succès.

SYSTÈMES DE PIÉGEAGE – DESCRIPTION

Parmi les systèmes mis au point et utilisables, nous ne citerons que trois modèles sélectionnés autant pour leur efficacité que pour leur facilité de montage et d'installation et pour leur prix modique : l'un est une surface plane, l'écran, les deux autres sont des volumes, les pièges.

L'écran

L'écran est simple à construire, mais son attractivité dépend presque exclusivement du choix des tissus. Il doit être attractif de loin et inciter la glossine à se poser pour qu'elle puisse prendre une dose mortelle d'insecticide. Moins efficace que les pièges, l'écran présente en revanche quatre avantages :
– il est très maniable et une grande quantité d'écrans peut être transportée par une seule personne ;
– il est robuste et peut être confié à tous dans n'importe quelle situation ;

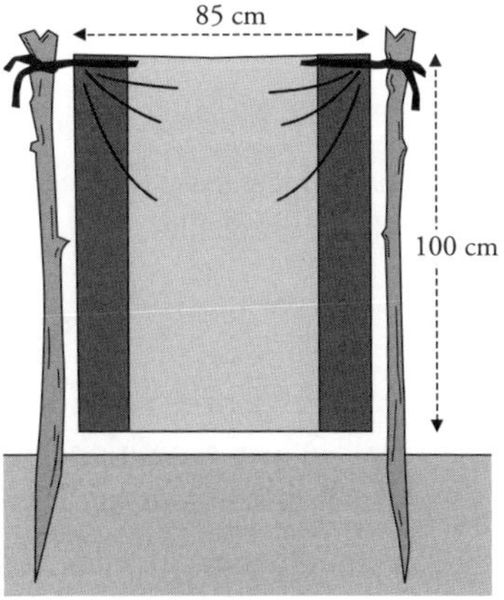

Figure 78
Schéma de l'écran noir/bleu/noir

– il est facile à réimprégner d'insecticide par simple immersion dans un récipient ;

– il est bon marché.

L'écran noir/bleu/noir est composé (fig. 78) :

– d'une bande centrale de tissu (coton/polyester ou polyester) bleu de 50 cm de large sur 95 cm de long ;

– de deux bandes latérales de voile polyamide noir de 17,5 cm de large et 95 cm de long ;

– de deux languettes de tissus (15 à 20 cm de long) cousues en haut de l'écran et servant à le fixer à deux piquets.

La fixation est simple : couper deux piquets (les plus droits possibles) dans du bois dur résistant aux termites (le bois de caféier est idéal) ; les planter à 1 m de distance environ ; fixer l'écran au moyen des deux languettes de façon que le bas de l'écran soit à environ 10 cm du sol (il ne doit pas traîner par terre, mais il ne doit pas être accroché trop haut). Les glossines du groupe *palpalis* volent très près du sol à, moins d'un mètre de hauteur. Si les écrans ou les pièges sont trop hauts, ils perdent de leur efficacité.

L'emplacement de l'écran doit être bien désherbé dans un rayon d'au moins 2 m pour augmenter sa visibilité par la glossine.

Pour être vraiment attractif, l'écran doit être de préférence placé au soleil et perpendiculairement à l'axe de déplacement de la glossine. Par exemple :

– près d'un sentier ; les glossines volant fréquemment le long des sentiers empruntés par l'homme, l'écran doit être placé perpendiculairement à l'axe de ce sentier pour être visible de loin et intercepter les glossines en mouvement ;

– le long d'une lisière ; les glossines suivent les lisières (entre champ et forêt, entre forêt et rizière) ; aussi l'écran, pour être efficace, doit être placé perpendiculaire à cette lisière ;

– au campement, où l'écran doit être placé en lisière mais loin du feu ou des émanations de fumée ;

– au point d'eau ; si un chemin arrive à ce point d'eau, l'écran est placé à l'arrivée du chemin ; dans les autres cas, il est installé près de l'eau mais de façon à ne gêner personne pour ne pas être renversé ou sali ;

– dans une galerie forestière, les écrans sont placés environ tous les 300 m, dans des endroits ensoleillés, le plus près possible de l'eau et perpendiculairement à la berge.

Les pièges

Les pièges sont des volumes à l'intérieur desquels la glossine doit pénétrer. Elle est tuée soit par exposition prolongée au soleil, soit par contact avec un insecticide déposé sur les tissus qui le composent.

De nombreuses glossines n'entrent pas dans les pièges, mais se contentent de se poser sur les tissus à l'extérieur. Cela justifie que tous les pièges soient imprégnés par un insecticide, au moins une fois avant la pose. Le contact avec l'insecticide suffira à les tuer, du moins tant que l'insecticide est encore actif.

Plusieurs modèles de pièges ont été inventés, mais nous ne citerons ni les pièges pour glossines de savane, d'intérêt vétérinaire, ni les pièges trop complexes à construire, ni ceux qui n'ont pas été testés à grande échelle.

Certains dérivent du piège biconique caractérisé par (fig. 79) :

– un cône inférieur bleu attractif pour le groupe *palpalis* ;

– quatre ouvertures sur ce cône, donnant accès à l'intérieur du piège où se trouvent deux écrans noirs cousus à angle droit ;

– un cône supérieur en tulle moustiquaire dans lequel les tsé-tsé accèdent en remontant le long des écrans noirs ;

– un axe central (piquet en fer à béton) servant à fixer le piège.

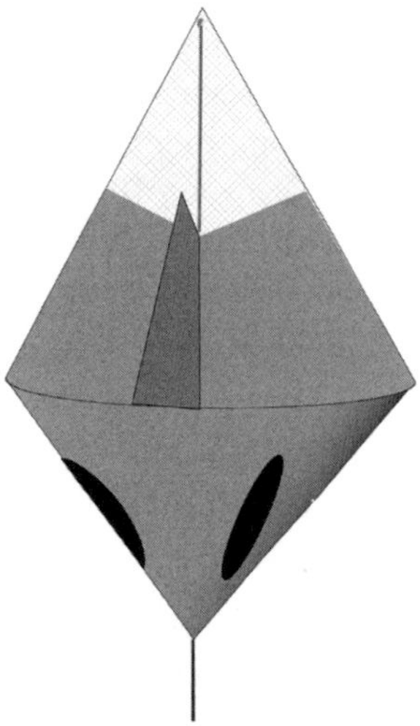

Figure 79
Schéma du piège biconique

La glossine est attirée de loin par la couleur bleue et par le contraste entre le piège et l'environnement puis à proximité par le contraste entre le tissu bleu et les ouvertures sombres du piège qu'elle assimile peut-être à des lieux de repos. Elle pénètre par l'une des quatre ouvertures et bloquée par les écrans intérieurs noirs, elle monte dans le cône en tulle, attirée par la lumière. Comme tous les insectes, tant qu'il fait jour, elle cherche à sortir vers le haut et ce n'est qu'au crépuscule qu'elle pourra s'échapper par le chemin qu'elle a emprunté. Il faut, durant le temps qu'elle reste prisonnière, qu'elle soit tuée par le rayonnement solaire, par un insecticide ou qu'elle soit capturée dans un système complémentaire (poche remplie d'eau formolée ou de pétrole).

Des pièges dérivés du piège biconique basés sur le même principe ont été dessinés pour améliorer le rendement, faciliter la construction mais aussi diminuer le prix de revient. Nous ne retiendrons ici que le piège Vavoua et le piège pyramidal (annexes 26 à 28, p. 321 à 335).

Le piège Vavoua (photo 10) est composé de trois écrans cousus à 120° alors que le piège pyramidal (photo 11) en comporte quatre, cousus à angle droit (comme le piège biconique).

Dans le premier, les écrans sont composés d'une bande bleue externe et d'une bande noire centrale. Le second possède deux écrans bleus et deux écrans noirs. Ces écrans sont maintenus en place par un cercle en fil de fer galvanisé dans le modèle Vavoua et par quatre baguettes (en bois ou en plastique) dans le pyramidal. La partie supérieure du Vavoua est constituée de trois triangles arrondis à leur base, cousus ensemble, alors que dans le pyramidal, elle est faite de quatre triangles.

Les deux types de pièges peuvent être fixés au sol par un piquet (bois ou fer à béton) ou bien attachés par une ficelle à une branche basse ou à tout autre support à condition que le bas du piège ne soit pas à plus de 50 cm du sol. Dans la première solution, il faut éviter que le piquet ne déchire le tulle et protéger le sommet du cône ou de la pyramide : l'extrémité du piquet est emmaillotée d'une boule de coton et une ficelle est nouée par-dessus le tulle pour fixer le tout (photo 12).

Ces deux pièges présentent à peu près la même efficacité ; le Vavoua exige moins de tissu que le pyramidal mais, pour être maintenu en place, il lui faut un cercle en fil de fer.

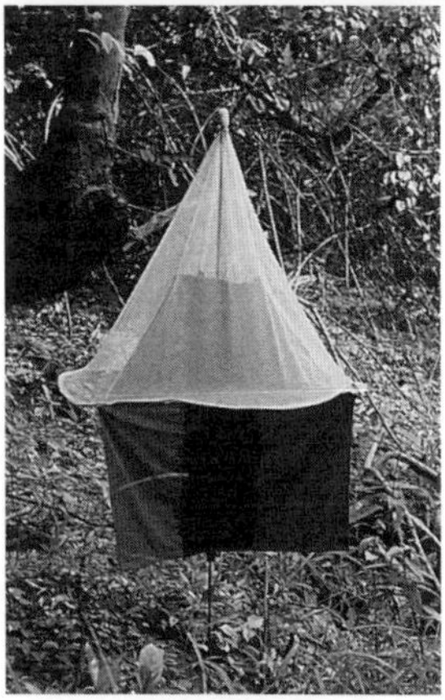

Photo 10
Piège Vavoua

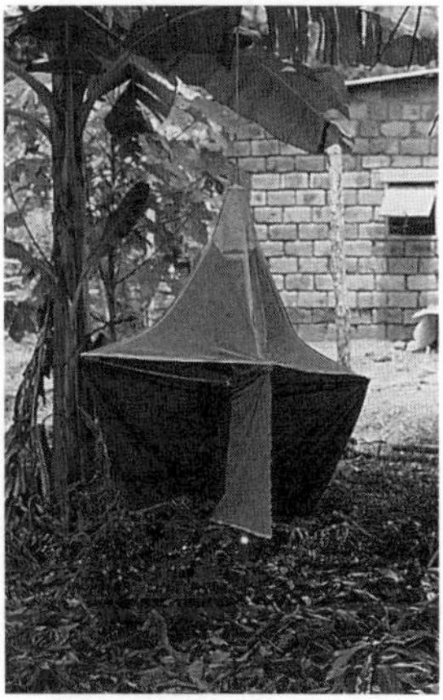

Photo 11
Piège pyramidal

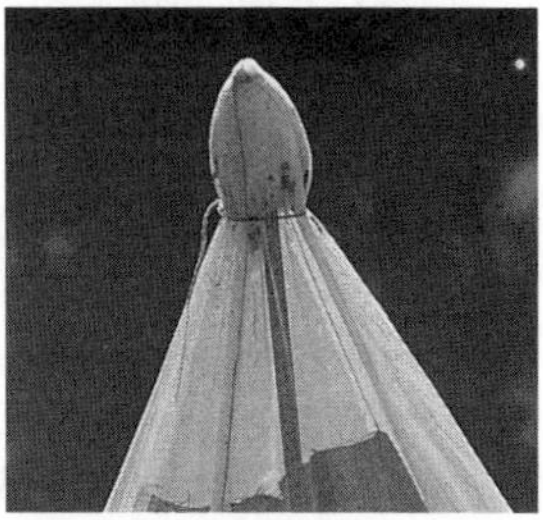

Photo 12
Sommet du piège

Dans les deux pièges, la partie la plus fragile est le cône, ou la pyramide, en tulle moustiquaire : les rayons du soleil, la pluie et la poussière entraînent une dégradation rapide. Le remplacement du tulle moustiquaire par un tissu plus résistant mais opaque réduit le rendement du piège car les glossines ont moins tendance à monter vers le haut et ressortent plus vite du piège. Au-delà de six mois, le remplacement du piège est souvent nécessaire, mais les parties bleues, noires et métalliques, sont récupérables.

Le choix entre les deux modèles sera déterminé par :

– l'existence de tests comparatifs des deux modèles dans la zone ;

– la disponibilité relative des tissus et du fil de fer galvanisé ainsi que le prix local de ces matériaux.

INSECTICIDE

Rôle et action

L'insecticide est obligatoire pour les écrans ; il est facultatif pour les pièges mais il accélère la réduction des populations de glossines en tuant celles qui se posent à l'extérieur sans pénétrer dans le piège ou en tuant celles qui sont entrées avant qu'elles ne s'échappent. L'insecticide est prélevé au niveau des coussinets des pattes de l'insecte et tue l'insecte par contact, non par inhalation.

L'insecticide doit :

– avoir une action foudroyante, même à faible dose (et cela surtout pour les écrans) ;

– ne pas être toxique pour ceux qui le manipulent ;

– avoir une rémanence très forte ;

– être d'un prix abordable.

À l'heure actuelle, seule la deltaméthrine répond à ces critères ; de plus, elle a été testée au laboratoire et sur le terrain. Dans les pays concernés par la THA, cet insecticide est disponible car il est utilisé pour le traitement des cotonniers (sous un nom commercial différent). D'autres composés de la même famille doivent encore faire leurs preuves avant d'être plus largement utilisés.

Formulation

Parmi tous les types de formulations existant aujourd'hui nous conseillons le concentré émulsifiable (CE). Cette formulation est, par rapport à d'autres qui

ont été testées, à la fois largement disponible, rémanente sur les tissus employés, résistante à la pluie et facile à manipuler. Selon le protocole d'imprégnation, on pourra utiliser :
– un CE à 50 g de matière active par litre (imprégnation par le responsable de la campagne) ;
– un CE à 12,5 g de matière active par litre (utilisation par des non-professionnels, voir Suivi et entretien, p. 257).

Dosage et imprégnation d'insecticide

Dans une campagne de lutte par piégeage, le prix de revient de l'insecticide représente une fraction infime du budget car les doses utilisées sont très faibles.

La composition de la solution qui servira à l'imprégnation est déterminée par la quantité de liquide que peut absorber un modèle : ce taux d'absorption dépend exclusivement de la nature des tissus.

■ ***Pour un écran il faut 90 à 100 mg de matière active (MA) ; pour un piège il faut 500 mg de MA.***

Il est important de faire des essais et calculs préalables si les tissus employés n'ont jamais été utilisés auparavant. Si des campagnes de lutte contre les trypanosomoses animales ont été effectuées dans le pays concerné, les spécialistes pourront donner des conseils utiles. Le mode de calcul des dilutions, ainsi que les techniques de pliage et d'imprégnation du tissu, différentes pour les écrans et les pièges, sont expliqués dans l'annexe 29 (p. 341).

Le séchage

Cette dernière opération est la plus simple, mais exige un minimum de précautions.

Les pièges, et surtout les écrans, doivent être séchés à plat pour assurer une bonne répartition de l'insecticide.

Le séchage doit se faire sur une aire propre non seulement pour éviter de salir le matériel mais surtout pour éviter l'adsorption de la matière active (par les colloïdes argileux du sol). On choisira soit une étendue d'herbe (pelouse de stade, prairie), soit une aire bétonnée.

Cette étendue doit être suffisamment vaste pour recevoir une grande quantité de matériel, notamment pour les écrans, et pour que le personnel puisse se déplacer aisément lors de la pose ou du ramassage.

ENTRETIEN

Pièges et écrans doivent toujours être installés dans des lieux dégagés, pour améliorer leur visibilité par les glossines. La personne chargée de leur installation doit dégager, à la machette, une surface aussi large que possible en éliminant toutes les herbes ou les branches basses qui pourraient déchirer le piège.

Deux risques doivent être évités par la suite :

– en pleine saison chaude, les herbes sèches risquent de s'enflammer et communiquer le feu au matériel de lutte ;

– dès les premières pluies, les herbes repoussent vite et masquent les pièges ou les écrans.

L'entretien des pièges concerne aussi la prévention des vols et dégradations. Pour préserver les pièges la seule solution consiste à éduquer la population et la responsabiliser : cela limite les dégradations, mais malheureusement ne les empêche pas. Les vols de tissu bleu ont pour but de recoudre les morceaux pour faire des couvertures, des rideaux et même des vêtements ! Les bandes noires, en nylon très solide, sont découpées pour servir, par exemple, de liens pour les fagots de bois. Les piquets des pièges sont très utiles : porte-bagages de vélos, ciment armé, barreaux de fenêtres, liens avec les cercles du Vavoua. Les dégats peuvent aussi être faits gratuitement : brûlures de cigarettes, lance-pierres, coups de machettes. La sensibilisation et la mobilisation de la population doivent être très fortes mais le responsable doit savoir qu'il y a toujours au minimum 10 % de pertes. Pour les écrans, il faut, avant de les distribuer, lacérer le tissu bleu pour limiter les vols.

PROTOCOLES

Il y a autant de protocoles que de faciès épidémiologiques (ou de foyers) car le système d'application du piégeage va dépendre de plusieurs facteurs, contrôlables ou non :

– rythme des saisons et activités humaines ;

– densité des populations humaines et modes d'habitat ;

– nature et nombre de gîtes à tsé-tsé et sites à risque ;

– étendue de la zone endémique ;
– durée prévue pour la campagne ;
– moyens disponibles ;
– socio-économie, comportement des populations, etc.

Nous allons dans un premier temps dégager des principes généraux de la lutte antivectorielle puis détailler des protocoles selon les zones biogéographiques. Il est bien évident que toute latitude est laissée aux responsables de les adapter au mieux en fonction de leurs connaissances du milieu et des populations.

Choix entre les pièges ou les écrans

Les pièges sont plus efficaces mais plus onéreux et plus fragiles que les écrans. Le choix doit dépendre plus de l'efficience maximale recherchée que des contraintes budgétaires.

Les pièges doivent être utilisés dans toutes les situations où il existe :
– un risque important de transmission et des densités élevées de glossines à proximité des populations humaines ;
– des gîtes relativement restreints en superficie ;
– un responsable local pour l'installation et l'entretien. Les écrans sont à préconiser dans toutes les autres situations et quand un professionnel ou un responsable ne peut s'occuper de leur installation ;
– une grande multiplicité et dispersion des gîtes et des sites à risque de transmission ;
– une utilisation possible par la population.

Gratuité ou recouvrement des coûts

Ce fut, et c'est toujours, l'objet d'un débat : faut-il ou non faire payer les pièges ou les écrans par la population ? Les partisans du recouvrement des coûts avancent qu'une cotisation permet de motiver davantage chaque chef de famille pour la lutte antivectorielle en tant que « copropriétaire » et, ainsi, d'améliorer la prise en charge de la lutte, l'entretien des pièges ou des écrans, etc. Les adversaires objectent qu'il faut attendre un certain temps pour obtenir la somme nécessaire à l'achat du matériel de lutte, ce qui dissuade de nombreux paysans, qu'il est délicat d'imposer une base de cotisation ou de fixer le prix d'un piège ou d'un écran.

Nous laissons le soin aux responsables et à leur hiérarchie de prendre une décision au niveau national tout en les mettant en garde sur certains points :

– avant d'en avoir vu les effets, les paysans se méfient des pièges et ne sont pas disposés à débourser une somme, même modique ;

– dès que les pièges ont réduit significativement le nombre de glossines et qu'elles ne représentent plus une nuisance, les paysans s'en désintéressent, ce qui limite les remboursements ultérieurs ;

– introduire la vente de matériel de lutte entraîne bien souvent des abus : détournements de l'argent collecté ou du matériel (tissu, métal...), revente à des particuliers, etc. ;

– en savane, on traite non pas un domaine privé (comme en forêt) mais le domaine public (les galeries forestières, par exemple). Le paysan perçoit mal l'intérêt de cotiser puisqu'il ne se sent pas directement concerné à moins que l'éducation soit bien faite et qu'il y ait une prise de conscience collective.

Piégeage en savane

La relative simplicité du schéma épidémiologique de la THA en savane permet de proposer un protocole très simple et rapide à mettre en œuvre.

Travaux préliminaires

La surveillance sérologique, ou des prospections médicales, ayant réussi à circonscrire la zone endémique, il faut procéder à certains préparatifs.

Déterminer la longueur du réseau hydrographique

On doit utiliser des cartes au 1/200 000 suffisamment précises pour une évaluation grossière de la longueur des ruisseaux et rivières sans qu'il soit indispensable qu'elles aient une très grande précision. On peut se servir d'un curvimètre pour mesurer la longueur approximative du réseau : sachant qu'il faut mettre un piège tous les 300 m, on estime le nombre nécessaire.

Identifier d'autres sites possibles de transmission

Le responsable doit vérifier plusieurs données épidémiologiques sur le terrain et, notamment par exploration ou interrogatoire, identifier tous les gîtes potentiels de glossines qui pourraient être des sites à risques : bois sacrés, mangueraies, etc. Ces informations permettront ensuite de préciser la quantité de matériel nécessaire (par extrapolation). Il ne faut pas oublier que beaucoup de renseignements importants peuvent être obtenus à partir de la littérature, scientifique ou autre, de rapports et de divers documents d'archives.

Lister les activités et les zones d'activités des populations

En interrogeant les populations, il faut chercher à savoir si, compte tenu de comportements particuliers, la transmission ne se fait pas au-delà du terroir villageois, sur un autre réseau hydrographique, parfois très loin du lieu de résidence. Trop souvent, l'identification des malades ne permet qu'une délimitation approximative de la zone endémique car ces malades sont rattachés au village de résidence, donc de diagnostic, sans que l'on tienne compte de l'amplitude de leurs déplacements. Cela renforce la nécessité des questionnaires épidémiologiques (annexe 20, p. 308).

Identifier les intervenants

La lutte par piégeage en zone de savane est relativement simple tant que les sites de transmission sont confinés aux galeries forestières, le long des cours d'eau importants (navigables en pirogue). La situation est plus complexe quand le réseau hydrographique est dense, composé d'une multitude de petits ruisseaux, parfois tout aussi dangereux. Dans le premier cas, une équipe peut s'occuper de l'installation et de l'entretien, dans le second cela est beaucoup plus compliqué. Dans les deux situations, il faut pour chaque village, identifier une personne qui aura la charge de la lutte antivectorielle (installation, entretien et évaluation) dans le terroir villageois. Cette personne peut être un infirmier, un agent de santé, un membre du comité de santé, etc. Comme pour le dépistage, ce responsable local doit être jeune, dynamique et avoir la confiance des villageois.

À la fin de cette phase préliminaire, le responsable national doit savoir précisément :

– où et sur quelle superficie il doit intervenir ;

– la quantité de matériel à commander ou fabriquer ;

– la nature des sites à traiter ;

– quels seront ses auxiliaires villageois.

Choix du matériel de lutte

Le type de gîtes – les galeries forestières, gîtes linéaires – et la superficie colonisée par les tsé-tsé relativement limitée par rapport à celles des zones de forêt, permettent de préconiser l'utilisation de pièges. Ce choix se justifie en outre :

– par l'impossibilité, pour la majeure partie des villageois, d'accéder aux secteurs des galeries forestières éloignés des villages, où seuls se rendent les pêcheurs, pour y installer le matériel ;

– par la difficulté qu'ils auraient à réimprégner les pièges.

Les écrans peuvent être éventuellement utilisés dans certaines situations, lorsque le biotope servant de gîte aux glossines est la propriété d'une personne : par exemple, un verger (mangueraie), un enclos à bétail ou un site de travail domestique éloigné du cours d'eau (point de rouissage du manioc).

Les auxiliaires villageois devraient être à même de donner les renseignements adéquats au responsable pour que celui-ci puisse décider des quantités relatives de pièges et d'écrans à fabriquer et distribuer.

Mise en place

Fabrication du matériel

Les commandes et la fabrication du matériel doivent être lancées très rapidement dès l'acquisition des données de base.

Formation

Les auxiliaires villageois, quel que soit leur statut social ou professionnel, doivent recevoir un minimum de formation pour pouvoir participer activement et efficacement à la lutte. S'ils n'ont pas reçu (en tant qu'Agents de santé communautaire) une formation spécifique, il faudra organiser des sessions de deux jours dans un village centre ou au chef-lieu (sessions regroupant un maximum de vingt auxiliaires) pour leur apprendre les principaux faits épidémiologiques sur la THA :

– la transmission, le rôle du vecteur et les zones à risque ;
– la maladie ;
– la bio-écologie du vecteur ;
– les principes et les modalités de la lutte antivectorielle ;
– le piégeage, principe et mode d'action ;
– le mode d'installation et l'entretien ;
– les principes et les thèmes de la sensibilisation des populations.

Sensibilisation – Éducation

L'importance de la sensibilisation ou de l'éducation du monde rural, pour l'acceptation des tests de dépistage a déjà été évoquée. Il en est de même pour la lutte antivectorielle. La population va recevoir un outil dont elle ne connaît ni la signification, ni le mode d'action : il faut qu'elle comprenne pourquoi on l'utilise, il faut lui apprendre à s'en servir et surtout à le respecter.

Cette phase essentielle doit être faite en deux temps :
– par le responsable national lors de sa première visite dans les villages pour identifier les auxiliaires. Il doit présenter les objectifs, les principes et le matériel tout en avertissant la population de la chronologie des événements y compris la prochaine prospection médicale ;
– par les auxiliaires qui disposent de plus de temps et qui peuvent diffuser le même message, avec les termes propres aux villageois. Ils peuvent compter sur le bouche à oreille pour une plus large diffusion.

Tableau V
Arguments concernant la lutte entomologique

Sujet	Argument
La maladie du sommeil est transmise par la tsé-tsé :	Celle-ci vit dans certains gîtes (citer les gîtes de la région).
La tsé-tsé pique tout le monde :	Tout le monde peut attraper la maladie car tout le monde se rend là où vit la tsé-tsé (citer les sites à risque de la région).
La tsé-tsé peut voler sur de grandes distances :	Il faut traiter la plus grande surface possible.
Il faut tuer les mouches tsé-tsé :	Pour cela on utilise des pièges ou écrans (dont on détaille le mode d'attraction).
Le piège et l'écran peuvent tuer la mouche tsé-tsé :	On explique le mode d'action de l'un et de l'autre ainsi que le rôle de l'insecticide.
Le piège, ou l'écran, protège tout le monde et chaque individu :	Détruire, voler ou endommager le matériel est un manque d'honnêteté vis-à-vis de tous les villageois. Chacun doit se sentir responsable et aider l'auxiliaire dans son entretien. On ramasse un piège tombé, on désherbe autour, etc.
Le système de piégeage doit rester en place durant au moins un an :	Quand on le retire, les glossines reviennent : ce n'est pas grave si tous les malades ont été soignés.

Tableau V (suite)
Arguments concernant la lutte entomologique

Sujet	Argument
Les pièges appartiennent à la communauté :	Inutile de voler un piège pour le mettre chez soi, cela n'améliore pas la protection de la famille. Il faut que tout le village soit protégé par les pièges. Inutile d'en vendre à une personne pour la même raison.
Les écrans sont personnels :	Voler les écrans c'est voler un bien personnel. Si certains n'ont pas reçu d'écrans c'est qu'ils n'en avaient pas besoin. Dans le cas contraire, ils peuvent s'adresser au responsable villageois qui leur donnera ce qui leur est nécessaire.

Équipement des auxiliaires

L'équipement des auxiliaires villageois est minimal :

– quelques pièges et écrans (environ 10 % du total distribué) pour servir au remplacement de ceux qui pourraient être détruits ou volés ;

– des pièges d'évaluation et leurs accessoires (annexe 30, p. 345)) ;

– un cahier et des stylos pour noter toutes les observations et le résultat des évaluations ;

– le matériel pour ces évaluations : boîtes, liquide de conservation, etc. ;

– des accessoires comme une machette, marteau, ficelle, etc.

Dates du début et de fin des opérations

La lutte antivectorielle doit commencer immédiatement après la décrue, dès le retour de la saison sèche, même si les populations de glossines sont importantes. Il n'est pas nécessaire, au contraire, d'attendre la fin de saison chaude que ces populations soient à leur plus bas niveau. En effet, en fin de saison des pluies, elles sont composées surtout de vieux individus très réceptifs au piège et parmi eux se trouvent les porteurs de trypanosomes. Entamer la lutte à ce moment a plusieurs effets bénéfiques :

– on supprime un maximum de glossines infectées, ce qui va donc réduire la transmission ;

– on diminue très vite la densité de tsé-tsé, ce qui impressionne les paysans ;

– on évite les pluies, ce qui prolonge l'efficacité des pièges.

Si la campagne antivectorielle – en association avec les prospections médicales – a été menée correctement, une année suffit à résoudre le problème. Mais par sécurité (et si les moyens le permettent), il est préférable de laisser en place les pièges plus longtemps pour ralentir la réinvasion.

Création des barrières

L'ensemble du réseau hydrographique « à risque » doit être protégé d'une réinvasion rapide, avant la fin de la campagne, par des barrières d'au moins 5 km, sur chacun des cours d'eau issus ou sortant de la zone endémique. Ce repérage se fait avec des cartes au 1/200 000. Si aucun village n'est inclus dans ces secteurs ou si aucun auxiliaire ne peut prendre en charge l'installation de ces pièges, l'équipe nationale doit s'en occuper.

Le principe d'installation reste le même que pour l'intérieur de la zone de lutte proprement dite.

Installation du piégeage

Le long des galeries forestières, quelle que soit leur importance, les pièges doivent être disposés :

– tous les 300 m ;

– au plus près de la berge ;

– dans les endroits bien dégagés et ensoleillés (même s'il faut les déplacer d'une dizaine de mètres, l'intervalle de 300 m n'est pas une obligation stricte) ;

– dans les endroits plus proches des zones fréquentées par l'homme (1 tous les 100 m ou moins) :

- point de baignade ou de lessive ;
- ponts et gués ;
- accostage des pirogues et réparation de filets ;
- toutes autres zones d'activités humaines.

L'installation des pièges peut se faire à pied en suivant les berges pour les environs du village et en pirogue pour les sites éloignés, en mettant à profit la connaissance de la zone par les riverains, pêcheurs notamment ; cette méthode est facile, rapide et permet de passer d'une berge à l'autre pour choisir le meilleur emplacement.

Si l'installation des pièges est confiée aux auxiliaires, une séance de « travaux pratiques » doit être organisée au moment de la distribution ou, de préférence, lors de la formation.

Des écrans peuvent être donnés à des particuliers pour qu'ils les installent eux-mêmes dans des sites personnels ou encore inaccessibles ou trop éloignés. L'auxiliaire se chargera de la formation de ces personnes qui devront par la suite assurer les travaux d'entretien ou y participer.

Dans tous les autres sites à risque, comme les lisières de village, l'installation est sous la responsabilité des auxiliaires.

Il est préférable de fixer le piège car le vent peut l'emporter dans les branches et le rendre totalement inefficace. En outre, dans les sites à haut risque comme certains points de baignade, il y a peu ou pas d'arbres permettant la suspension du piège et l'on est donc obligé d'utiliser un piquet.

Prospection médicale

La prospection médicale destinée à assainir le réservoir humain doit se tenir environ trois semaines ou un mois après la pose des pièges (p. 98). Au terme de la campagne de lutte, une deuxième prospection sera faite pour s'assurer des résultats.

Suivi et entretien

La lutte par piégeage en zone de savane se heurte à un problème majeur, très spécifique, la montée des eaux. En début de saison des pluies, le niveau de l'eau peut monter très vite, submerger et emporter les pièges. L'auxiliaire, homme de la région, connaissant bien ce phénomène, sera chargé de retirer tous les pièges avant la crue. Deux options sont possibles selon le schéma et les faciès épidémiologiques :

– les pièges sont déplacés dans les zones non inondées, là où persistent les populations de glossines pour poursuivre la réduction de la densité et limiter, si besoin est, la transmission ;

– les pièges sont retirés et stockés à l'abri des intempéries, du soleil, des vols et des rongeurs. Ce retrait n'entraîne pas une remontée notable des populations de tsé-tsé. Si l'installation est faite en début de saison sèche, les pièges les ont fortement réduites ; à cette époque, la dispersion de la tsé-tsé est lente, la réinvasion n'est pas massive. Remis en place, les pièges vont de nouveau réduire fortement les populations résiduelles.

Tous les pièges sont réimprégnés après six mois : cela n'est pas une obligation mais renforce leur activité ; on en profite pour remplacer ceux qui sont détériorés. Pour éviter tout risque de pollution, que les pièges aient été retirés ou non, la réimprégnation se fait au village : les auxiliaires, assistés par les paysans qui les ont aidés, ramassent les pièges et les échangent contre des pièges neufs.

Évaluations

Il est important de suivre l'évolution quantitative des populations de glossines pour, si besoin est, remédier à certaines défaillances du protocole et pour vérifier l'efficacité des auxiliaires.

Ces évaluations peuvent être assurées par les auxiliaires qui auront reçu des pièges de capture normaux et les accessoires lors de la mise en route de la campagne. Ces pièges sont surmontés d'une boîte de capture (annexe 30, p. 345) contenant de l'eau formolée à 5 % (5 ml de formol du commerce dans 95 ml d'eau). Les glossines pénètrent dans la boîte et se noient dans le liquide, le formol empêchant la putréfaction.

Avant la campagne de lutte, on choisit des sites à haut risque, en différents endroits pour avoir un échantillonnage représentatif, afin d'effectuer un sondage avant traitement avec ces pièges de capture. Le piège surmonté de la boîte d'eau formolée, en tuant les glossines qui y pénètrent, agit comme un piège de lutte même si les tsé-tsé qui se posent à l'extérieur ne sont pas tuées puisqu'il n'y a pas d'insecticide. Ces pièges font donc partie du système de lutte et peuvent être laissés en place parmi les pièges imprégnés. Les boîtes sont ramassées et remplacées par de nouvelles à un rythme défini par le responsable : par exemple, deux fois par mois les deux premiers mois, puis une fois par mois. Le contenu de la boîte est versé dans une assiette émaillée (blanche) et les glossines sont simplement décomptées. L'auxiliaire note sur son cahier (ou sur des fiches spéciales) : la date du relevé, le nombre de glossines capturées par piège (on aura noté et communiqué au responsable les numéros des pièges et le type du gîte où ils sont installés, annexe 30, p. 345).

Les résultats doivent être collectés rapidement par le responsable soit directement au village, soit par exemple au chef-lieu où les auxiliaires les font parvenir à un infirmier.

Piégeage en forêt

Le piégeage : la seule méthode

La complexité de l'épidémiologie de la THA en forêt et surtout la diversité des modalités de la transmission expliquent l'inefficacité de toutes les autres techniques de lutte et imposent le piégeage comme moyen de contrôle des vecteurs. Il convient d'adopter un protocole qui puisse répondre aux impératifs de rapidité, d'efficacité et de modicité des coûts.

À propos de la lutte en forêt, la seule question commune avec les zones de savanes est celle de la vente des pièges.

Supervision

La complexité de la tâche et la quantité de travail pour mener à bien la lutte anti-vectorielle ne permettent pas au responsable national de tout faire. Il est préférable qu'un adjoint supervise les opérations en relation directe avec son supérieur : ce peut être un scientifique (entomologiste) ou un technicien de haut niveau, l'essentiel est qu'il connaisse tous les aspects de la maladie et de son contrôle.

L'adjoint doit pouvoir à son tour superviser un réseau aussi dense que possible de responsables locaux (au niveau cantonal), par exemple tous les infirmiers de dispensaires, urbains ou ruraux. Ces derniers doivent encadrer eux-mêmes les responsables villageois, leur prodiguer des conseils, enregistrer les résultats et assurer l'approvisionnement en matériel et produits.

Les informations doivent remonter aussi vite que possible des infirmiers au responsable afin que ce dernier puisse, le cas échéant, modifier le protocole ou apporter, localement, certaines améliorations.

Enregistrement des données

Compte tenu de la complexité du milieu forestier, du nombre important de données que le responsable devra gérer, tant du point de vue entomologique qu'humain, il est indispensable qu'il soit équipé du matériel permettant, d'une part, de gérer ces données rapidement dans de bonnes conditions et, d'autre part, de fournir à tous les auxiliaires des listings fiables.

L'équipement du responsable doit inclure :

– un ordinateur de bureau ;

– un logiciel de traitement de textes et un tableur ;

– une imprimante (modèle de bonne qualité et pour laquelle on est sûr de pouvoir trouver sur place des cartouches d'encre) ;

– la papeterie et les accessoires (papier, cartouches d'encre, etc.).

Ce matériel n'a nul besoin d'être très performant, ni sophistiqué mais il doit être convivial pour ceux qui n'auraient pas eu de formation en micro-informatique. Toutes les données relatives à la campagne de lutte pourront ainsi être saisies, stockées et analysées :

– recensement de la population ;

– résultats des évaluations et de la surveillance sérologique ;

– résultats des prospections médicales ;
– liste des participants à la lutte ;
– quantités de matériel et d'insecticide distribuées ;
– participation de la population, etc.

Travaux préliminaires

Il est indispensable qu'à partir du moment où commence la lutte antivectorielle, le responsable ait acquis les données de bases indispensables pour la suite :
– délimitation du foyer, du moins la zone endémique ;
– reconnaissance du réseau hydrographique ;
– repérage du réseau routier ;
– identification des villages, et surtout des hameaux dont certains peuvent être inconnus des pouvoirs publics ;
– recensement complet ou, au minimum, des chefs de famille ;
– bonne connaissance des activités de la population, surtout celles qui sont le plus à risque, et le calendrier de ces activités ;
– détermination de toutes les structures, publiques et/ou privées, pouvant aider dans la lutte ;
– prise de contacts avec les autorités locales.

Responsables villageois

Il n'est pas pensable d'opérer si dans chaque village, dans chaque hameau, on n'a pas identifié au moins une personne pouvant se charger du piégeage, comme en savane. L'idéal est de pouvoir compter sur deux personnes : l'une pouvant remplacer l'autre en cas d'indisponibilité.

Si l'option Soins de santé primaires a été choisie, chaque village doit disposer d'ASC, sinon on peut provisoirement en désigner qui, en attendant de recevoir la formation d'ASC, auront le titre d'Agent trypano.

Ces agents doivent être jeunes, dynamiques, lettrés, motivés et avoir la confiance de la population, autant des autochtones que des allogènes.

Formation

Si cela n'a pas été fait pour l'opération de dépistage, les agents devront recevoir une formation sur la lutte antivectorielle. Ces cours mettront l'accent sur les problèmes liés à l'environnement forestier et sur les solutions spécifiques qui leur sont apportées.

Sensibilisation – Éducation

Comme en savane, et peut-être davantage en raison des contraintes du milieu forestier et de la nécessité de participation de ses habitants, il faut faire adopter le piégeage par la population.

Le message doit être diffusé plusieurs fois ; une première fois, par le responsable de la lutte ou les infirmiers de la région, puis répété par les agents.

On pourra utiliser, comme pour le dépistage, tous les médias disponibles. Mais le contact direct est nécessaire car chaque paysan devra voir le matériel, comprendre son mode d'installation.

Équipement

Les agents recevront le matériel de lutte avec, en plus, tous les accessoires et produits pour la réimprégnation et des registres pour organiser les différentes opérations :
– pièges et écrans (avec un stock de secours) ;
– burette graduée à pied (de 10 cm^3) en polyéthylène ;
– un lot de petites bouteilles en verre marquées (annexe 33, p. 350) ;
– stylos à bille, crayons, gomme, règle ;
– feuilles de recensement, si le recensement n'a pas été fait au cours du dépistage (annexe 3, p. 280) ;
– listings des chefs de famille pour la distribution de matériel ;
– listings pour la distribution de l'insecticide.

Application du piégeage

Choix du type de piégeage

Rappelons simplement que :

– les pièges doivent être placés dans les sites proches du domicile du responsable villageois pour que ce dernier puisse assurer leur garde et leur entretien ; on les réserve donc aux lisières de villages et aux sites à risque environnants ;

– les écrans sont destinés aux paysans ; d'une part, compte tenu de leur robustesse, ils peuvent résister à des manipulations brutales, d'autre part, ils sont plus facilement réimprégnables que les pièges et les paysans peuvent se charger de cette opération.

Préparation du matériel

La distribution d'écrans (annexe 32, p. 349) nécessite un recensement des besoins pour permettre aux paysans de recevoir le matériel nécessaire (effectifs, activités à risque, habitat, approvisionnement en eau, déplacements, etc.). Des statistiques peuvent être acquises dans les services spécialisés, notamment de l'Agriculture, pour évaluer la quantité de matériel à prévoir. On peut connaître assez facilement les activités globales de la population et la proportion des chefs de famille qui pratiquent des cultures de rente ou vivrières.

En règle générale, il vaut mieux avoir un excédent d'écrans et prévoir, de façon approximative, trois écrans par chef de famille. L'excédent servira tôt ou tard et, s'il manque des écrans, il est très facile et rapide d'en faire coudre d'autres.

■ ***En moyenne, on peut prévoir 15 pièges par village.***

Connaissant le nombre de bourgades (villages et hameaux) et leur profil moyen, il est simple de calculer le nombre de pièges nécessaires. En revanche, on évitera les excédents car, au bout de six mois, presque tous sont à changer. On peut récupérer l'ensemble du matériel pour refabriquer de nouveaux pièges, sauf le tulle.

Approvisionnement

Certains pays disposent d'usines de textile produisant les tissus adéquats (souvent assez chers) ; certains tissus aussi efficaces mais moins onéreux peuvent être commandés à l'étranger (mais il faut payer le transport). Le choix est laissé aux responsables nationaux selon les facilités d'approvisionnement ; la seule règle à respecter est de choisir un tissu déjà testé et retenu pour toutes ses qualités.

Il n'existe nulle part d'usines à pièges ou à écrans : ces matériels sont faciles à construire et peuvent l'être par les artisans locaux. La découpe des tissus et la couture doivent se faire sous la supervision du Programme national ou, mieux, dans les locaux du programme : on évite ainsi des « pertes » qui alourdissent le budget. En outre, selon le mode de découpe, on peut économiser ou perdre, jusqu'à 20 % de tissu, d'où la nécessité d'une stricte supervision par une personne possédant une bonne expérience.

Transport du matériel

Centraliser la fabrication du matériel nécessite ensuite le transport pour approvisionner les villages mais le coût du transport est compensé par la réduction des pertes.

Choix de la période de piégeage

Si dans la zone, le régime des pluies est bien marqué comme en zone de savane (1 saison sèche, 1 saison des pluies) ou en zone pré-forestière (2 saisons sèches, 2 saisons humides), on doit commencer la lutte dès la fin de la grande saison des pluies.

Cela doit être respecté, même si les populations de glossines sont encore peu importantes. Mais, comme la lutte va être déléguée aux paysans, il faut que toute la population ayant des activités dans les sites à risque soit impliquée. Dans le cas contraire, le matériel risque de rester dans les maisons au lieu d'être installé là où il faut.

Arrêt de la campagne

Une année doit suffire, mais la certitude n'est acquise qu'après la prospection médicale de contrôle. Si on a la certitude que la prévalence est égale à 0, on peut arrêter la lutte. Par prudence, et *a fortiori* si la prévalence est encore élevée, on poursuit la campagne.

La lutte antivectorielle, après la distribution des écrans, n'inclut que le coût (minime) de l'insecticide ; on peut donc, avec peu de crédits, la prolonger au moins six mois encore. Cela se justifie par notre ignorance actuelle sur le devenir du réservoir animal.

Toutefois, le responsable doit savoir que la lassitude gagne très vite les paysans et, à moins d'une motivation forte, les réimprégnations sont moins bien assurées après la deuxième (c'est-à-dire huit mois après l'installation).

Installation des pièges

Les pièges sont confiés aux agents qui, ayant reçu une formation et connaissant le village, peuvent identifier les sites d'installation. Ils doivent aussi s'occuper de tous les hameaux rattachés à leur village.

Un piège doit être installé :

– près de toutes les mares servant de bauges aux porcs ;

– au débouché des chemins arrivant de la brousse ;

– près des îlots forestiers bordant le village ;

– près des points d'eau, utilisés ou non, par les villageois ;

– aux ponts ou aux gués près du village ;

– près des points de rouissage du manioc ou toutes zones d'activités villageoises, à la fois humides et boisées, pas forcément proches du village mais dans un rayon d'un ou deux kilomètres au maximum.

Il faut éviter de les placer dans les endroits où manifestement la glossine ne vit pas (trop secs, sans arbres), au centre du village ou dans des concessions privées (le piège n'est pas personnel).

Si, dans la région, il existe un cours d'eau important, les agents devront se concerter pour traiter la partie du cours d'eau qui revient au village, en suivant le protocole appliqué en savane.

Comme en savane, il vaut mieux fixer un piège au sol avec un piquet plutôt que de le suspendre.

Installation des écrans

Le responsable de la lutte, les infirmiers et les agents doivent tout connaître de la transmission dans la région, savoir quels sont les sites à haut risque que chacun doit traiter.

L'écran doit être installé par le paysan dans le site (ou dans les sites) à risque qui le concerne. Le nombre d'écrans qu'il reçoit est fonction des renseignements qu'il donne à l'agent ; la qualité et la rapidité de l'installation ne dépendront que de lui et de sa perception du risque, d'où l'intérêt d'une bonne sensibilisation/éducation. Chaque paysan traite à son niveau une petite parcelle de terrain ; si tous font de même, on peut très rapidement obtenir la protection de 100 % des sites. Ainsi un bas-fond peut être traité en moins de trois jours sur plusieurs kilomètres si tous les riziculteurs placent leurs écrans dans leur rizière.

Il faut faire comprendre que si une personne ne travaille pas momentanément dans sa rizière, ou ne réside pas dans son campement, il doit se déplacer quand même pour y installer ses écrans.

■ ***Tous les paysans doivent agir en même temps, dans les délais les plus brefs.***

Ce système peut engendrer le « sur-traitement » d'un site : ainsi un point d'eau utilisé par quatre familles pourra recevoir quatre écrans alors qu'un seul suffirait (au moment de la distribution, il est impossible de savoir qui l'utilise). C'est un inconvénient mineur, inévitable, qui n'exagère pas les dépenses.

Les barrières

Comme en savane, il faut protéger la zone de lutte par une barrière destinée à limiter l'invasion par des glossines venues de l'extérieur, principalement des glossines ténérales : tous les malades n'ont pas été forcément identifiés et traités et ces tsé-tsé peuvent être à l'origine d'une nouvelle vague de transmission. En fait de barrière, il s'agira plutôt d'une zone tampon traitée comme la zone endémique.

En forêt, cette barrière est constituée d'une couronne entourant la zone de lutte ; sa largeur dépend à la fois du paysage et de l'implantation des villages.

■ Si la zone de lutte est bordée par une savane importante, il est inutile d'y installer le matériel de lutte (sauf le long des cours d'eau).

■ Si la végétation est homogène, dans et hors de la zone de lutte, une couronne de 5 km de large est nécessaire.

Les paysans résidant à l'intérieur de cette « barrière » doivent recevoir la même éducation pour participer de la même façon que les paysans vivant au cœur du foyer.

Mode de distribution

Les écrans doivent être livrés aux responsables locaux (les infirmiers) auprès desquels se rendront les agents pour recevoir leur lot (calculé comme il a été montré plus haut : nombre de paysans multiplié par 3).

L'initiative concernant le mode de répartition entre paysans revient à l'agent qui aura reçu les principes de base. La meilleure solution est, comme pour le dépistage, de s'installer au centre du village, de faire une présentation de l'écran, de décrire son mode d'action et les lieux d'installation, de recevoir les villageois les uns après les autres, de remplir le questionnaire et de leur donner leur quota.

Nous donnons en annexe 32 (p. 349) un questionnaire type basé sur une situation épidémiologique particulière. Il devra être adapté aux conditions locales.

Identification des utilisateurs

Il est utile pour les agents de recevoir du responsable des fiches déjà imprimées, basées sur le recensement des chefs de famille où sont mentionnés (voir annexe 32, p. 349) :

– les noms, par ordre alphabétique, de ces chefs de famille ;

– leur numéro de recensement (ou à défaut, pour éviter les confusions, leur date de naissance) ;

– le nombre de parcelles cultivées pouvant recevoir un écran (caféières, cacaoyères, rizières, etc.) ;

– le nombre de campements ;

– le nombre de points d'eau ;

– le total d'écrans reçus.

Dans une même famille, on peut compter, outre le chef, plusieurs personnes possédant une propriété et susceptibles de recevoir des écrans. Les agents villageois qui le savent parfaitement peuvent limiter les abus, contrairement à une équipe extérieure.

Entretien et suivi

On utilise toujours le même insecticide, sous la même formulation (concentré émulsifiable). Chaque paysan doit accomplir lui-même cette tâche pour le lot d'écrans qu'il a reçu.

■ ***Les écrans doivent être réimprégnés tous les quatre mois.***

Préparation de la distribution

Lors de la répartition des écrans, chaque agent doit recevoir, en même temps, un lot de petites bouteilles en verre d'une contenance maximale de 20 à 35 cl que l'on peut acheter à bas prix chez tous les récupérateurs. Au préalable, ces bouteilles auront été soigneusement lavées, séchées et marquées à la pointe diamantée : cette marque indique le volume d'eau à ajouter, pour un écran, à l'insecticide pur (annexes 29, p. 341 et 33, p. 350 ; fig. 80).

Les agents, lors de la formation, auront reçu les consignes suivantes :

– un paysan ayant reçu un nombre *x* d'écrans, reçoit *x* fois la dose d'insecticide nécessaire pour un écran ;

– le produit est mesuré avec l'éprouvette et versé dans la petite bouteille.

Sur chaque bouteille en verre, on trace un trait au diamant correspondant au volume de solution nécessaire pour imprégner un écran, calculé en fonction de l'absorption du tissu et donc à recalculer chaque fois que l'on utilise de nouveaux tissus. Pour tracer ce trait rapidement (car il y a aura des centaines de bouteilles), on peut utiliser la technique décrite dans l'annexe 33, p. 350.

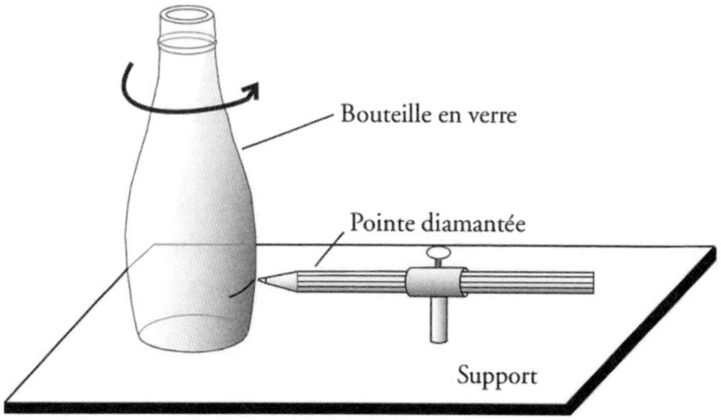

Figure 80
Marquage des bouteilles

Distribution de l'insecticide et réimprégnation

Le protocole est le suivant :

– l'agent doit distribuer l'insecticide aux paysans selon le protocole qu'il a choisi (rassemblement, porte à porte, etc.) ;

– en se reportant à son listing de distribution, il connaît pour chaque paysan le nombre d'écrans reçus, donc la quantité d'insecticide à lui donner dans la bouteille en verre ;

– si besoin est, l'agent doit réactualiser et/ou compléter, son listing ;

– une plantation a pu changer de propriétaire par exemple suite à un décès ; le nouveau propriétaire doit reprendre à son compte les écrans du précédent ;

– un paysan vient de s'installer et souhaite des écrans : il est enregistré et reçoit son quota ;

– un paysan peut avoir besoin d'écrans supplémentaires (nouvelle plantation ou nouvelle rizière, nouveau campement, etc.) ; l'agent rajoute sur son listing ce qu'il a donné ;

– un site a besoin d'écrans supplémentaires suite à une mauvaise information donnée par le paysan lors de la distribution ;

– des écrans ont pu être détruits ou volés ; l'agent note ce fait en marge de son listing.

Revenu chez lui le paysan doit :

– regrouper ses écrans (domicile, campement, abri) ;

– les plier comme il est indiqué en annexe 29, p. 341 ;

– verser le produit dans un seau métallique propre ;

– mesurer une 1re dose d'eau propre (en se servant du repère tracé sur la bouteille en verre) et verser dans le seau ;

– répéter cette opération autant de fois qu'il y a d'écrans (4 doses d'eau s'il y a 4 écrans) ;

– tremper simultanément les écrans en faisant tremper les bandes noires ;

– attendre que tout l'insecticide soit absorbé (peu importe si de l'insecticide passe sur le tissu bleu) ;

– déplier les écrans et les mettre à sécher à plat sur l'herbe, des feuilles ou toute surface très propre ;

– bien nettoyer le seau et se laver les mains (normalement le paysan a eu très peu de contact avec le produit) ;

– remettre en place les écrans quand ils sont secs en désherbant tout autour pour améliorer leur visibilité.

Retour de l'information au responsable

Il doit exister un échange permanent d'informations entre le responsable, les infirmiers et les agents.

■ Dès la mise en place de la campagne, les agents doivent communiquer la liste de tous les chefs de famille de leur village et des hameaux qui y sont rattachés ; cette liste peut être extraite de leur recensement général (annexe 3, p. 280) ou établie spécialement pour la lutte.

■ Le responsable doit saisir ces données sur ordinateur, village par village, et imprimer des feuilles de distribution (annexe 32, p. 349) mentionnant tous les noms classés par ordre alphabétique ; ces fichiers lui permettront de fixer la quantité de matériel nécessaire.

■ Les feuilles de distribution sont renvoyées aux agents (par l'intermédiaire des infirmiers) pour être utilisées lors de cette opération.

■ Une fois remplies (dès que tous les villageois ont été servis), les feuilles sont renvoyées au responsable pour saisie informatique.

■ Le responsable imprime de nouveaux listings où est mentionné, face aux autres données, le nombre d'écrans reçu par chaque paysan : ces listings seront retournés aux agents pour être utilisés lors de la prochaine redistribution d'insecticide. Cela est répété après chaque redistribution.

Cette opération peut paraître fastidieuse, mais elle permet une meilleure gestion des différentes phases de la lutte, un suivi de la participation et facilite grandement la tâche des agents.

Évaluations

En zone de forêt, assurer des évaluations continues est bien moins facile qu'en savane.

En utilisant le même matériel qu'en savane, on peut charger les agents villageois de faire ces évaluations aux alentours du village : l'information est utile mais ne concernera qu'une partie minime de la zone de lutte. Ailleurs, la mise en place des évaluations dépend de l'équipement des agents et/ou de la possibilité de financer leurs déplacements.

Si des agents disposent d'un moyen de locomotion (bicyclette, vélomoteur), ils pourraient, contre remboursement de leurs frais en carburant et d'entretien, placer un maximum de 10 pièges de capture (surmontés de boîtes d'eau formolée) dans certains des sites à risque, qu'ils soient traités ou non. Si un écran a déjà été placé dans un site choisi pour installer un piège, on le déplace. Le relevé des captures doit se faire selon la méthode décrite plus haut (p. 249).

Si les agents n'ont aucun moyen de transport, on peut envisager :

– l'achat d'une bicyclette par village : cette solution n'est pas très onéreuse ; en plus, elle améliore la surveillance sérologique des habitats éloignés ;

– des évaluations menées par certains membres de l'équipe du responsable national ou par une équipe de santé locale. Une personne et un chauffeur peuvent placer des pièges de capture et les relever une fois par mois. L'échantillonnage sera plus réduit car il paraît difficile à deux hommes de contrôler plus de 100 pièges en un minimum de temps (en voiture, il faut à peu près deux jours).

Piégeage dans les autres types de foyers

Mangroves

Selon le type et le niveau de l'exploitation de la mangrove par l'homme, le schéma épidémiologique se rapproche de celui des zones de savane ou de celui des forêts. Les pièges doivent être placés dans tous les lieux de contact potentiellement dangereux entre l'homme et la glossine. Mais l'installation est compliquée par le phénomène des marées qui deux fois par jour risquent de submerger les pièges, si on les place trop près des berges, ou de les rendre inopérants si on les place au niveau de la marée haute.

Les pièges sont placés sans risques et de façon classique avec des piquets :

– en lisière des villages et près des campements lorsqu'il en existe ;

– près des points d'eau ;

– aux débarcadères ;

– aux points d'accostage de pirogues où l'étiage (c'est-à-dire l'écart entre le niveau de l'eau à marée haute et à marée basse) est faible ;

– sur la terre ferme, près de tous les lieux de travail ou de récolte (des crevettes, par exemple).

En ce qui concerne les chenaux, très fréquentés par les pêcheurs et les embarcations de transport de personnes ou de marchandises, la seule solution est de placer des

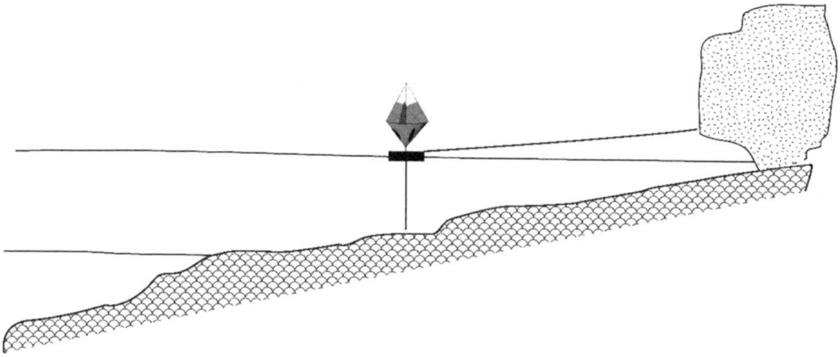

Figure 81
Lutte par piégeage en mangrove :
disposition et arrimage des pièges

pièges sur des flotteurs à fond plat et lestés (fig. 81). Ces flotteurs doivent être fixés à la berge, pour éviter qu'ils ne soient emportés par le flux et le reflux et au sol pour le maintenir en place (on choisira de préférence un emplacement plat pour que le piège reste droit lors des basses eaux). Le point d'installation se situe, au reflux, à mi-chemin entre le niveau des hautes eaux et celui des basses eaux : le piège a ainsi une efficacité moyenne quelle que soit la marée.

Niayes

Des écrans peuvent être distribués aux agriculteurs qui les installeront dans les gîtes à glossines et les lieux de contact : points d'eau, lisières, habitats, etc.

Villes

Généralement limités, les gîtes à glossines peuvent être aisément traités avec des pièges installés par une équipe de professionnels selon les protocoles définis plus haut. Selon les cas, les pièges seront installés :
– le long des cours d'eau ;
– près de toutes les collections d'eau ;
– le long des lisières (par exemple, entre forêt et jardins) ;
– près des enclos d'animaux (zoo, élevage, etc.).

La lutte en zone urbaine est facile et peu onéreuse car l'équipe est sur place ; cependant, les risques de dégradations et de vols sont beaucoup plus élevés qu'en milieu rural.

Foyers transfrontaliers

Aucun problème technique ne se pose vraiment : selon l'environnement, le type de foyer, on se reportera au protocole adéquat. Le seul problème réside dans l'existence d'un accord entre pays pour coordonner les activités : il serait pratiquement inutile de lutter d'un côté de la frontière si de l'autre côté, rien n'est fait, et s'il existe en permanence des échanges de personnes.

Les programmes nationaux de lutte, en accord avec leurs gouvernements doivent donc construire un protocole commun et démarrer simultanément les différentes phases de la lutte.

À cet égard, la mise sur pied, surtout en Afrique centrale, d'une structure internationale de lutte contre la THA permettrait de surmonter beaucoup d'obstacles.

Logistique

COMMANDES

Les commandes de matériel doivent être passées au plus vite dès que la stratégie de lutte antivectorielle a été choisie. La plupart du temps les insecticides et les matériaux métalliques (fer à béton, fil de fer, etc.) peuvent être trouvés sur place ; les tissus devront parfois être commandés à l'étranger et il faut compter un délai minimal de deux à trois mois avant la livraison.

S'il existe déjà un programme national et si une campagne de lutte contre la THA a déjà été faite, il est plus sage d'avoir un stock de tissus pour parer à toute éventualité.

DÉCOUPE DES TISSUS

S'il faut découper un grand nombre de coupons, pour des pièges ou des écrans, il est très rentable d'acheter un ciseau électrique. La découpe est plus sûre, la rapidité accrue. Sans cet appareil, la découpe ne peut se faire qu'avec des ciseaux ordinaires : pratique valable pour une centaine d'écrans, non pour des milliers.

Le matériel nécessaire pour la découpe des tissus est simple à construire (annexe 26, p. 321).

IMPRÉGNATION

Les écrans

L'imprégnation doit être précédée d'une séance de pliage. Le nombre d'écrans à plier doit correspondre au nombre que l'équipe peut imprégner en une journée.

Pour l'imprégnation on utilise des demi-fûts métalliques (200 l) bien propres et dégraissés. Un 1/2 fût peut servir à deux ou trois personnes assises sur un tabouret et disposant, d'un côté, d'un stock d'écrans déjà pliés et de l'autre, d'un seau ou d'une cuvette métallique. Tous les imprégnateurs portent des gants en caoutchouc (le produit n'est pas toxique mais irritant). On prend un écran, on l'imprègne comme indiqué plus haut, puis on le dépose verticalement dans le seau. L'équipe d'imprégnation est secondée par une équipe chargée d'étaler les écrans stockés dans les seaux. Pour améliorer le rendement, les équipes se relayent toutes les 2 heures.

En fin de journée, le personnel ramasse les écrans et en fait des paquets de 50 qui sont pliés et rangés dans des bâches.

Les gants en caoutchouc sont soigneusement rincés plusieurs fois et mis à sécher à l'ombre. Avant de les stocker, on les saupoudre de talc et on les enferme dans des poches en plastique.

Les pièges

L'imprégnation du modèle pyramidal n'exige que des petites cuves métalliques (ou des seaux) dans lesquelles on verse la solution. Le Vavoua doit être imprégné dans une cuve carrée (1 m x 1 m x 20 cm) fabriquée dans une plaque de métal, aluminium ou fer galvanisé.

Conclusion
Enjeux et stratégies pour l'avenir

La lutte contre la maladie du sommeil est conditionnée par la nature particulière de la maladie et des populations concernées. Aucun symptôme évocateur ne permet le diagnostic précoce qui, seul, permet un traitement simple avec un risque réduit. La maladie survient généralement dans des zones rurales d'accès difficile, même si de plus en plus de foyers urbains se développent actuellement. Les populations à risque sont souvent méconnues faute de recensements réactualisés. Il est surprenant de constater aujourd'hui que le rôle de la mouche tsé-tsé dans la transmission est globalement ignoré et que les moyens généralement mis en œuvre pour la lutte sont inadéquats ou d'un faible rendement. L'intégration des campagnes de lutte associant des interventions entomologiques et médicales reste largement insuffisante alors qu'on sait aujourd'hui que c'est la seule solution possible pour interrompre la chaîne de transmission.

Aujourd'hui encore, les paysans ignorent les dangers de la mouche tsé-tsé pour leur santé. Considérée comme une simple nuisance, son rôle dans la transmission de l'endémie est méconnu et la maladie attribuée à d'autres causes, dont la sorcellerie. La glossine est pourtant étudiée depuis des décennies ! De nombreuses campagnes pilotes ont prouvé l'efficacité de la lutte antivectorielle et montré la faisabilité de sa prise en charge par les populations sous la supervision d'équipes correctement formées. À cet égard, l'exemple des opérations menées par les services vétérinaires dans certains pays africains où l'on observe les trypanosomoses animales est démonstratif. La responsabilité des services de santé nationaux est bien évidemment entière et c'est là le premier paradoxe contre lequel il nous faut réagir : il semble toujours aussi difficile d'impliquer la population dans une lutte antivectorielle alors que cette stratégie est désormais bien codifiée et peu coûteuse.

Sans vaccin, la population humaine ne peut être protégée contre le risque de maladie du sommeil et doit être surveillée en permanence. Mais un second paradoxe apparaît : des techniques diagnostiques performantes et des protocoles thérapeutiques efficaces existent mais sont peu employés sur le terrain, faute de moyens. Les rares prospections financées par des aides extérieures permettent, dans le meilleur des cas, de confirmer l'importance de la maladie et son extension, mais demeurent sans lendemain parce que leur pérennisation n'est jamais organisée. Il n'existe toujours pas de lutte à grande échelle, comprenant une surveillance minimale, qui nécessiterait un équipement modeste, un simple microscope parfois – et la formation correspondante du personnel – pour équiper les structures sanitaires des pays endémiques.

Le problème économique n'est qu'en partie responsable de cette situation. En matière d'intervention médicale, les campagnes de dépistage, quand elles sont faites, ne couvrent pas les véritables zones à risque. Ne pouvant accéder partout, les équipes de prospection se limitent bien souvent aux villages accessibles qui ne sont pas toujours les plus touchés par l'endémie. Ainsi, la population visitée n'est pas celle qui est soumise au plus grand risque. Une majorité des malades, ceux qui vivent dans les hameaux reculés ou dans les campements ainsi que certains étrangers qui hésitent à se présenter aux autorités, échappent aux contrôles.

La crainte du traitement et celle des examens comme la ponction lombaire expliquent également le refus de se présenter aux campagnes de dépistage. La toxicité des trypanocides, quel que soit le savoir-faire du personnel médical, est connue des populations qui redoutent le traitement, d'autant plus que la plupart des malades ne présentent pas de symptômes évidents de la maladie et que des personnes en bonne santé apparente décèdent à la suite de l'administration du médicament.

La principale conséquence de ces insuffisances est le maintien de réservoirs de parasites permettant ainsi au vecteur de se transmettre. Certes, le réservoir humain n'est pas le seul : outre le porc, réservoir animal domestique, des rongeurs et des antilopes constituent un réservoir sauvage. Aucune technique n'est actuellement disponible pour assainir le réservoir animal. Cependant, on vient de montrer qu'en l'absence de transmission continue, le porc guérit spontanément de son infection, ce qui pourrait être également le cas des autres réservoirs animaux. Cela justifie amplement la lutte antivectorielle : l'élimination des tsé-tsé, surtout dans les zones endémiques, laisse du temps pour identifier et soigner les malades, tout en protégeant la population contre l'infection et assainissant le réservoir animal. La chaîne de transmission pourrait ainsi être interrompue.

L'absence de campagne de lutte intégrée résulte aussi du manque de formation, d'information et de compréhension. L'enseignement médical, à tous les niveaux, fait une bien petite place à la maladie du sommeil, la « trypano », maladie coloniale réputée tombée en désuétude depuis les indépendances. En outre, la santé publique a progressivement cédé le pas à la médecine hospitalière. Les médecins renoncent à travailler en brousse, moins attirante que les confortables cabinets médicaux de la ville. Avec elle, la connaissance des problèmes ruraux et leurs solutions s'amenuisent. Sur le plan de l'information, la situation n'est guère meilleure : de nombreuses campagnes de sensibilisation sur d'autres maladies ont été lancées, alors que la maladie du sommeil reste la grande oubliée.

La disponibilité des populations, et surtout le principe de leur adhésion à la campagne de lutte intégrée, qui constituent des facteurs essentiels de réussite, sont aujourd'hui difficiles à obtenir avec une organisation du dépistage et du traitement qui se résume souvent aux historiques « Équipes Jamot ». Sans remettre en cause les équipes mobiles, dont le dévouement n'est pas contestable, il faut envisager une amélioration de leur mode d'intervention.

La maladie du sommeil n'est pas une fatalité. La lutte intégrée n'est pas impossible, ni même difficile ou onéreuse. Techniques et outils existent déjà et peuvent être encore perfectionnés. Ils sont utilisables dès à présent avec une efficacité optimale à condition d'adapter les stratégies aux conditions environnementales et épidémiologiques, d'une part, et aux comportements et mentalités des principaux intéressés, les paysans, d'autre part.

Une volonté politique forte est indispensable au niveau de États afin d'améliorer la formation de cadres spécialisés, de promouvoir l'information, d'adapter les protocoles de lutte intégrée et de mieux impliquer les communautés villageoises.

Formation et recherche

La formation sur la THA de tous les personnels de santé doit conduire à disposer, depuis la capitale jusqu'au fond de la brousse, de médecins et d'infirmiers capables, même en l'absence de matériel sophistiqué, de détecter des cas suspects en pratiquant quelques gestes diagnostics simples, comme la palpation ganglionnaire.

La formation de spécialistes, tant en épidémiologie qu'en entomologie médicale, ne doit pas être négligée. En effet, les techniques et les protocoles actuellement définis ne sont pas forcément adaptés aux conditions locales et il peut être nécessaire de les aménager en conséquence. Par exemple, la lutte antivectorielle par piégeage n'est efficiente que si le matériel de lutte (pièges, écrans) est judicieusement installé, ce qui demande un minimum de recherche pour identifier et hiérarchiser les sites de transmission du parasite à l'homme par le vecteur. Or dans bien des pays concernés, le piégeage – s'il est utilisé – reste peu efficace et trop onéreux car appliqué sans discernement. Chaque foyer épidémique ou endémique est un cas particulier dans la mesure où les hommes et les vecteurs, leurs comportements et leurs relations avec l'environnement, diffèrent selon les régions.

Information

La bonne application des protocoles présentés dans cet ouvrage dépend en grande partie de la connaissance qu'ont les populations de l'endémie sommeilleuse. Or, trop souvent, les modalités de sa transmission sont peu ou mal connues. Cette ignorance et les fausses croyances empêchent le personnel médical et paramédical d'appliquer les protocoles, même les plus simples.

La lutte contre la maladie du sommeil exige donc au préalable des campagnes de sensibilisation, d'information, de toutes les couches des sociétés, y compris au niveau des écoles.

Implications des communautés

L'information des communautés rurales est indispensable et ne représente que la première étape d'un processus permettant une meilleure participation à la lutte. Or, on ne peut intervenir contre une maladie sans tenir compte de deux faits primordiaux :

– la lutte est faite pour les populations et non contre elles ;

– les populations représentent une force de travail considérable et une source d'informations indispensable.

En outre, l'efficacité des équipes de spécialistes sera améliorée si, dans chaque agglomération, ils peuvent disposer d'un « correspondant » dont le rôle serait :

– d'assurer l'information et la sensibilisation continues des populations ;

– de les mobiliser lors des rendez-vous importants (prospections médicales, distribution de matériel de lutte) ;

– d'appliquer les méthodes de lutte et d'assurer le suivi de certaines opérations (surveillance des suspects et des malades, réimprégnation des pièges et écrans).

Avec une bonne information, un encadrement et un suivi continu par des relais villageois, il sera alors possible de lutter rapidement, efficacement et à moindre coût sur de vastes territoires en utilisant la force de travail et la connaissance du milieu de chaque personne.

Souhaitons que, suivant l'exemple des vétérinaires, les équipes médicales mettent rapidement en place des campagnes à large échelle. Peut-être alors s'apercevra-t-on que ces opérations sont non seulement rentables pour la santé humaine, mais aussi sur le plan financier. La situation actuelle ne peut se satisfaire de demi-mesures ou de tergiversations : la lutte contre l'endémie sommeilleuse doit être précoce, rapide, pluridisciplinaire, transfrontalière, intégrée et totalement acceptée par les bénéficiaires.

La « méthode Jamot » a montré son efficacité, mais elle est à présent inapplicable dans les mêmes conditions. L'évolution sociologique, politique, économique et technologique rend indispensable une adaptation des procédures décrites par Jamot aux besoins et situations contemporains. La participation des populations, autrefois jugée superflue, apparaît aujourd'hui comme un gage d'efficacité dans la lutte contre la maladie.

Bibliographie

AUSTEN E.E., 1903

A monograph of the Tsetse flies (genus Glossina, *Westwood).* British Museum, 327 p.

DEDET J.-P., 2000

Les Instituts Pasteur d'outre-mer. Cent vingt ans de microbiologie française dans le monde. Paris, L'Harmattan, 247 p.

DOZON J.-P., 1985

Quand les Pastoriens traquaient la maladie du sommeil. *Sciences sociales et Santé*, 3 (3-4) : 27-56.

DUMAS M., BOUTEILLE B., BUGUET A., 1999

Progress in human African trypanosomiasis, sleeping sickness. Paris, Springer-Verlag, 344 p.

HOEPPLI R., 1969

Parasitic diseases in Africa and the Western hemisphere. Early documentation and transmission by the slave trade. *Acta Tropica*, Supplementum 10, 240 p.

HOARE C.A., 1972

The trypanosomes of mammals. A zoological monograph. *Blackwell Scientific Publications* : 60-80.

LAPEYSSONNIE L., 1987

Moi Jamot. Le vainqueur de la maladie du sommeil. Plaisir, Presse de l'Inam, (2e éd.), 206 p.

LAVEISSIÈRE C., HERVOUËT J.P., 1991

Trypanosomiase humaine en Afrique de l'Ouest : épidémiologie et contrôle. Paris, Orstom, coll. Didactiques, 157 p.

LAVEISSIÈRE C., GARCIA A., SANÉ B., 2003

Lutte contre la maladie du sommeil et soins de santé primaire. Paris, IRD, coll. Didactiques, 241 p.

LAVEISSIÈRE C., GRÉBAUT P., LEMASSON J.J., MÉDA A.H., COURET D., DOUA F., BROU N., CATTAND P., 1994

Les communautés rurales et la lutte contre la maladie du sommeil en forêt de Côte d'Ivoire. WHO/TRYP/94.1, 166 p.

LAVEISSIÈRE C., VALE G.A., GOUTEUX J.P., 1991

« Bait methods for tsetse control ». *In* Curtis C.F. ed. : *Control of Disease Vectors in the Community*, Wolfe Publishing : 47-74.

LEAK S.G.A., 1998

Tsetse biology and ecology : their role in the epidemiology and control of trypanosomosis. Wallingford, R.-U., CAB International, 568 p.

MATHIS C., 1946

L'œuvre des Pastoriens en Afrique noire. Paris, Presse universitaire de France, 580 p.

PENCHENIER L., SONNE W., BUREAU P., 1996

Historique et évolution de la maladie du sommeil dans les pays de l'Océac. *Bull. liais. doc. Océac,* 29 (3) : 11-22.

PENCHENIER L., SIMO G., GRÉBAUT P., NKININ S., LAVEISSIÈRE C., HERDER S., 2000

Diagnosis of the human trypanosomiasis *Trypanosoma brucei gambiense* in central Africa by the polymerase chain reaction. *Trans. Roy Soc. Trop. Med. Hyg.,* 94 : 392-394.

ROZENDAAL J.A., 1997

Vector control. Methods for use by individuals and communities. WHO, 412 p.

SANNER L., MASSEGUIN A., 1954

Tâches et problèmes de la Santé publique en A.O.F. *Bull. méd. Afr. Occ. Française,* 85 p.

WANG SONNÉ, 1999

Approche historique des quinze premières années de lutte contre la maladie du sommeil dans le Mbam. *Bulletin de liaison de l'Oceac,* 32.

WHO, 1987

Lutte antivectorielle et soins de santé primaires. WHO, Rapport technique, 755, 71 p.

WHO, 1998

La trypanosomiase africaine : lutte et surveillance. Rapport d'un Comité d'experts de l'OMS, 881, 123 p.

WHO, 1999

Human African Trypanosomiasis. Treatment and drug resistance network. WHO/ CDS/CSR/EDC/99.5, 16 p.

Annexe 1
Histoire de la chimiothérapie

LES ORGANO-MINÉRAUX, ARSENICAUX ET ANTIMONIAUX

Le caractère tonique et stimulant des dérivés de l'arsenic a naturellement orienté les premières recherches ayant pour but de combattre l'anémie et l'asthénie propres à la maladie du sommeil. C'est ainsi que furent successivement employés l'anhydride arsénieux, la liqueur de Fowler et le trisulfure d'arsenic, responsables de nombreuses améliorations temporaires, mais qui furent rapidement supplantés par les organo-arsénicaux sensiblement moins toxiques.

L'attention des pharmacologues et des thérapeutes se tourna, dès lors, vers les dérivés de l'acide aryl-arsonique dont le chef de file n'est autre que l'amino-4-phenyl-arsonate de sodium introduit dès 1905 en thérapeutique sous le nom d'Atoxyl®.

Les incidents d'intolérance (névrite optique) déterminés par la fonction aminée de ce médicament, ont conduit les chimistes (vers 1919) à tenter de détoxifier la molécule par blocage du groupement NH_2 libre, à l'aide de radicaux glycylamide ou acétyle. Les composés ainsi obtenus appelés Tryparsamide® et arsacétine bénéficiaient d'une toxicité moindre, et permettaient le franchissement de la barrière méningée (traitement de la phase encéphalique). Le dérivé hydroxylé en position 2 de l'Arsacétine, qui n'est autre que l'isomère de position de l'Acétarsol, fut peu après (1925) introduit en thérapeutique sous le nom d'Orsanine® ou 270 de Fourneau.

Les propriétés trypanocides de l'Orsanine la plaçaient en tête des arsenicaux avec un indice thérapeutique relatif de 5,95 contre 1 pour l'Atoxyl® et 2,03 pour la Tryparsamide®.

Mais le produit, de conservation difficile, fut abandonné pour deux raisons. D'une part, la Tryparsamide® lui était préférée durant la phase encéphalique et, d'autre part, la première période de la maladie était traitée par les arsénones, véritables métabolites actifs de ces composés organo-arsenicaux.

Le butarsen était le chef de file d'une nouvelle classe chimique des arsénones, très utilisée depuis 1934, mais d'une très grande toxicité.

On a tenté de diminuer leur toxicité par l'introduction d'un groupement mélaminyle (triamino-2,4,6 s-triazine), en para de l'acide benzenarsonique. Le mélarsen ainsi obtenu, fournit par réduction l'arsénone correspondante ou mélarsénoxyde : anti-sommeilleux plus actif que la Tryparsamide, permettant des cures moins prolongées. Par condensation avec le BAL (dimercaptopropanol), ce composé donna naissance au Mélarsoprol ou Mel B, Arsobal, certes moins toxique mais insoluble dans l'eau. Pour pallier cet inconvénient le BAL fut remplacé par l'acide dimercaptosuccinique, ce qui conduisit au mélarsonyl, mel W ou Trimélarsan®, rendu hydrosoluble par la présence dans cette molécule de deux groupements carboxyliques salifiés par le potassium.

La parenté chimique de l'Arsenic et de l'Antimoine a imposé d'importantes recherches sur l'activité trypanocide de ce dernier « métalloïde ». Les premiers essais furent pratiqués sur l'antimoniotartrate acide de potassium ou émétique, qui bien que d'une activité remarquable, a été abandonné en raison de sa toxicité. Friedheim a réalisé la synthèse d'antimoniaux homologues du mélarsen tandis que Schmidt était conduit à expérimenter des composés mixtes arséno-antimoniaux. Ces dérivés qui possèdent un coefficient chimiothérapeutique supérieur à la tryparsamide, ne présentent pour la plupart d'entre eux qu'un intérêt thérapeutique restreint, à l'exception toutefois du trimère du M Sb. Ce dernier composé semblait pouvoir se dépolymériser lentement dans l'organisme assurant ainsi une imprégnation médicamenteuse durant un long délai.

URÉIDES COMPLEXES, DIAMIDINES AROMATIQUES ET DÉRIVÉS

L'utilisation d'uréides complexes remonte aux travaux d'Ehrlich et de Nicolle sur les propriétés bactériostatiques et antiprotozoaires des colorants du groupe des azoïques du type rouge trypan, bleu de trypan et afridol violet. L'aboutissement chimique et historique de ces recherches se traduisit dès 1921 par la découverte d'un des plus remarquable trypanocides : la suramine (Moranyl®, 205 Bayer, germanine 309 F).

Un indice thérapeutique particulièrement favorable (1/300), et son action très prolongée, ont fait de cet uréide une arme efficace de la première période de la maladie. En dépit d'inconvénients notables (vertiges, albuminurie importante), la suramine fut le premier médicament à permettre une chimioprophylaxie efficace de la maladie du sommeil.

L'étroite analogie de structure entre le groupement fonctionnel uréide et l'enchaînement guanidique, devaient conduire, dès 1951, Lourie et ses collaborateurs à synthétiser le N1, N3 bis (4'amino cinnolyl 6') - guanidine, plus connu sous le numéro code « 528 ». Ce groupement guanyl se rencontre dans une autre classe chimique : les diamidines aromatiques qui ont fourni à la thérapeutique trois trypanocides introduits en clinique sous les noms respectifs de stilbamidine, propamidine et pentamidine. Pour cette dernière, on connaît de nombreux sels solubles (dichlorhydrate, diséthionate, diméthanesulfonate, 2,2' méthylène bisoxynaphtoate) qui en constituent la forme commerciale.

Annexe 2
Distribution géographique des glossines

	Groupe *Austenina*											
	G. brevipalpis	*G. fusca s.l.*	*G. fuscipleuris*	*G. haningtoni*	*G. longipennis*	*G. medicorum*	*G. nashi*	*G. nigrofusca*	*G. schwetzi*	*G. severini*	*G. tabaniformis*	*G. vanhoofi*
Afrique du Sud												
Angola				x					x		?	
Bénin			x						x			
Botswana												
Burkina Faso						x						
Burundi	x											
Cameroun		x		x			x	x			x	
Congo		x		x					x		x	
Côte d'Ivoire		x				x		x			?	
Éthiopie	x				x						?	
Gabon		x		x					x		x	
Gambie			x									
Ghana			x			x						
Guinée			x					x				
Guinée-Bissau			x									
Guinée équatoriale		x		x							x	
Kenya	x				x							
Liberia		x				x		x				

Groupe *Glossina*							Groupe *Nemorhina*								
G. austeni	*G. longipalpis*	*G. m. centralis*	*G. m. morsitans*	*G. m. submorsitans*	*G. pallidipes*	*G. swynnertoni*	*G. caliginea*	*G. f. fuscipes*	*G. f. martinii*	*G. f. quanzensis*	*G. p. newsteady*	*G. p. pallicera*	*G. p. gambiensis*	*G. p. palpalis*	*G. tachinoides*
x					x			x		x	x			x	
x		x			x			x		x	x			x	
x			x										x	x	x
			x												
	x			x									x		x
		x	x				x	x	x						
	x			x	x			x			x	x	x	x	x
					x	x		x			x			x	
	x			x								x	x	x	x
					x			x			x	x	x	x	x
			x				x	?			x			x	
	x			x									x		
	x			x								x	x	x	x
	x			x									x		x
	x			x									x		
x			x		x									x	
x					x	x		x			x			x	
												x	x	x	

	Groupe *Austenina*											
	G. brevipalpis	*G. fusca s.l.*	*G. fuscipleuris*	*G. haningtoni*	*G. longipennis*	*G. medicorum*	*G. nashi*	*G. nigrofusca*	*G. schwetzi*	*G. severini*	*G. tabaniformis*	*G. vanhoofi*
Malawi												
Mali												
Mozambique	x											
Namibie												
Niger												
Nigeria		x		x		x		x			x	
RCA		x			x	x					x	
RDC		x	x	x		x			x	x	x	x
Rwanda		x			x							
Sénégal												
Sierra Leone								x				
Somalie	x				x							
Soudan		x			x							
Tanzanie	x				x							
Togo		?										
Uganda	x		x		x							
Zambie	x											
Zimbabwe												

Groupe *Glossina*							Groupe *Nemorhina*								
G. austeni	*G. longipalpis*	*G. m. centralis*	*G. m. morsitans*	*G. m. submorsitans*	*G. pallidipes*	*G. swynnertoni*	*G. caliginea*	*G. f. fuscipes*	*G. f. martinii*	*G. f. quanzensis*	*G. p. newsteady*	*G. p. pallicera*	*G. p. gambiensis*	*G. p. palpalis*	*G. tachinoides*
				x											
				x									x		x
x			x		x									x	
		x													
															x
	x			x			x					x		x	x
		x		x			?	x			x				x
x	x	x			x			x	x	x	x			x	
		x						x	x						x
	x			x									x		
	x			x								x	x		
x					x			x	x	x	x			x	
								x							x
x		x	x		x	x		x							
	x			x									x	x	x
		x			x			x							
			x		x										
			x		x			x	x						x

Annexe 3
Méthodologie du recensement

On demande successivement :

– le nom du chef de famille ;

– le nombre d'épouses vivant sous le même toit ;

– pour la 1re épouse, son nom et le nombre d'enfants vivant au village ;

– le nom de chacun de ces enfants ;

– pour les épouses suivantes on procède de même : nom de l'épouse, nombre et noms des enfants ;

– si l'un de ces enfants est marié et vit avec sa famille on fait de même : nombre d'épouses, nom de la première épouse, nombre et noms des enfants ; *idem* pour chaque femme ;

– le nom des parents directs vivant avec le chef de famille (père, mère, oncle, etc.) : seules sont prises en compte les personnes vivant sous le même toit. On leur pose les mêmes questions : nombre d'épouses, nom de la première, nombre et nom des enfants et ainsi de suite ;

– le nom des personnes protégées (éventuellement leurs épouses et leurs enfants) ;

– le nom des manœuvres (avec nom des épouses et enfants).

Ces questions se posent selon le schéma suivant :

Nom du chef de famille
- Nom de la 1re épouse
  - – 1er fils vivant de la 1re épouse du chef
    - – Nom de la 1re femme du fils
      - son 1er enfant vivant
      - son 2e enfant, etc.
    - – Nom de la 2e femme du fils
      - son 1er enfant vivant
      - son 2e enfant, etc.
  - – 2e enfant vivant de la 1re épouse du chef (même schéma de questions)

Nom de la 2e épouse du chef

– 1er enfant vivant de la 2e épouse du chef

(même schéma de questions)

Nom des parents directs

Nom de la 1re épouse

(même schéma de questions).

Nom des protégés

(même schéma de questions)

Nom du premier manœuvre

Nom de sa 1re épouse

Nom de son 1er enfant, etc.

INSCRIPTION SUR LE REGISTRE

Chaque personne dans une famille porte un numéro qui lui est personnel. Le chef de famille porte le numéro 1.

Exemple : **1** … Chef de famille

2 … 1re épouse (sans enfant)

3 … 2e épouse

4 … 1er enfant

5 … Femme du 1er enfant

6 … leur enfant

7 … 2e enfant (non marié)

8 … Oncle (veuf)

9 … Neveu (non marié)

10 … 1er manœuvre du chef de famille

11 … 1re femme du manœuvre

12 … leur enfant

13 … 2e femme (sans enfant)

14 … 2e manœuvre (non marié)

Ce système de double numérotation (famille et individus) permet d'attribuer à chaque personne d'un même village un numéro d'identification qui sera unique. Cela facilite grandement toutes les opérations de surveillance, de dépistage et de diagnostic.

Exemple :
Pour le village Lambi
125/1 = chef de famille de la famille n° 125
76/2 = première épouse vivant dans la famille 76
C34/1 = chef du campement n° 34.

Le sexe

Pour éviter toute confusion lors de l'utilisation des fiches, on note dans la troisième colonne de la fiche le sexe de chaque personne en notant simplement **M** pour le sexe masculin et **F** pour le sexe féminin.

L'année de naissance

L'année de naissance est portée dans la colonne 4 de la fiche. En aucun cas, on inscrira l'âge au moment du recensement (45 ans ou 8 ans).

Si la personne interrogée ignore sa date de naissance, on pourra :
– consulter ses papiers d'identité ou son extrait d'acte de naissance ;
– se renseigner auprès de ses proches ;
– essayer de retrouver cette date par recoupement (même promotion scolaire que le voisin, naissance l'année d'un événement, etc.) ;
– estimer son âge et calculer son année de naissance (cela à condition d'avoir une certaine expérience).

Statut familial

Le recensement et son utilisation seront rendus plus faciles en notant dans la cinquième colonne le statut dans la famille de chaque personne. On note cela par des abréviations ou des codes.

Cf = chef de famille.

Ep (x) = épouse dont le mari porte le numéro (x) : Ep1 = épouse du chef de famille, Ep 4 = épouse de l'homme recensé en n° 4.

(x)/(y) = enfant du père recensé en n° x et de la mère n° y : 1/2 = enfant du chef et de sa 1re femme (portant le n° 2), 3/4 = enfant du mari recensé en n° 3 et de sa 1re femme recensée en n° 4, 12/17 enfant du mari recensé en n° 12 et de sa femme recensée en n° 17.

fr **(x)** = frère de la personne portant le numéro (x).
s **(x)** = sœur de la personne portant le numéro (x).
man1 = manœuvre du chef de famille.
On utilise de même des abréviations pour les autres membres de la famille :
n(x) = neveu ;
Onc **(x)** = oncle ;
T **(x)** = tante ;
Fam **(x)** = autre membre de la famille : (x) réfère à la personne ayant un lien de parenté avec la personne recensée.

Modèle de feuille de recensement

(taille réelle 21 x 29,7 cm)

Village : Boguedia
Maison ou campement n° 24

N°	Nom et prénoms	Sexe	Année de naissance	Statut	Observations
1	Brizi Tapé Hervé	m	1932	cf	planteur
2	Séry Yérékora Célestine	f	1948	ep1	
3	Tapé Koré Jean	m	1966	1/2	planteur
4	Tapé Zézé Mathias	m	1968	1/2	
5	Guéhi Mougnini Anne	f	1970	ep4	
6	Zézé Guéhi Paul	m	1988	4/5	école
7	Zézé Vrédé Jean	m	1990	4/5	dcd
8	Tapé Garobo Martial	m	1972	1/2	
9	Tapé Mélessé Nadège	f	1974	1/2	def (mariée)
10	Tapé Doukpa Mélanie	f	1980	1/2	
11	Dafran Brizi Antoine	m	1910	père1	
12	Guéhi Déma Diane	f	1984	n1	
13	Ouedraogo Noaga Souleymane	m	1970	man1	
14	Konkobo Koudougou Minata	f	1972	ep13	
15	Ouedraogo Ouambi Samuel	m	1990	13/14	
16	Kouassi Konan Jules	m	1974	man4	def
17	Zézé Gobé Suzanne	f	2003	4/5	
18	Fallé Séhibo Hélène	f	1970	Ep1	

SUIVI ET ÉVÉNEMENTS

Un recensement n'est pas statique, il doit évoluer au fil des mois (naissance, mariage, décès, etc.). Tout événement sera porté dans la dernière colonne de la fiche familiale.

On mettra « def » (départ définitif) pour :

– une fille partie se marier dans une autre famille (elle sera recensée dans sa nouvelle famille) ;

– un fils parti travailler en ville ;

– un manœuvre qui aura quitté son travail.

On mettra « dcd » pour une personne décédée.

Dans cette colonne on note la profession de chaque chef de famille et celle de ses fils ou parents (planteur, artisan, commerçant, agriculteur, etc.) à condition que leur travail soit indépendant de celui du chef de famille. Ainsi, il est inutile d'écrire que le premier fils est planteur s'il travaille dans la plantation de son père et n'a pas de plantation personnelle.

Pour tout nouvel arrivant dans la famille (épouse, enfant, parents, etc.), on complète la fiche familiale en inscrivant à la suite les renseignements nécessaires.

Annexe 4
Fiche individuelle d'examen

N° de recensement

....

Village ....

Nom et prénoms ....

Sexe .... **Date de naissance**

....

Dates Examen	Examen 1	Examen 2	Examen 3
CATT sérum			
Présence ganglions			
Ponction ganglions			
Minicolonne			
OBC			

Fiche en bristol (environ 12 x 8 cm).

Cette présentation permet de suivre les résultats des tests pratiqués sur un suspect si plusieurs prospections sont faites dans le village. Les techniques indiquées doivent être celles effectivement utilisées.

Annexe 5
Matériel de prélèvement

Il se compose de la façon suivante :

– une table propre et stable ;

– deux chaises ;

– des gants en caoutchouc ;

– 1 blouse par personne ;

– 1 petite coupelle émaillée ;

– des lancettes ;

– du coton et de l'alcool ;

– un récipient (eau savonneuse ou eau de Javel) pour recueillir les lancettes utilisées ;

– un seau d'eau pour le nettoyage des mains ;

– stylos à bille, crayons, gomme ;

– un cahier de prélèvement pour noter les résultats (annexe 6).

Annexe 6
Registre de prélèvements

Le registre de prélèvements est constitué de 25 feuilles de papier 80 grammes de format A4 (21 x 29,7 cm) imprimées recto verso et reliées.

Les coûts d'impression peuvent être négligeables, si on utilise une ronéotypeuse plutôt qu'une photocopieuse.

Afin de disposer de suffisamment de place dans chaque colonne pour y inscrire tous les renseignements, l'impression est faite dans le sens de la largeur.

Chaque feuille comporte :

– une marge supérieure (3,5 cm) pour mentionner le village où se tient le prélèvement (les agents peuvent prélever dans des villages ou des hameaux autres que le leur) ;

– 18 lignes séparées par des traits fins ;

– 7 colonnes libellées comme suit :

- date de prélèvement : 3,5 cm ;
- numéro du prélèvement : 2,5 cm ;
- noms et prénoms : 11 cm ;
- sexe : 1,5 cm ;
- année de naissance : 2,5 cm ;
- village : 5 cm ;
- numéro de recensement : 3,5 cm.

La reliure se fait sur la largeur gauche (colle et ruban adhésif) et inclut une couverture supérieure et une couverture inférieure.

Un tel registre permet de noter 1 700 prélèvements.

Annexe 7
Cahier du coordonnateur

N°	GG	PGG	CATT	QBC	mAEC	Remarques
1						
2						
3						
4						
5						
6						
7						
8						
9						
0						
1						
2						
3						
4						
5						
6						
7						
8						
9						
0						
1						
2						
3						

Exemple pour une prospection où on utilise le CATT, le QBC et la mAEC. Pour les ganglions, on note leur présence ou leur absence (colonne GG). En cas de présence, on indique dans la colonne PGG si des trypanosomes sont aperçus dans le suc ganglionnaire.

Annexe 8
Stérilisation du matériel

La piqûre faite, la lancette est mise dans une des boîtes plastiques contenant de l'eau savonneuse ou de l'eau de Javel. La lancette ne doit jamais resservir une deuxième fois dans la journée sans avoir subi les opérations de nettoyage suivantes (fig. 24, p. 144) :

– agiter la boîte, par un mouvement rotatif, pas trop violent pour ne pas émousser les pointes des lancettes ;

– verser l'eau sans faire tomber les lancettes ;

– rincer plusieurs fois avec de l'eau très propre ;

– égoutter les lancettes pour éliminer le maximum d'eau ;

– renverser les lancettes dans la seconde boîte contenant de l'alcool à 70° ;

– refermer la boîte.

Avant le nouveau prélèvement

- Prélever une petite quantité de lancettes.
- Les faire flamber dans la cuvette émaillée (éviter de mettre trop d'alcool ; trop de chaleur détruirait le tranchant des pointes) ; laisser l'alcool s'éteindre complètement.
- Recouvrir la cuvette émaillée avec un tampon d'alcool.

Pendant le prélèvement

- Toute lancette tombée à terre est plongée avant toute utilisation dans le liquide désinfectant.
- Toute lancette tordue ou émoussée est jetée dans un sac ou un petit carton.
- Toute trace de sang est éliminée avec un tampon d'alcool, lui aussi jeté dans le sac ou le petit carton.

À la fin de la journée, on brûle les déchets et on jette ce qui reste (parties métalliques ou autres) dans les latrines.

Annexe 9
Matériel de prélèvement pour le micro-CATT

PETIT MATÉRIEL

Il se compose de la façon suivante :
- 1 portoir à languettes de prélèvement ;
- 1 ou 2 bocaux étanches ;
- 1 boîte étanche de 1 à 2 litres ;
- 2 petites boîtes plastiques (1/4 litre).

CONSOMMABLES ET PRODUITS (SELON LA TAILLE DU VILLAGE)

Ils comprennent :
- 1 kg de coton hydrophile ;
- 250 à 500 lancettes (réutilisables) (à importer) ;
- 250 à 2 000 languettes de prélèvement ;
- dessiccateur coloré (300 g par flacon) (à importer) ;
- 100 sacs plastiques (polyéthylène) (environ 1/2 litre) ;
- sachets de lessive ou eau de Javel.

PAPETERIE

Elle est constituée des éléments suivants :
- 1 ou 2 registres de prélèvement ;
- 25 feuilles de papier carbone ;
- 50 feuilles de papier blanc ;
- 50 feuilles de papier pelure ;
- 1 chemise à sangle plastifiée.

Ces matériels peuvent généralement s'acheter localement ou être fabriqués par des artisans locaux.

MATÉRIEL ET PRODUITS : DESCRIPTION, UTILISATION

Languettes de prélèvement

Ce sont des rectangles (9 x 2,5 cm) découpés dans des feuilles de papier Whatman n° 1.

Le portoir à languettes de prélèvement

Il sert à fixer les languettes de prélèvement une fois imprégnées pour les laisser sécher ; nous donnons le mode de fabrication ci-dessous.

Lancettes

Les lancettes à utiliser ont une pointe de 2,4 mm.

Coupelle émaillée

Petite cuvette (diamètre 10 à 15 cm) en émail ou en métal inoxydable qui servira à flamber les lancettes.

Petites boîtes en plastique

Ces boîtes doivent être étanches ; l'une sert au nettoyage des lancettes après le prélèvement, l'autre au stockage des lancettes dans l'alcool entre deux prélèvements.

Boîte étanche

Les languettes de prélèvement doivent être stockées, avant utilisation, dans une boîte étanche à la poussière et à tout liquide.

Bocal étanche

Les languettes de prélèvement séchées sont conservées dans un bocal contenant le dessiccateur. Il doit être parfaitement étanche à la poussière mais surtout à l'humidité. On choisira un bocal en verre blanc transparent (1,5 l à 2 l), muni d'un joint en caoutchouc, du type de ceux qui sont utilisés pour la fabrication de conserves.

Alcool

On prend de l'alcool à 70° que l'on place de préférence dans des petits flacons en plastique (maximum 1/4 de litre) beaucoup plus maniables et plus résistants que les grosses bouteilles en verre. Pour éviter toute utilisation abusive on peut colorer l'alcool avec du bleu de méthylène.

Dessiccateur

Il convient de choisir un produit sous forme de gros cristaux et de préférence colorés (bleu foncé) : lorsque le taux d'humidité est trop élevé, les cristaux deviennent roses et ne sont plus aptes à la conservation des prélèvements. On déshydrate le produit en le faisant chauffer lentement dans une casserole au-dessus du feu (ou dans un four) : il retrouve alors sa couleur bleue initiale.

Sacs en plastique

Ce sont les sacs en polyéthylène que l'on trouve couramment sur tous les marchés. On prendra les sachets d'une contenance minimale d'un demi-litre.

Lessive ou eau de Javel

Ces deux produits peuvent être utilisés pour désinfecter le matériel de prélèvement. On les trouve partout en petits sachets ou poches plastiques convenant parfaitement pour le terrain.

L'eau de javel est un produit instable qui se dégrade rapidement après son conditionnement. Il faut éliminer tout flacon périmé car son pouvoir désinfectant est nul.

FABRICATION DU PORTOIR À LANGUETTES

■ Dans du bois dur et dense, découper des cercles (ou carrés) de 10 cm de diamètre et de 2 cm d'épaisseur. Percer trois trous (diamètre 3 mm) légèrement en biais (environ 60° par rapport à la base) (fig. 82).

■ Dans ces trous, insérer en force les têtes de trois rayons de bicyclette. Avec des pinces coupantes couper en biais l'extrémité recourbée des rayons de façon à faire une pointe acérée. Visser les trois rayons dans chacune des têtes enfoncées dans le support.

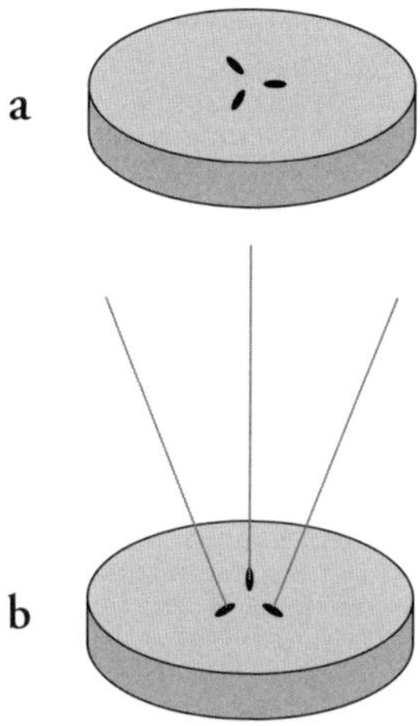

Figure 82
Support à languettes

Annexe 10
Fiche d'analyse micro-CATT

Plaque n° Village : ....

Date des prélèvements : Date du test :

	A	B	C	D	E	F	G	H	I	J
1										
2										
3										
4										
5										
6										
7										
8										

Plaque n° Village : ....

Date des prélèvements : Date du test :

	A	B	C	D	E	F	G	H	I	J
1										
2										
3										
4										
5										
6										
7										
8										

Feuille d'analyse (taille réelle 21 x 29,7 cm)

Annexe 11
Équipement d'un laboratoire pour le micro-CATT

Gros équipement

Il doit souvent être importé et comprend :

– un agitateur orbital (rotatif) avec couvercle transparent pour éviter que la poussière ne se dépose sur les lames ;

– 1 pipette automatique de 0,5 à 10 ml ;

– 1 pipette automatique de 50 à 100 ml.

Petit équipement

Il est acheté localement et comprend :

– 1 agrafeuse à papier ;

– une loupe à main (grossissement x5 ou x10) ;

– 4 perforatrices à papier.

Consommables réutilisables

Ils doivent souvent être importés et comprennent :

– 1 000 embouts plastiques jaunes ;

– 50 lames multitests (propres et sèches) ;

– 40 plaques à microtitration ;

– 1 boîte de pipettes Pasteur ;

– des tiges en plastique souple servant d'agitateurs.

Consommables et produits

Ils se composent de la façon suivante :

– réactifs CATT avec accessoires (à importer : Institut de médecine tropicale d'Anvers, Belgique) ;

– tampon PBS (composition dans le glossaire, p. 25) ;
– alcool et coton hydrophile ;
– papeterie diverse (blocs-notes, classeurs, agenda, stylos, feuilles d'analyse, crayons, gomme, etc.) ;
– rouleaux de papier hygiénique ;
– eau de Javel et paquets de lessive ;
– vaisselle, boîtes plastiques, entonnoir, etc.

Les laboratoires disposent aussi d'un stock de matériel destiné à approvisionner les agents préleveurs (dessiccateur, feuilles de recensement, languettes, alcool, sacs plastiques, etc.).

Annexe 12
Équipement d'un laboratoire pour le CATT

L'équipement se compose de la façon suivante :

– des flacons de réactif constitué d'antigènes lyophilisés (trypanosomes produits dans un laboratoire, conservés desséchés) ;

– des flacons contenant les sérums de contrôle (positif et négatif) ;

– du tampon (liquide servant à reconstituer le réactif) ;

– du matériel de prélèvement :

- lancettes pour piquer le bout du doigt ;
- tubes capillaires héparinés (ou tubes à « microhématocrite ») pour recueillir le sang ;
- portoir pour poser les tubes contenant le sang ;
- coton et alcool pour désinfecter le doigt.

– du matériel pour réaliser le test (fourni par le fabricant avec les réactifs):

- seringues (2,5 ml) pour reconstituer le réactif à partir du tampon ;
- cartes plastifiées marquées de dix plages pour effectuer le test ;
- minipoire en caoutchouc pour sortir le sang des tubes capillaires ;
- compte-gouttes pour les flacons de réactif et ceux des sérums témoins ;
- tiges d'agitation pour mélanger le sang et le réactif sur les cartes.

– des boîtes plastiques ou des cuvettes émaillées (contenant de l'eau savonneuse ou de l'eau de Javel) pour recueillir les lancettes usagées d'une part et les cartes plastifiées de l'autre ;

– une poubelle pour jeter tout le matériel usagé (au village, tout le matériel souillé par le sang est jeté dans les latrines) ;

– un agitateur orbital (ou rotatif). Il peut être électrique, mais il existe aussi des agitateurs avec moteur à ressort que l'on remonte à la main (comme un réveil, par exemple) ou des agitateurs manuels ;

– du papier toilette doux ;

– du savon ;

– des seaux d'eau propre pour le lavage des mains ;

– un cahier pour enregistrer les résultats (annexe 13).

Annexe 13
Cahier du poste CATT

N°	N° enregistrement	CATT	Dilution limite	Remarques
1				
2				
3				
4				
5				
6				
7				
8				
9				
0				
1				
2				
3				
4				
5				
6				
7				
8				
9				
0				
1				
2				
3				

Ajouter une colonne « Nom » n'est pas obligatoire, sous réserve de bien vérifier que le numéro correspond bien à la personne examinée.
La colonne « Dilution » ne sert que si celle-ci est faite.
Sur un format 21 x 29,7 on peut enregistrer 50 personnes par page.

Annexe 14
Équipement d'un laboratoire pour le CATT latex

Il comprend :

– le réactif testé avec les deux sérums de contrôle ;

– des plaques à microtitration (voir micro-CATT) fournies avec le CATT latex ;

– une micropipette à volume variable de 5 à 30 ml ;

– des cônes adaptés à la pipette (jaunes) ;

– les plaques plastifiées marquées de 10 plages à fond noir pour la réalisation du test (fournies avec le CATT latex) ;

– un agitateur rotatif (le même que pour le CATT) réglé à 70 rotations par minute ;

– des minipoires en caoutchouc pour sortir le sang des tubes capillaires ;

– des tiges d'agitation pour mélanger le sang à tester et le réactif ;

– du papier hygiénique pour essuyer les tiges d'agitation ;

– une poubelle pour jeter tout le matériel usagé ;

– un seau d'eau savonneuse pour jeter les cônes de la micropipette, les plaques plastifiées et les plaques à microtitration qui pourront être récupérées ;

– un seau d'eau propre pour se laver les mains ;

– un cahier pour noter les résultats.

Annexe 15
Matériel de ponction ganglionnaire

Il comprend :

– une chaise pour asseoir le patient ;

– du coton et de l'alcool (ou un autre désinfectant) pour nettoyer la peau avant prélèvement ;

– des gants ;

– une seringue de 5 ou 10 ml ;

– une aiguille stérile d'un diamètre suffisant pour que le suc ganglionnaire, qui est épais, y pénètre bien (0,8 mm de diamètre, par exemple : aiguille 21G) ;

– une lame propre pour déposer le suc ganglionnaire recueilli ;

– une lamelle pour recouvrir le suc ganglionnaire après son dépôt sur la lame ;

– un microscope avec un grossissement de 400x, obtenu avec un oculaire 10x et un objectif 40x.

Annexe 16
Matériel pour examen direct du sang

Il comprend :

– une lame porte-objet et une lamelle couvre-objet ;

– une lancette stérile pour prélever le sang ;

– du coton et de l'alcool pour désinfecter avant et après le prélèvement ;

– des gants ;

– un récipient contenant de l'eau savonneuse pour récupérer les lancettes, les lames et lamelles usagées ;

– une poubelle ;

– un seau d'eau propre pour se laver les mains.

COLORATION AU GIEMSA

Elle nécessite le matériel suivant :

– Giemsa dilué à 5 ou 10 % dans de l'eau tamponnée ou neutralisée à pH = 7,2 ;

– une éprouvette graduée (10, 50 ou 100 ml, selon le nombre de lames à colorer) pour diluer le Giemsa ;

– 2 baguettes de verre pour poser les lames lors de la coloration. S'il y a beaucoup de lames à colorer, il est préférable d'utiliser une cuve à coloration ;

– un minuteur (ou une montre) ;

– un portoir pour sécher les lames en position verticale ;

– de l'eau claire (du robinet ou filtrée) pour rincer les lames.

Annexe 17
Équipement de laboratoire pour concentration de trypanosomes

Il comprend :

– une centrifugeuse pour tubes à microhématocrite à plateau horizontal tournant à 11 000 tours/minute ;

– un microscope permettant une lecture à un grossissement de 200 à 250x ;

– des tubes capillaires héparinés identiques à ceux utilisés pour le CATT ;

– un support de lecture pour les tubes ;

– de l'eau propre, une pipette, une seringue ou une poire pour placer l'eau sur la lame de lecture ;

– de la cire d'obturation « Sigilum » ou « Vitrex » (Modulohm - Vasekaer 6-8 - DK-2730 Herlev, Danemark) ou, à défaut, de la pâte à modeler pour boucher une des extrémités des tubes capillaires afin d'éviter que le tube ne se vide pendant la centrifugation ;

– des gants pour éviter le contact avec le sang ;

– un récipient contenant de l'eau savonneuse pour les lancettes, une poubelle pour jeter le matériel usagé, un seau d'eau propre, du papier hygiénique.

Annexe 18

Équipement de laboratoire pour effectuer des QBC

Il comprend :

– une centrifugeuse à grande vitesse conçue pour les QBC (Parafuge) ;

– un microscope avec un objectif 60x à lumière ultra-violette (Paralens) ;

– un générateur de lumière ultra-violette et une fibre optique reliant directement l'objectif au générateur ;

– un portoir pour le rangement des tubes centrifugés ;

– un support de lecture pour les tubes ;

– des lancettes ;

– un kit QBC pour paludisme constitué de :

- 250 tubes QBC contenant des anticoagulants (héparine et EDTA) et un colorant (acridine orange, oxalate de potassium) ;
- 250 flotteurs et 250 bouchons ;
- des étiquettes pour marquer les tubes.

Matériel complémentaire

Il se compose de la façon suivante :

– une cuvette contenant de l'eau savonneuse dans laquelle on placera les lancettes usagées qui pourront être réutilisées une fois lavées et flambées ;

– des gants ;

– une poubelle pour les capillaires usagés ;

– un seau d'eau propre pour se laver les mains ;

– du papier hygiénique.

Annexe 19

Équipement de laboratoire pour recherche de trypanosomes sur minicolonne

CONTENU DU KIT

Il comprend (photo 13) :

– un gros tube capillaire hépariné et une lancette (A) pour le prélèvement du sang au bout du doigt ;

– un tube Venoject ou vacutainer de 10 cc (B) qui contient la minicolonne ainsi que du tampon phosphate ;

– un petit tube contenant du glucose (C) à ajouter au tampon phosphate, lors de l'utilisation, pour en faire un tampon PSG ;

– une pipette Pasteur (D), sureffilée, dont la pointe est protégée par un cône en plastique bleu. Cette pipette recevra le produit de filtration et sera centrifugée ;

– une poire en plastique (E) prolongée d'un tube pour aspirer et déposer le tampon ;

– une chambre humide pour observer la pointe des pipettes Pasteur au microscope.

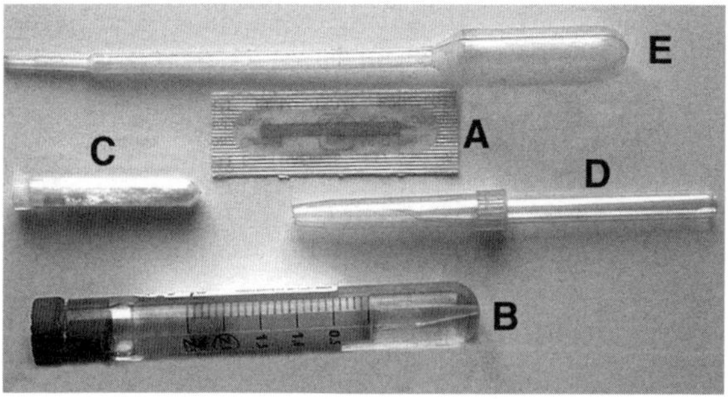

Photo 13
Kit mAEC

La colonne (fig. 83) est constituée d'un corps de seringue de 2,5 ml (sans piston) dans laquelle on a introduit de la cellulose en suspension dans un tampon phosphate de pH et de force ionique adaptée pour l'homme (a).

À l'intérieur de la seringue, la cellulose est maintenue en haut et en bas par deux petites éponges (b).

Au sommet de la seringue, se trouve un volume vide (c) qui sera utilisé pour verser le tampon de rinçage puis le sang à examiner. À la partie inférieure de la seringue est collé un cône plastique effilé pour s'insérer dans l'extrémité de la pipette Pasteur.

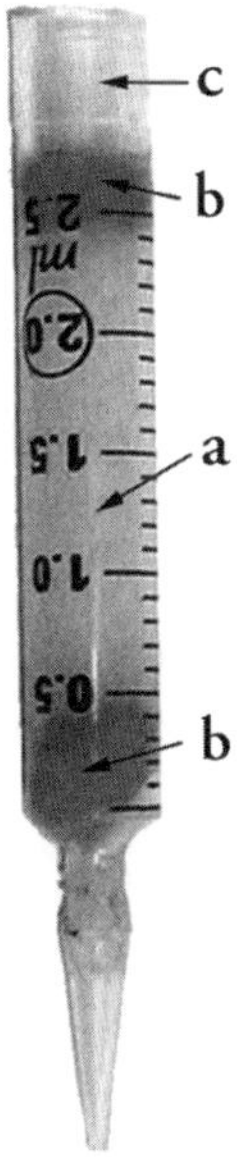

Figure 83
Corps de la colonne

La chambre humide (fig. 84) consiste en deux lames porte-objets (a et a') disposées en « T » : sur la barre horizontale (a) se trouve une petite boule de pâte à modeler (b) sur laquelle, lors de la lecture au microscope, repose le corps de la pipette Pasteur ; sur la barre verticale (a') est posée une lamelle (e), reposant sur deux boules de pâtes à modeler (c) et maintenue en contact par un de ses bords avec le bord libre de la lame. La pointe de la pipette (d) est introduite entre la lame (a') et la lamelle (e).

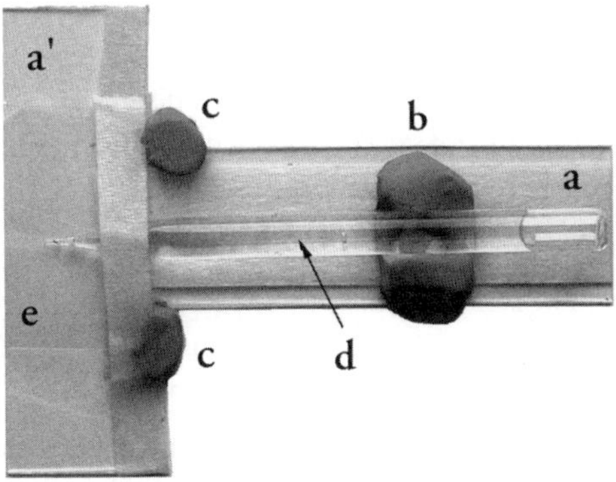

Figure 84
Chambre humide

MATÉRIEL COMPLÉMENTAIRE

Il se compose de la façon suivante :
– le matériel de désinfection (coton et alcool) ;
– le matériel de prélèvement veineux au pli du coude si l'on préfère travailler avec ce type de prélèvement (garrot, seringue et aiguille ou vacutainer) ;
– une poubelle pour le matériel usagé ;
– un seau d'eau propre pour se laver les mains ;
– un portoir pour maintenir en place les minicolonnes (voir ci-dessous son mode de fabrication) ;
– un plateau sur lequel on pose le portoir pour permettre de recueillir le tampon qui pourrait couler lors des manipulations ;
– une centrifugeuse de paillasse pouvant tourner à 1 500 tours par minute, ou une centrifugeuse à main avec des plots adaptés au diamètre et à la longueur de la pipette Pasteur et de son cône ;
– un microscope permettant un grossissement de 100x et 200x.

PORTOIR POUR MINICOLONNES

Ce portoir (fig. 85) est en bois ou contreplaqué, construit de telle façon que les seringues soient en position verticale. Les pointes protégées des pipettes Pasteur reposent sur une surface placée en bas du portoir et située à une distance telle que la pointe d'une seringue puisse être introduite dans l'ouverture de la pipette Pasteur.

L'étagère (a) est percée de deux séries de 10 trous. La première avec des trous de 18 mm, la seconde avec des trous de 12 mm.

L'étagère (b) comporte, à l'arrière, une série d'alvéoles (non perforées) de 18 mm et, à l'avant, une série de 10 trous coniques (diamètre de 12 mm au-dessus et de 6 mm au-dessous) ; chacune de ces séries correspond à une série de l'étagère a.

L'étagère (c) comporte 10 alvéoles (non perforées) de 0,5 mm de diamètre situées en dessous des trous de 12 de l'étagère b. Dans ces trous reposeront les pointes protégées des pipettes Pasteur.

Les tubes de prélèvement (vacutainers) sont rangés à l'arrière de l'étagère a reposant sur les alvéoles de l'étagère b. Les minicolonnes sont placées dans la première rangée de trous de l'étagère a et sont maintenues par les alvéoles de l'étagère b.

Peindre ou vernir le portoir pour éviter les poussières de bois dans la minicolonne.

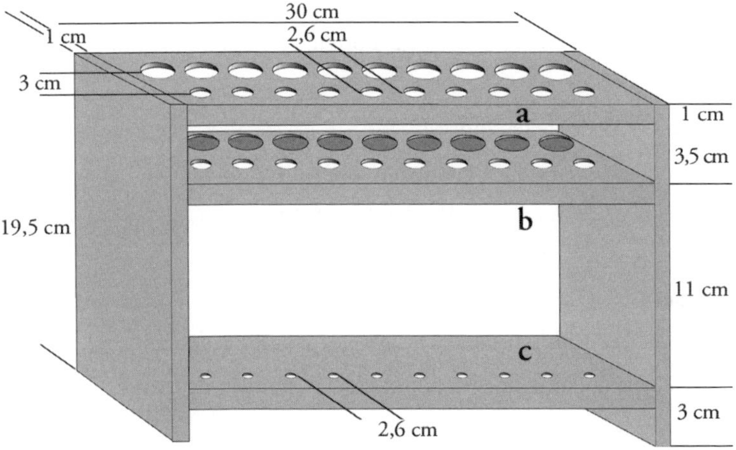

Figure 85
Schéma du portoir à minicolonnes

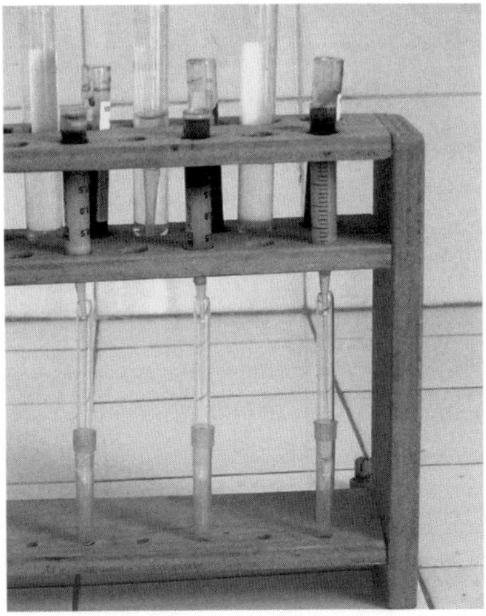

© IRD / L. Penchenier

Photo 14
Portoir à minicolonnes

Annexe 20
Fiche d'enquête épidémiologique

Nationalité : .... Village d'origine : ....

Résidant dans la région depuis : ....

Domiciles successifs (5 dernières années)

Lieu : .... de quand à quand : ....

Lieu : .... de quand à quand : ....

Voyages effectués :

Quand : .... où : .... Combien de temps : ....

Quand : .... où : .... Combien de temps : ....

Profession (pour les adultes)

Pour les enfants :

– non scolarisé scolarisé classe .... où ....

– Profession du père ....

– Profession de la mère ....

Détails sur les activités (par exemple, type de plantation)

Lieu de ces activités (environnement, distance) ....

Résidence actuelle : Village Hameau Campement

Si le malade possède un campement :

Il y habite : en permanence de temps en temps

Si oui à quelle période .... pour y faire quoi ....

Mode d'approvisionnement en eau :

Puits au village	au campement	puits privé	puits commun
Trou d'eau	mare	rivière	autres

Rapport avec l'eau :

Pêche amateur si oui où .... à quelle époque ....

Baignade si oui où .... à quelle époque....................................

Travaux ménagers ....

Autres (où et quand) ....

Déplacements :

Quotidiens : ....

Hebdomadaires : ....

Zones à glossines traversées : ....

Antécédents de THA :

Dans la famille :

nom .... lien de parenté .... date ....

nom .... lien de parenté .... date ....

nom .... lien de parenté .... date ....

Dans l'entourage :

nom .... relation .... date ....

nom .... relation .... date ....

Date de la dernière visite trypano : ....

Par qui ? ....

Annexe 21
Fiche individuelle du malade

N° .... Dispensaire de .... Date : ....

Nom et prénoms ....

Sexe .... Année de naissance ....

Lieu de résidence (village ou campement) ....

Profession ....

Motif de la consultation ....

Examen clinique de la THA ....

....

....

Laboratoire

Date	.....	.....	.....	.....	.....	.....	.....	.....
Examen	**n° 1**	**n° 2**	**n° 3**	**n° 4**	**n° 5**	**n° 6**	**n° 7**	**n° 8**
CATT								
Présence ganglions								
Ponction ganglions								
Sang*								

* Indiquer la technique utilisée.

Observations cliniques successives ....

....

....

Déclaré malade le .... Centre de traitement ....

Période de la maladie ....

Dates des contrôles :	3 mois	Revu	Oui	Non	T-	T+
	6 mois	Revu	Oui	Non	T-	T+
	12 mois	Revu	Oui	Non	T-	T+
	18 mois	Revu	Oui	Non	T-	T+
	24 mois	Revu	Oui	Non	T-	T+

Annexe 22
Autres médicaments

L'arsenal thérapeutique utilisable contre la maladie du sommeil est très limité ; de surcroît, la rentabilité commerciale des produits disponibles étant très faible, les laboratoires pharmaceutiques n'investissent plus dans la recherche de nouvelles molécules. Certaines équipes de recherche continuent pourtant avec quelques succès.

Outre la pentamidine, le mélarsoprol et le DFMO, on peut actuellement utiliser un certain nombre d'autres molécules, toutes connues depuis longtemps.

MÉDICAMENTS ACTIFS EN 1RE PÉRIODE

Suramine sodique (Moranyl®, Germanin®)

Elle se présente en ampoules contenant 10 mg de poudre à reconstituer dans 10 ml d'eau distillée pour injections intraveineuses.

Son action porte sur la glycolyse. Aucune résistance n'a été rapportée.

Il faut d'abord tester la tolérance du malade au médicament car la première injection peut immédiatement être suivie d'effets secondaires :
- nausées, vomissements ;
- urticaire ;
- choc et troubles de la conscience.

Pour cela, on lui injecte une dose d'essai de 5 mg/kg le 1er jour puis des doses de 20 mg/kg (sans dépasser 1 g) les jours 3, 10, 17, 24 et 31.

Les effets secondaires plus tardifs, en cours de traitement, ne sont pas rares. Il s'agit de :
- vomissements ;
- prurit, urticaire ;
- paresthésies, hyperesthésies des mains et des pieds ;
- photophobie, larmoiement ;
- atrophie optique.

D'autres effets secondaires peuvent survenir bien après le traitement :
– troubles rénaux rarement plus sévères qu'une albuminurie persistante ;
– stomatite ;
– dermatoses ;
– agranulocytose ;
– anémie hémolytique avec ictère.

Acéturate de diminazène (Bérénil®)

Ce produit, d'usage vétérinaire, n'a jamais reçu d'agrément en médecine humaine. Il est, néanmoins, parfois utilisé dans la phase précoce de la maladie, qu'elle soit due à *T. b. gambiense* ou bien à *T. b. rhodesiense*. Il est bien supporté par l'homme mais ne présente aucun avantage par rapport à la pentamidine.

C'est une diamine aromatique se présentant sous forme d'une poudre jaune à dissoudre dans du sérum glucosé à 5 % pour obtenir une solution à 5 % de produit actif.

Le traitement comporte 10 injections intramusculaires de 5 mg/kg/j pendant dix jours. Il semble que le médicament puisse être efficace par voie orale à raison de trois doses de 5 mg/kg données à deux jours d'intervalle, mais, par cette voie, le nombre de rechutes est augmenté.

MÉDICAMENTS ACTIFS SUR TOUS LES STADES

Nifurtimox (Lampit®)

C'est un nitrofurane. Il a l'avantage de se prendre par voie orale. La posologie varie selon les centres de traitement : de 15 à 20 mg/kg/j en trois doses pendant 30 à 60 jours. Ce produit doit être utilisé avec prudence car il est à l'origine d'hémolyses médicamenteuses chez les personnes déficitaires en glucose 6-phosphate désydrogénase (drépanocytose).

Glyphénarsine (Tryparsamide®, Trypansamidium®, Tryparsone®)

Ce produit, tout comme le mélasornyl potassique (Mel W, Trimélarsan®), n'est plus guère utilisé depuis l'apparition du mélarsoprol à la fin des années quarante.

Le Tryparsamide® se présente en solution à 20 % et s'administre par injection intraveineuse en séries de 6 à 12 injections, de 25 à 45 mg/kg, avec une dose seuil de 2 g. Chaque injection est séparée de la suivante par un repos d'une semaine. On peut répéter plusieurs fois le traitement après une pose d'un mois. Un traitement complet peut dépasser sept mois.

Il est surtout efficace en seconde période mais il est sans effet sur *T. b. rhodesiense.*

Il est très toxique avec des effets secondaires apparaissant rapidement : le plus important d'entre eux est l'atteinte du nerf optique.

ASSOCIATIONS UTILISÉES EN 2E PÉRIODE

Ces associations sont utilisées en cas de rechutes.

Suramine-mélarsoprol

On administre successivement une injection de suramine et trois ou quatre séries de 3 ou 4 injections intraveineuses de 3,6 mg/kg de mélarsoprol à une semaine d'intervalle.

Suramine-nifurtimox

Ces deux produits ont été utilisés avec succès dans le traitement de rechutes au mélarsoprol. Ils sont utilisés conjointement aux doses et fréquences respectives décrites plus haut.

Annexe 23
Numération des cellules du LCR à l'aide d'une cellule de Fuchs-Rosenthal

Dans le cas d'une cellule à 16 carrés, la surface d'ensemble est de 4 mm de côté. Cette surface est creusée dans la lame sur une épaisseur de 0,2 mm. Le volume d'ensemble (cellule) fait donc 3,2 ml (4 x 4 x 0,2).

Chaque grand carré est lui-même divisé en 16 petits carrés.

On recouvre la cellule avec une lamelle spéciale (épaisse) fournie par le fabricant (fig. 86).

Le LCR est introduit, avec une pipette, dans la cellule, entre lame et lamelle (fig. 87). Il suffit de lire, au microscope, cinq des grands carrés et d'y compter les cellules présentes pour obtenir le nombre d'éléments par ml (5 mm^2 x 0,2 mm = 1 ml).

Avec la cellule de Nageotte il faut prévoir 50 ml de LCR car celle-ci a une surface carrée de 10 mm de côté et une profondeur de 0,5 mm.

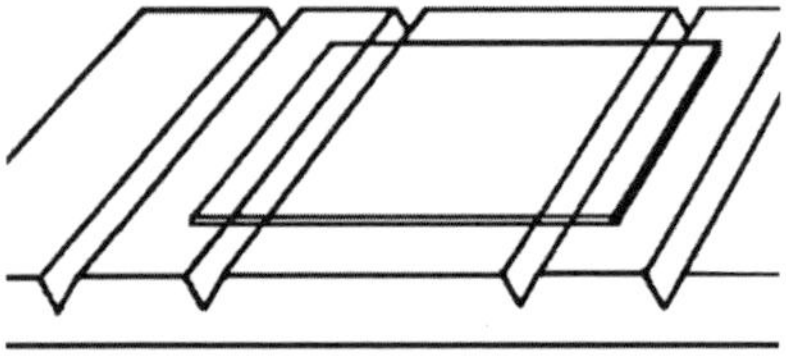

Figure 86
Pose de la lamelle sur la cellule

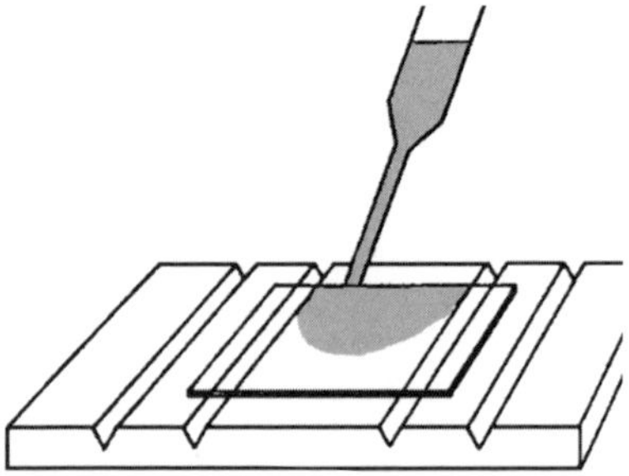

Figure 87
Dépôt du LCR sous la lamelle

Annexe 24
Mesure de la protéinorachie à l'aide de l'appareil de Sicard et Cantaloube

MATÉRIEL NÉCESSAIRE

Il se compose de la façon suivante :

– l'albuminomètre de Sicard et Cantaloube, tube fin, gradué et évasé à son extrémité supérieure. Les graduations de la partie inférieure du tube sont irrégulièrement espacées. Chaque division correspond à une concentration déterminée (1re = 0,22 g par litre ; 2e = 0,40 ; 3e = 0,56 ; 4e = 0,71 ; 5e = 0,85) ;

– une solution à 30 % d'acide trichloracétique ;

– un bain-marie (une simple casserole suffit) ;

– un compte-gouttes.

MÉTHODE

On verse 4 ml de LCR dans l'albuminomètre (jusqu'au trait 4) et on chauffe le tube au bain-marie sans atteindre l'ébullition (80-90 °C). Cette température atteinte, on ajoute, 12 gouttes de la solution à 30 % d'acide trichloracétique. On place le tube au repos pendant 5 minutes avant de le boucher et de le retourner 2 ou 3 fois.

On le replace à l'endroit et on le laisse dans une position strictement verticale.

La lecture peut se faire au bout de 5 heures ou même être différée jusqu'à 24 heures.

Annexe 25
Dossier d'hospitalisation

RÉPUBLIQUE DE ....

Ministère de la Santé publique
Secteur de Santé : ....

TRYPANOSOMIASE

Nom et prénoms : .... Année de naissance : ....

Père : .... Mère : ....

Conjoint : .... **Patron :** ....

Village : .... Canton : ....

Sous-préfecture : .... Département : ....

DÉPISTAGE/DIAGNOSTIC

Date .... Lieu .... Circonstances ....

- Examen sérologique :

CATT : lot .... sur sang sur plasma Dilution ....

- Examen parasitologique :

Présence de ganglions .... Ponction ganglionnaire ....

Sang : technique utilisée.............................. Résultat ....

- LCR : Date ....

Trypanosomes : .... Protéines : .... g/l Cellules .... Mott : ....

TRAITEMENT

Traitement préparatoire : du .... au .... Poids : ....

Produit utilisé : Doses prescrites :

....

....

....

....

Traitement spécifique - Produit utilisé : ....

Protocole utilisé	Traitement associé	Observations
....	....	....
....	....	....
....	....	....
....	....	....
....	....	....
....	....	....
....	....	....
....	....	....
....	....	....
....	....	....
....	....	....
....	....	....

EXAMEN CLINIQUE À L'HOSPITALISATION – **Date :** ....

Examen général

Adénopathies cervicales : .... sous-maxillaires : .... axillaires : ....
Occipitales : .... sus-claviculaires : .... inguinales : ....
État général : .... Poids : .... T° : ....
Examen pulmonaire : ....
Examen abdominal : Foie .... Rate .... Autres ....

Signes neuropsychiques

Fonction vigile : Normale - Bradypsychie - Torpeur - Confusion - Stupeur
Fonction hypnique : Non - Insomnie noct. +/++/+++ - Somnolence diurne +/++/+++
Tonus : Normal - Hypertonie +/++/+++ - Hypotonie +/++/+++
Réflexes anormaux : Périoraux 0/+/++/+++ Pollico Palmo mentonniers 0/+/++/+++
Mouvements anormaux : 0/+/++/+++ Tremblements : 0/+/++/+++

Épilepsie : .... Prurit 0 : /+/++/+++

Syndrome méningé : ....

Autres signes neurologiques : ....

Troubles instinctuels : Néant - Boulimie - Inappétence - Polydipsie

Troubles psychiques : ....

Signes cardio-vasculaires

Palpitations : Douleurs précordiales - Dyspnée d'effort - Hépatalgie d'effort

Auscultation cardiaque : ....

Pouls : .... TA : debout .... couché ....

Signes de stase : pulmonaire - hépatique - œdèmes membres inf.

Autres constatations et évolution clinique : ....

Bilan biologique lors de l'hospitalisation

NFS : GR.......... GB....... PN...... PE...... PB...... Ly....... Mo..... Pl.....

Plaquettes .... Hématocrite .... Taux d'Hb ....

Glycémie .... Transaminases ....

GE .... Examen parasitologique des selles : ....

Examen cytobactériologique des urines ...... Albumine .... Sucre ....

Autres : ....

Bilan biologique en fin d'hospitalisation

NFS : GR.......... GB....... PN...... PE...... PB...... Ly....... Mo..... Pl.....

Plaquettes .... Hématocrite .... Taux d'Hb ....

Glycémie .... Transaminases ....

GE .... Examen parasitologique des selles : ....

Examen cytobactériologique des urines ...... Albumine .... Sucre ....

Autres : ....

CONTRÔLES

Date : .... 1er contrôle en fin de traitement ....
Présence de ganglions : .... Ponction ganglionnaire : ....
CATT : lot .... Sang .... Sérum .... Dilution ....
Tryp sang - tech. utilisée : .... Résultats : ....
LCR – Trypanosomes : .... Protéines : .... g/l Cellules : ....
Clinique : .... Poids : ...... Pouls : ...... TA : .... T° : ....

Date : .... 2e contrôle en fin de traitement ....
Présence de ganglions : .... Ponction ganglionnaire : ....
CATT : lot .... Sang .... Sérum .... Dilution ....
Tryp sang - tech. utilisée : .... Résultats : ....
LCR – Trypanosomes : .... Protéines : .... g/l Cellules : ....
Clinique : .... Poids : ...... Pouls : ...... TA : .... T° : ....

Date : .... 3e contrôle en fin de traitement ....
Présence de ganglions : .... Ponction ganglionnaire : ....
CATT : lot .... Sang .... Sérum .... Dilution ....
Tryp sang - tech. utilisée : .... Résultats : ....
LCR – Trypanosomes : .... Protéines : .... g/l Cellules : ....
Clinique : .... Poids : ...... Pouls : ...... TA : .... T° : ....

Date : .... 4e contrôle en fin de traitement ....
Présence de ganglions : .... Ponction ganglionnaire : ....
CATT : lot .... Sang .... Sérum .... Dilution ....
Tryp sang - tech. utilisée : .... Résultats : ....
LCR – Trypanosomes : .... Protéines : .... g/l Cellules : ....
Clinique : .... Poids : ...... Pouls : ...... TA : .... T° : ....

Date : .... 5e contrôle en fin de traitement ....

Présence de ganglions : .... Ponction ganglionnaire : ....

CATT : lot .... Sang .... Sérum .... Dilution ....

Tryp sang - tech. utilisée : .... Résultats : ....

LCR – Trypanosomes : .... Protéines : .... g/l Cellules : ....

Clinique : .... Poids : ...... Pouls : ...... TA : .... T° : ....

Date : .... 6e contrôle en fin de traitement ....

Présence de ganglions : .... Ponction ganglionnaire : ....

CATT : lot .... Sang .... Sérum .... Dilution ....

Tryp sang - tech. utilisée : .... Résultats : ....

LCR – Trypanosomes : .... Protéines : .... g/l Cellules : ....

Clinique : .... Poids : ...... Pouls : ...... TA : .... T° : ....

Annexe 26
Fabrication du matériel de découpe des tissus

Le matériel de découpe des tissus est composé :

– d'une table de découpe (fig. 88) ;

– d'un support pour dérouler les rouleaux de tissus ;

– d'un plan incliné calibré servant à mesurer la longueur des coupons avant découpe ;

– de gabarits permettant de découper les parties rectangulaires des pièges et des écrans (les détails de construction sont donnés ci-dessous).

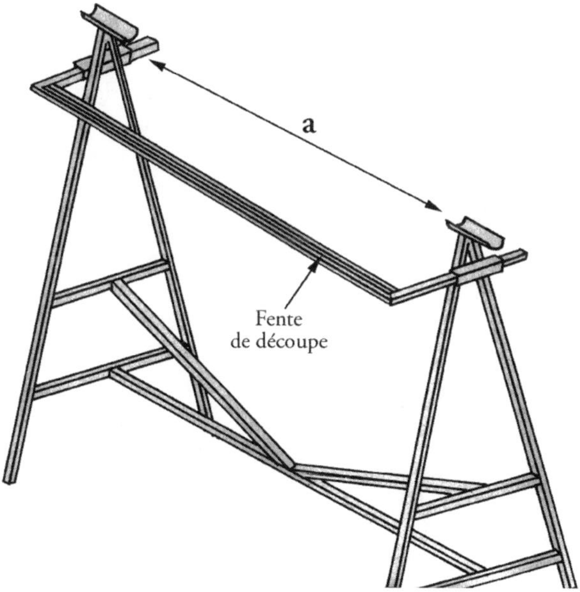

Figure 88
Schéma du système de découpe

La table de découpe (fig. 89, 90), facile à construire, permet de découper les pièces de tissu en un minimum de temps et avec précision. Deux plaques de contreplaqué (25 mm) sont fixées ensemble et rigidifiées par une armature en bois posée sur des tréteaux.

Elle est composé 1°) d'un plateau (au minimum de 3 m de long) reposant sur deux tréteaux, le tout faisant office de table ; 2°) d'un plan incliné sur lequel seront empilées les couches de tissu ; 3°) d'un support pour les rouleaux de tissu ; 4°) de gabarits facilitant la découpe des pièces des écrans ou des pièges.

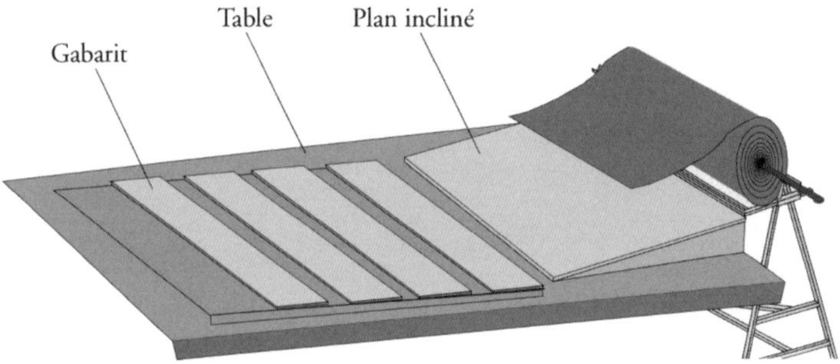

Figure 89
Schéma de la table de découpe

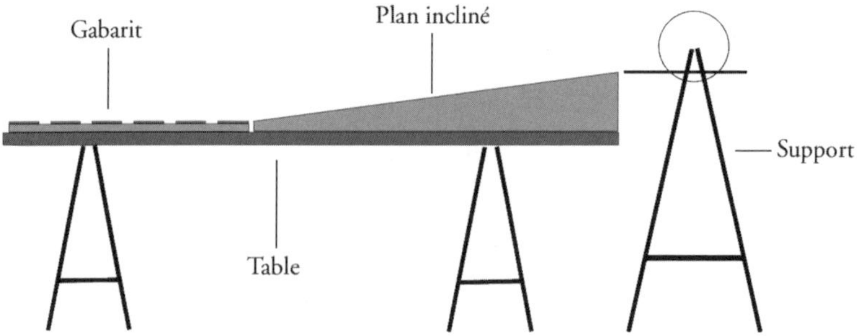

Figure 90
Schéma de la table de découpe des tissus

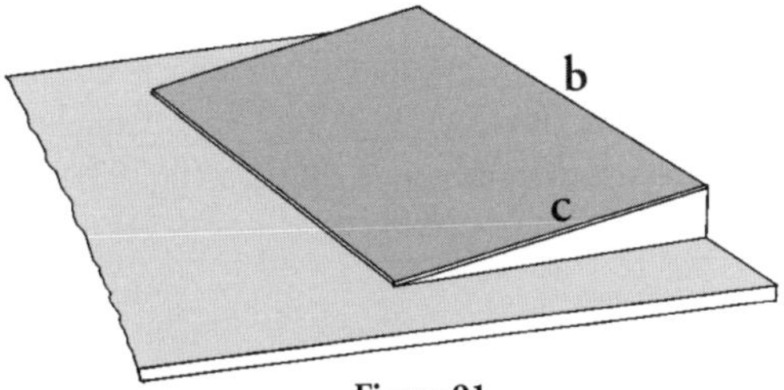

Figure 91
Schéma du plan incliné

Le plan incliné (fig. 91) est constitué de deux montants en biseau (bois ou contreplaqué) sur lesquels est fixée une plaque de contreplaqué bien poncée (pour que le tissu glisse dessus sans s'accrocher) dont la largeur **b** est égale à celle du rouleau de tissu et la longueur **c** égale à celle des pièces que l'on veut obtenir (par exemple, 95 cm pour la partie bleue de l'écran).

Le support de rouleaux (fig. 92) est construit en tubes carrés de 20 à 25 mm. Les rouleaux de tissu sont enfilés sur un tube creux (utilisé en plomberie) dépassant d'au moins 20 cm la largeur du rouleau et suffisamment rigide pour ne pas plier sous son poids (diamètre 20 mm). Cet axe est posé sur un support métallique, fabriqué avec des tubes carrés (20 ou 25 mm), composé de deux montants surmontés de deux gouttières semi-cylindriques pour poser l'axe et le laisser tourner librement. Sa largeur **a** doit être au moins égale à la largeur des rouleaux de tissu plus 10 cm de chaque côté. Sa hauteur dépendra de celle de la table de découpe et du plan incliné : le bord supérieur du plan incliné doit se juxtaposer exactement avec le rebord de la fente de découpe. En avant de ce support, on dispose un système mobile composé de deux montants latéraux (coulissant dans un tube un peu plus large et pouvant être

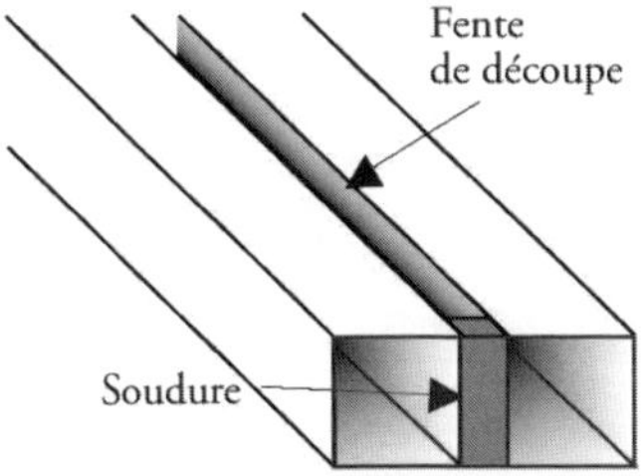

Figure 92
Schéma du support des rouleaux de tissu

bloqué à l'aide d'une vis). À leur extrémité, deux autres tubes carrés espacés de 2 mm sont soudés pour former une fente rectiligne (fente de découpe) dans laquelle on déplace un cutter à lame interchangeable lors de la découpe du tissu (fig. 93).

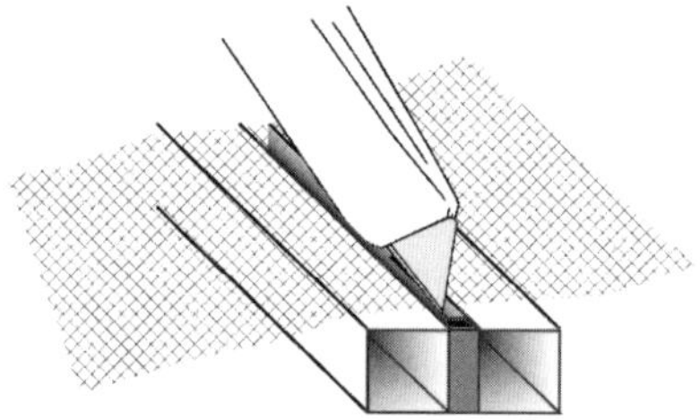

Figure 93
Détail de la découpe au cutter

Le gabarit (fig. 94) est lui aussi fabriqué avec une plaque de contreplaqué (15 mm). Sa dimension **b** est égale à la largeur du coupon. Sa dimension **c** est égale à la largeur du plan incliné plus 25 cm pour laisser le passage du ciseau électrique.

Sur cette plaque sont fixées des lames en contreplaqué de 10 mm d'épaisseur parfaitement poncées pour que le tissu ne s'accroche pas et que le ciseau puisse glisser sans risque de blocage. L'espace **e** entre deux lames doit être égal à la largeur du pied du ciseau. La largeur **d** de chaque lame est calculée de façon que **d** + **e**/2 soit égale à la largeur de la pièce à obtenir.

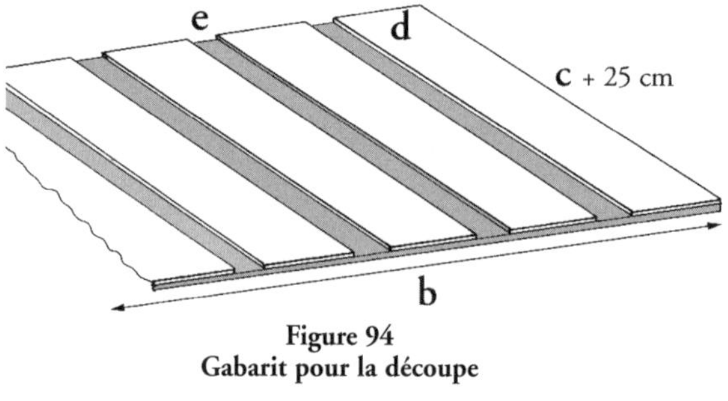

Figure 94
Gabarit pour la découpe

Exemple

Si le pied du ciseau mesure 9 cm de large et si l'on veut découper des pièces d'écrans de 17,5 cm de large sur 95 cm de long, les lames mesureront :
- longueur **c** : 1,20 à 1,25 m ;
- largeur **d** : 13 cm (17,5 cm – 9 cm/2) ;
- écartement **e** : 9 cm.

Découpe des pièces rectangulaires

On utilise :
- un plan incliné à la dimension des pièces à découper ;
- des gabarits pour découper au ciseau électrique les différentes parties des écrans et les écrans noirs des pièges.

Une bande de tissu est déroulée par-dessus la précédente, on la découpe ; on déroule une nouvelle bande de tissu que l'on découpe, et ainsi de suite. Au bout de 10 couches, le paquet de bandes est glissé sur le gabarit puis découpé au ciseau électrique.

Découpe des pièces non rectangulaires

Il s'agit ici de la découpe des écrans bleus des pièges et du tulle moustiquaire qui n'ont pas une forme géométrique simple.

En utilisant le support pour les rouleaux, on déroule sur la table de découpe une première bande de tissu. Dès qu'elle a atteint la longueur d'un nombre entier de pièces, on coupe au cutter et on déroule une autre bande de tissu par-dessus la première. Selon l'épaisseur du tissu, on peut ainsi dérouler 6 ou 10 couches.

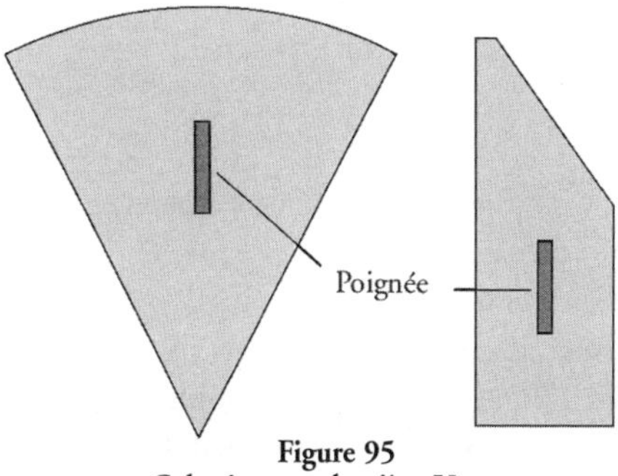

Figure 95
Gabarits pour le piège Vavoua

Avec un jeu de deux gabarits en contreplaqué de 5 ou 8 mm d'épaisseur découpés à la forme voulue (fig. 95 ; annexes 27 et 28), on trace avec une craie biseautée ou un stylo feutre fin, les limites des pièces (un seul trait pour deux pièces contiguës). On découpe ensuite très facilement au ciseau électrique en suivant le milieu du trait tracé à la craie.

On procède de la même façon pour les pièces en tulle moustiquaire. Toutefois, le nombre de pièges à construire étant minime, il est préférable d'utiliser les ciseaux à main pour obtenir une meilleure qualité de découpe.

LES PARTIES MÉTALLIQUES

Il n'y a de parties métalliques que dans les pièges, c'est-à-dire que la quantité de fil de fer galvanisé et de fer à béton à découper est réduite. Le travail peut être confié à un soudeur chargé de la découpe, de la soudure et des travaux de forge (pointe à l'extrémité des piquets des pièges).

Les pertes seront minimes car les vérifications sont faciles sachant que :

– pour les pièges, les piquets sont en fer à béton lisse (diamètre 10 mm) de 1,70 m de longueur, soit 7 piquets dans une barre de 12 m ;

– le cercle du piège est en fil de fer galvanisé de 3/10 et dans un rouleau de 5 kg on peut confectionner 24 cercles (soudés ensuite par brasure).

MODE DE FABRICATION

Écran noir/bleu/noir

La découpe des écrans est très simple : la seule précaution à prendre est de conserver les chutes de voile noir pour en faire les languettes d'attache. La largeur de la partie bleue (50 cm) a été choisie pour permettre d'en découper trois dans la largeur du coupon de tissu (généralement livré en 150 cm de large). L'assemblage des pièces est extrêmement simple puisqu'il n'y a que deux coutures longitudinales pour fixer entre elles la partie bleue et les deux bandes noires, et deux autres pour fixer les languettes. Rappelons que les languettes sont découpées dans les chutes de tissu noir. Elles doivent mesurer environ 1,2 à 2 cm de large et au moins 25 cm de long. Lors de la couture, chaque languette est pliée en deux et cousue à l'écran en son centre. Il faut seulement veiller à ce que ces languettes soient suffisamment longues pour assurer une bonne fixation.

Au fur et à mesure de leur fabrication, la partie bleue des écrans doit être lacérée à l'aide d'un cutter. Il faut répartir sur la totalité du tissu bleu une dizaine de scarifications d'environ 8 à 10 cm de long. Cette opération est indispensable :

– pour éviter que les rafales de vent n'arrachent l'écran de ses supports ;

– pour éviter que le tissu bleu ne soit détourné et ne serve à confectionner, comme cela a été observé, des habits, des rideaux ou des couvertures.

Rien cependant ne pourra empêcher les actes de vandalisme sinon une bonne sensibilisation de la population qui limitera le nombre de dégradations volontaires.

Pièges

L'objectif, lors de la découpe des différentes pièces d'un piège, est de limiter les pertes au maximum pour réduire les coûts de fabrication. Les mesures des inventeurs ont été calculées dans ce sens. Mais pour le piège pyramidal, nous avons redéfini les dimensions pour réduire les pertes quand les tissus, notamment le tissu bleu, sont livrés en 150 cm de large.

Le montage est plus délicat et plus long que celui des écrans et il faut des tailleurs expérimentés pour obtenir un piège correct. Mais, l'expérience aidant, tout tailleur peut acquérir rapidement cette expérience et avoir une production quotidienne élevée et surtout de bonne qualité.

Annexe 27
Le piège Vavoua

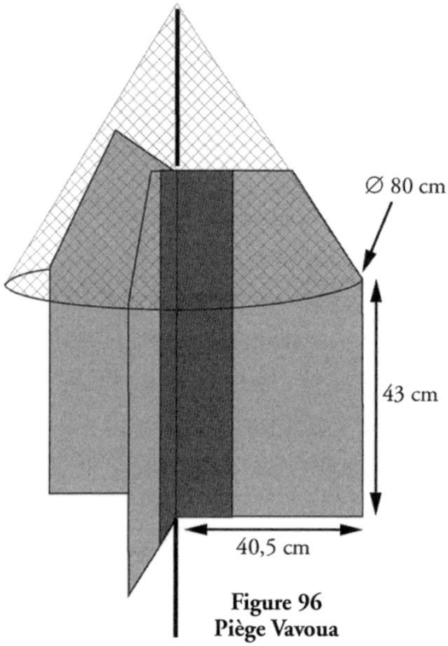

Figure 96
Piège Vavoua

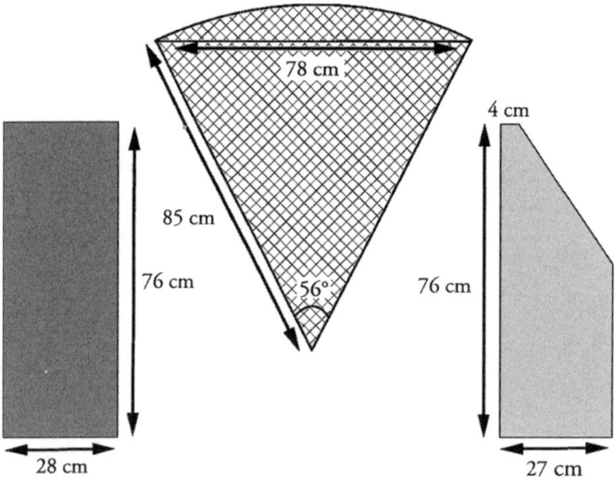

Figure 97
Schéma des différentes parties du piège Vavoua

Le piège Vavoua (fig. 96) est constitué de différentes parties (fig. 97) dont la fabrication est décrite ci-dessous.

DÉCOUPE DU TULLE MOUSTIQUAIRE

Le tulle moustiquaire est plié dans le sens de la longueur (fig. 98), une ou plusieurs fois (selon la largeur du coupon, 150 cm ou plus) de telle sorte que l'on ait une bande (de deux ou plusieurs couches) de 72,5 cm de large. On fixe la bande à la table de découpe à l'aide de punaises.

Le premier patron est posé sur le tulle ; on trace les limites de la pièce avec un stylo feutre fin ; on juxtapose le 2e patron près du premier et on trace les limites de la 2e pièce ; sans bouger le second patron, on déplace le premier pour tracer les limites de la 3e pièce et ainsi de suite jusqu'à ce que l'on soit arrivé au bout de la table de découpe.

On découpe les pièces au fur et à mesure avec des ciseaux de bonne qualité. Lorsque toutes les pièces sont découpées, on tire la bande jusqu'à l'extrémité de la table et on recommence : fixation avec les punaises, tracé des limites, découpe.

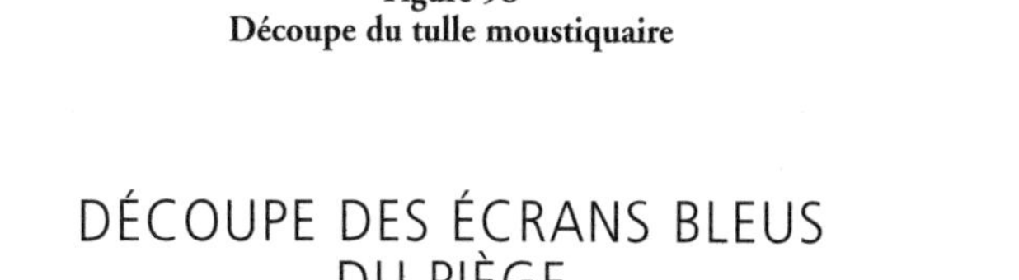

Figure 98
Découpe du tulle moustiquaire

DÉCOUPE DES ÉCRANS BLEUS DU PIÈGE

Si le tissu est livré en rouleau : on déroule une bande correspondant à un nombre entier de pièces (fig. 99), soit *x* fois 119 cm ; on coupe le tissu au cutter ; on déroule

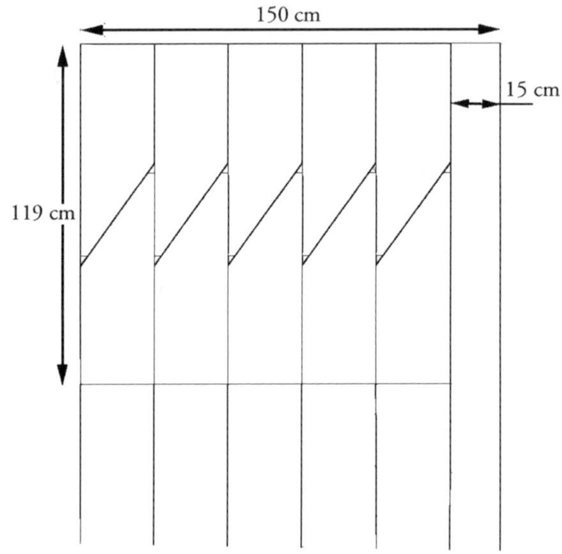

Figure 99
Découpe des écrans bleus

une autre bande par-dessus la première. Si on dispose d'un ciseau électrique, on peut superposer 10 couches ; dans le cas contraire, il faut découper les pièces au fur et à mesure.

Pour tracer les limites des pièces, on procède comme pour le tulle moustiquaire (deux patrons que l'on déplace, tracé au feutre fin ou à la craie).

Si le tissu est livré plié : on peut soit l'enrouler sur un tuyau que l'on posera sur le support de découpe, soit simplement déplier le tissu et découper des bandes (*x* fois 119 cm) et procéder de la façon décrite plus haut.

DÉCOUPE DES ÉCRANS NOIRS DES PIÈGES

On utilisera le matériel décrit en annexe 26.

Si le tissu est livré en 180 cm de large, le gabarit aura une largeur de 180 cm et une longueur de 100 (76 cm : longueur de l'écran noir + 24 cm pour laisser passer le ciseau). Les lames auront pour dimensions :

– longueur **c** : 100 cm ;

– largeur **d** = (28 – 1/2 largeur de la semelle du ciseau) ;

– écartement **e** : largeur de la semelle du ciseau.

On déroule une première bande de tissu (de 76 cm) sur le plan incliné ; on découpe au cutter ; on déroule ainsi une dizaine de bandes que l'on transfère sur le gabarit ; on découpe au ciseau électrique.

Toutes les chutes (et les pièces mal découpées) seront mises de côté pour fabriquer les languettes d'attache des écrans.

Si le voile noir est livré plié, il est préférable de l'enrouler sur un tuyau en PVC pour le déroulage et la découpe.

MONTAGE DU PIÈGE

Couture des écrans noirs

Deux écrans noirs sont juxtaposés parfaitement puis cousus ensemble à 12,5 cm du bord (fig. 100).

La partie la plus large de l'écran du dessus est repliée (fig. 101).

On pose le 3e écran sur le premier en alignant parfaitement les bords. On les coud à 12,5 cm du bord extérieur (fig. 102).

Les 2e et le 3e écrans, juxtaposés bord à bord, sont eux aussi cousus à 12,5 cm du bord (fig. 103).

On a ainsi créé une gorge longitudinale entre les trois écrans noirs par laquelle on pourra enfiler le piquet de fixation (fig. 104).

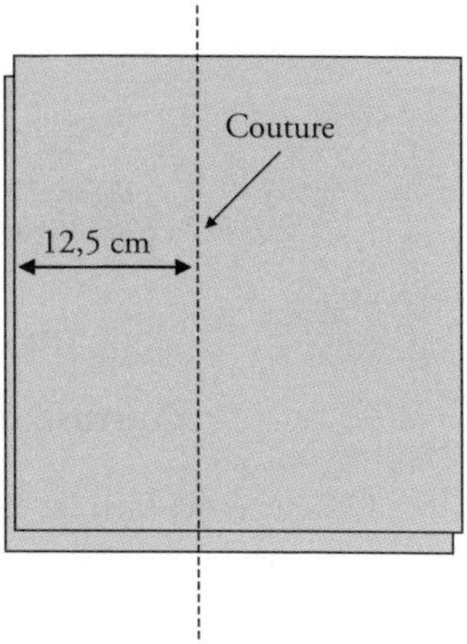

Figure 100
Couture du piège Vavoua : opération 1

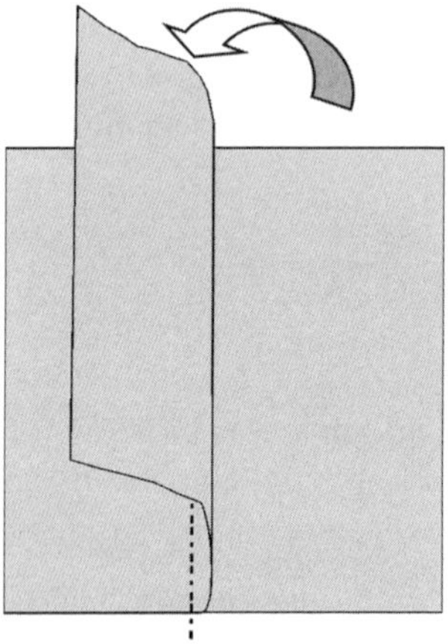

Figure 101
Couture du piège Vavoua : opération 2

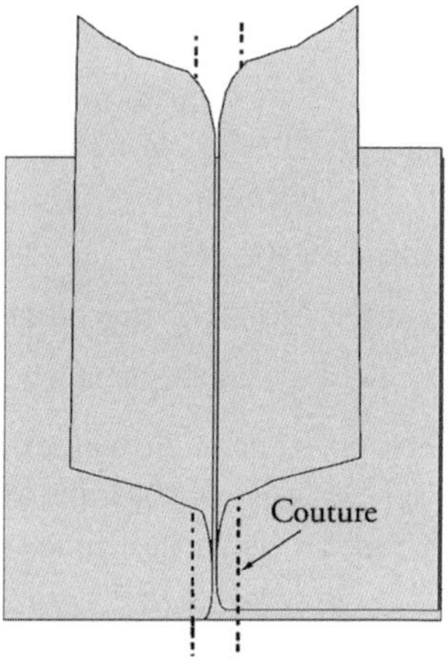

Figure 102
Couture du piège Vavoua : opération 3

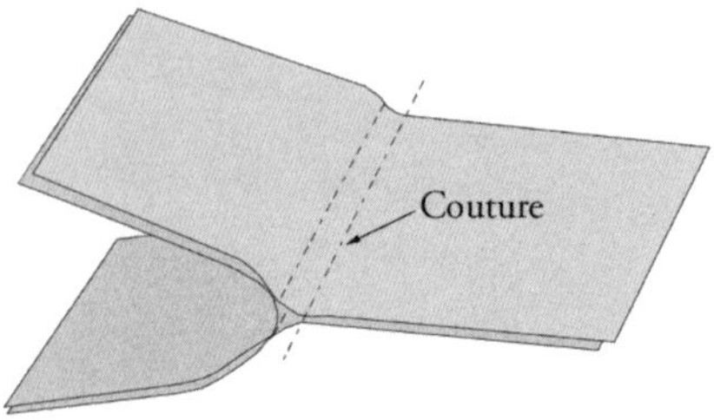

Figure 103
Couture du piège Vavoua : opération 4

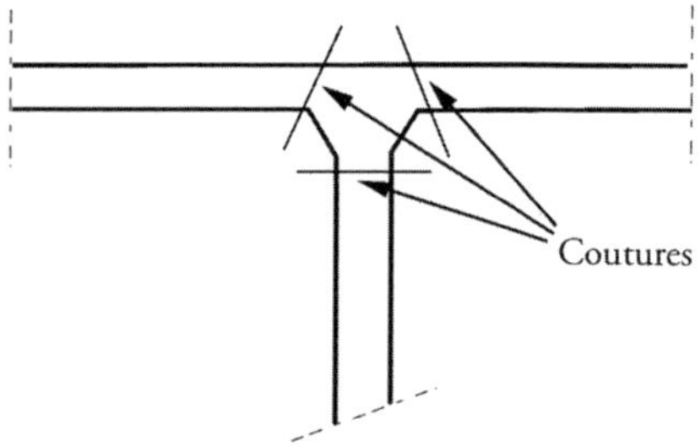

Figure 104
Couture du piège Vavoua : opération 5

Couture des écrans bleus

Chaque écran bleu est inséré entre les bords libres de deux écrans noirs sur une profondeur d'un demi-centimètre environ en s'assurant que les écrans noirs et l'écran bleu soient parfaitement alignés (fig. 105). On coud les écrans ensemble et on répète l'opération pour les deux autres pièces bleues.

Les trois écrans noirs/bleus ainsi cousus pourront être disposés à 120° lors du montage final (fig. 106).

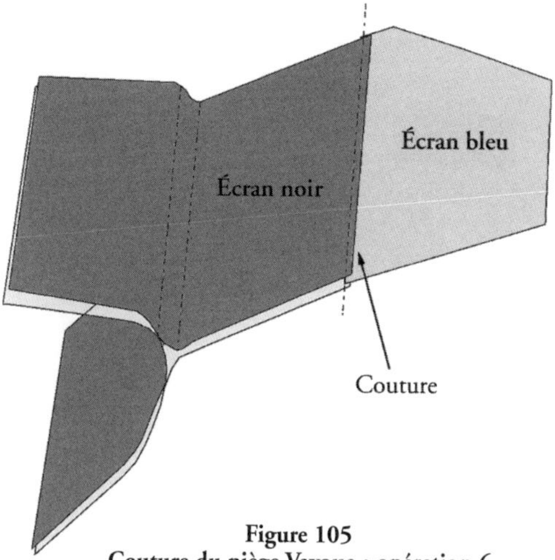

Figure 105
Couture du piège Vavoua : opération 6

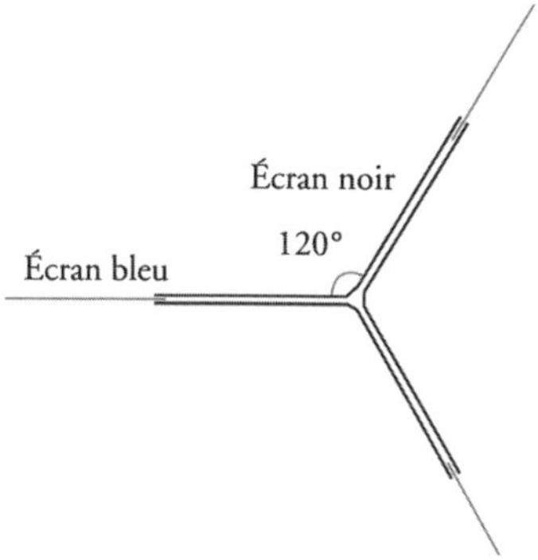

Figure 106
Couture du piège Vavoua : opération 7

Couture du cône en moustiquaire

C'est la partie la plus délicate, mais un tailleur ayant vu le modèle de piège saura immédiatement comment procéder. Il y a deux opérations : coudre les trois triangles en tulle moustiquaire sur les écrans bleus et coudre les deux derniers triangles entre eux (fig. 107).

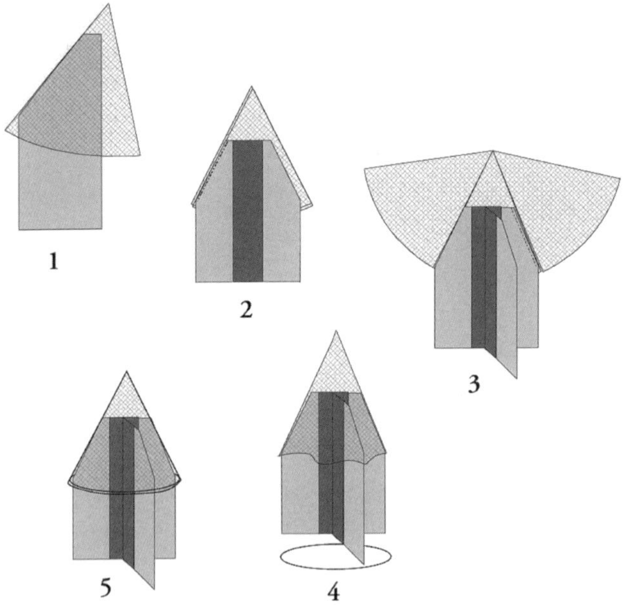

Figure 107
Couture du piège Vavoua : opération 8

On procède comme pour la couture des pièces en tulle du piège pyramidal (voir annexe 28).

Toutefois, le bord arrondi des pièces en tulle doit dépasser d'au moins un centimètre l'extrémité du pan coupé du tissu bleu pour pouvoir fixer le cercle en fil de fer.

Montage du cercle en fil de fer galvanisé

Le sommet du cône en tulle est engagé à l'intérieur du cercle en fil de fer. Ce dernier est placé à la limite du pan coupé de l'écran bleu. Le tulle est replié par-dessus le fil de fer. On coud sur tout le tour du piège (fig. 107-5).

Annexe 28
Le piège pyramidal

Par rapport au plan original des inventeurs, nous avons modifié les cotes du piège pyramidal (fig. 108) ainsi que la forme des différentes pièces qui le composent pour que celles-ci soient compatibles avec des coupons de tissu en 150 cm de large. On peut ainsi réduire notablement les pertes de tissu, donc diminuer le coût de ce modèle.

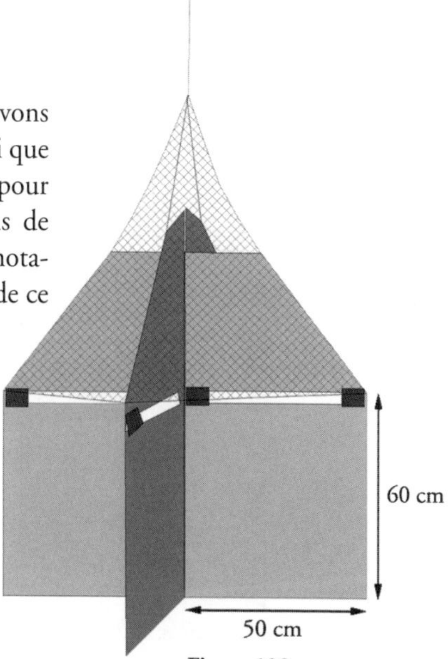

Figure 108
Piège pyramidal

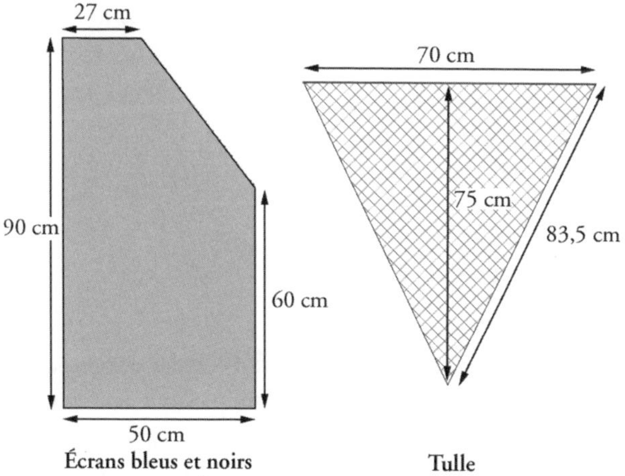

Figure 109
Schéma des différentes pièces du pyramidal

DÉCOUPE DES DIFFÉRENTES PIÈCES

Pour la découpe des différentes parties du piège pyramidal (fig. 109), on procède de la façon décrite plus haut pour le piège Vavoua (annexe 27) en utilisant des patrons, en contreplaqué, découpés selon les cotes indiquées. Les limites des pièces sont tracées à la craie (fig. 110).

Les tissus sont étalés sur plusieurs couches pour une découpe au ciseau électrique. Pour une petite quantité de pièges, on peut utiliser simplement des ciseaux ordinaires.

Toutes les chutes doivent être récupérées, elles serviront ultérieurement.

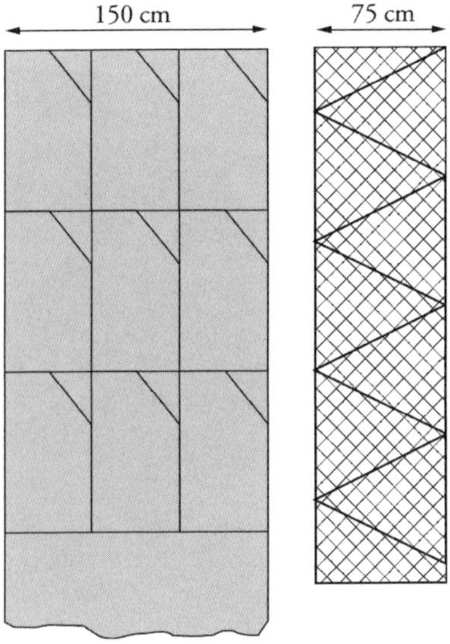

Figure 110
Piège pyramidal : découpe des tissus

ASSEMBLAGE

Avant de coudre ensemble les écrans il faut placer sur chacun d'eux des « goussets » servant, lors de l'installation, à placer des baguettes de bois souples qui assurent la tenue du piège (fig. 111).

Ces goussets sont faits avec les chutes de tissu obtenues lors de la découpe. Chacun mesure approximativement 10 cm de long sur 3 ou 4 de large.

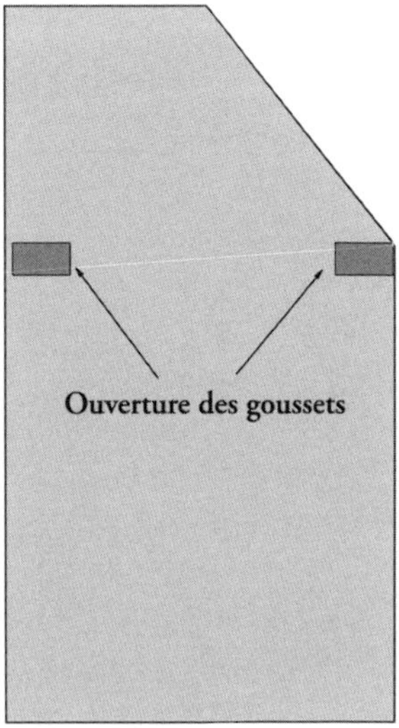

Figure 111
Couture du piège pyramidal :
couture des goussets

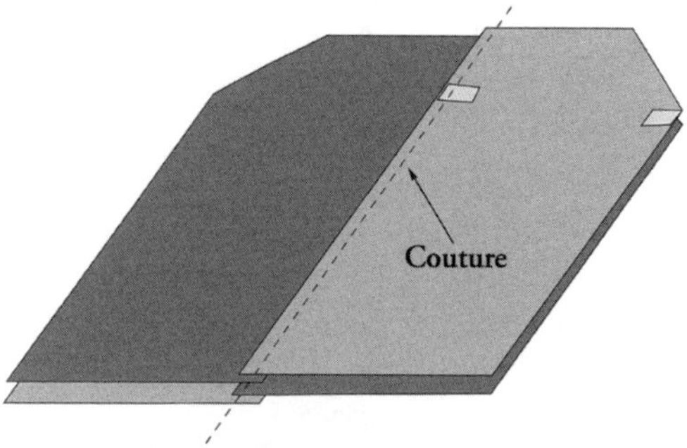

Figure 112
Couture du piège pyramidal :
mise en place et couture des écrans

Ils sont cousus sur trois côtés en doublant la couture pour assurer une bonne fixation car les baguettes devront exercer une certaine tension ; le gousset proche de l'axe de couture des écrans est placé à 1 cm du bord.

Les quatre écrans sont superposés (fig. 112), se chevauchant sur 1 cm, ils sont ensuite cousus ensemble.

Deux triangles de tulle (**T1** et **T2**) sont placés sur un premier écran de tissu (**A1**) de telle sorte que l'un de leurs côtés coïncide avec le « pan coupé » de l'écran (fig. 113).

On coud les trois morceaux de tissu ; la couture se prolonge jusqu'au sommet des triangles de tulle.

Sur le pan coupé de l'écran suivant (**A2**) on juxtapose les triangles de tulle **T2** et **T3** : on coud de la même façon que précédemment (fig. 114).

On fait de même pour le troisième écran (**A3**) sur lequel on fixe à la fois le triangle de tulle **T3** et un nouveau triangle (**T4**).

La dernière opération consiste à fermer la pyramide. Pour cela, il faut coudre ensemble l'écran **A4** et les deux morceaux de tulle **T1** et **T4** (fig. 115).

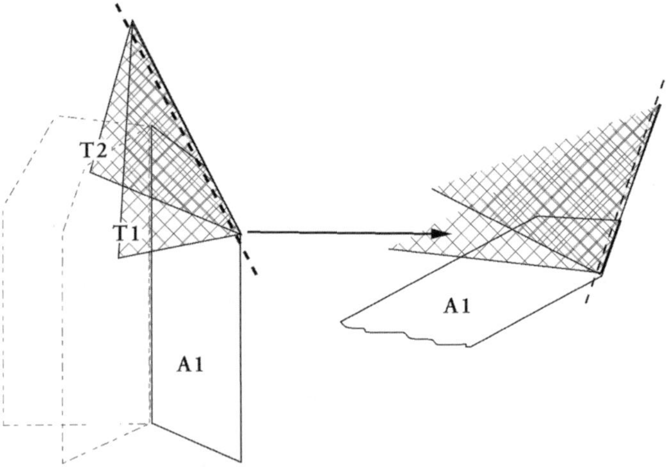

Figure 113
Couture du piège pyramidal : opération 1

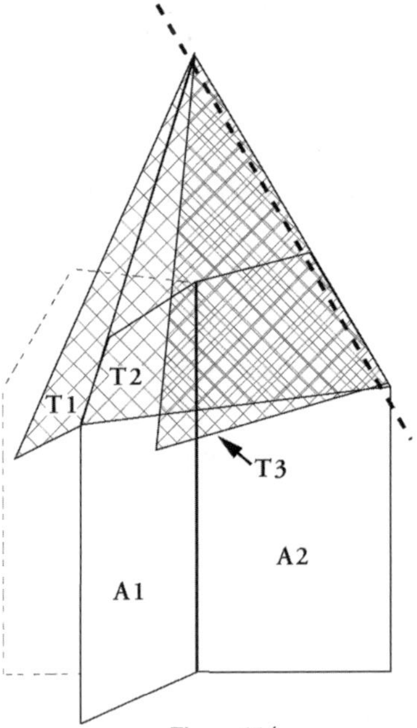

Figure 114
Couture du piège pyramidal : opération 2

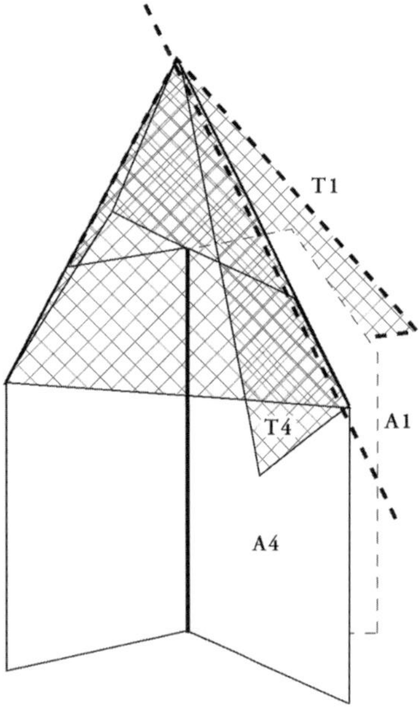

Figure 115
Couture du piège pyramidal : opération 3

Pour que cette dernière couture soit à l'intérieur de la pyramide, on retourne celle-ci en faisant passer son sommet par l'intérieur et en le ressortant par le bas.

On juxtapose les trois pièces que l'on coud puis on remet la pyramide dans sa position normale.

INSTALLATION DU PIÈGE

Pour maintenir ce piège en position normale, lors de l'installation, on coupe quatre baguettes de bois, de bambou ou de toute autre plante, suffisamment rigides, solides et flexibles pour tenir les écrans sans se casser ni plier. Elles ne devront pas être trop lourdes pour ne pas exercer une tension trop forte sur la pyramide en tulle qui se fragilise assez rapidement après exposition au soleil.

Ce piège a été conçu pour être suspendu (voir le chapitre sur les pièges). On utilise une ficelle imputrescible pour éviter la chute du piège. Toutefois, on peut adopter le même système que le piège Vavoua en faisant passer un piquet dans la pyramide en tulle. L'extrémité du piquet est emmaillotée d'une boule de coton cardé ; on noue un morceau de ficelle au sommet de la pyramide pour maintenir le tout en place.

ÉVALUATION CONTINUE

Les inventeurs ont ajouté au plan de ce piège un système permettant une évaluation continue de la réduction de la densité des glossines par comptage des individus capturés.

Ce système consiste en une poche de tulle moustiquaire, de forme conique, cousue en quatre points à l'intérieur de la pyramide de façon à laisser quatre ouvertures permettant aux insectes, ayant pénétré à l'intérieur du piège, d'accéder au sommet. Prisonnière de la pyramide, la glossine prend une dose d'insecticide et tombe à l'intérieur de la poche faisant office de nasse.

Le décompte des insectes morts peut se faire au rythme choisi par le responsable de la campagne : le risque que les glossines soient dévorées par des fourmis est minime car elles aussi seront tuées par l'insecticide. Toutefois, on prendra garde :

– à ne pas trop espacer les relevés : sous climat pluvieux, les insectes pourrissent assez vite ;

– à tenir compte de la dégradation de l'insecticide : la mortalité chez les glossines capturées va diminuer et un faible taux de capture ne traduira pas forcément une réelle réduction de la densité des populations ; les prédateurs ne seront plus incommodés par l'insecticide et risqueront de dévorer tout ou partie de l'échantillon capturé.

Annexe 29
Techniques d'imprégnation des pièges et écrans

MODE DE CALCUL DES DILUTIONS

Si l'on doit utiliser 500 mg de MA par piège, il faut connaître le taux d'absorption du modèle. Pour cela :

– on pèse un lot de 10 pièges ;

– on trempe ces pièges dans de l'eau ;

– on égoutte les pièges sans excès mais de façon que l'eau ne coule plus quand on les suspend ;

– on pèse de nouveaux les 10 pièges encore humides et par soustraction, on calcule le poids d'eau qu'ils ont absorbé (en divisant par 10, on a le poids d'eau absorbé par 1 piège).

Exemple :

Poids de 10 pièges secs = 4 500 g.

Après trempage et égouttage :

– poids des 10 pièges humides = 6 500 g ;

– eau absorbée : 6 500 – 4 500 = 2 000 g.

Un piège absorbe donc : 2 000/10 = 200 g.

La dose visée étant de 500 mg de MA/piège, il faut que cette quantité de matière active soit contenue dans le volume d'eau absorbée par un piège.

Le produit commercial contenant (par exemple) 25 g de MA par litre, ces 500 mg seront contenus dans :

$$\frac{1\,000}{25\,000} \times 500 = 20 \text{ cm}^3$$

Lors de l'imprégnation, le piège absorbant 200 cm^3 de liquide, absorbe en fait 20 cm^3 de la formulation commerciale d'insecticide et 180 cm^3 d'eau.

Pour imprégner 100 pièges, on prépare donc dans un récipient inoxydable (il faut absolument éviter le plastique qui adsorbe la matière active des pyréthrinoïdes) :

– 100 x 200 cm^3 = 20 000 cm^3 = 20 litres de solution avec 2 litres d'insecticide dilués dans 18 litres d'eau.

La précision n'est pas très importante, ni pour le coût, ni pour l'efficacité : qu'un piège reçoive 550 ou 450 mg de MA ne modifie pas les dépenses ou la mortalité des glossines.

La méthode de calcul est la même pour les écrans ; mais les doses d'insecticide étant plus faibles (seul le tissu noir est imprégné), il est recommandé de faire ce test sur une dizaine de coupons de voile noir (50 cm x 50 cm) puis, par règle de trois, de ramener à la surface de voile noir d'un écran (2 fois 17,5 x 95 cm).

MODE D'IMPRÉGNATION

Le mode d'imprégnation du système de piégeage dépend de son type et du moment.

L'écran

Seules les bandes noires sont imprégnées car la quasi-totalité des glossines se posent dessus. Pour cela l'écran est plié une fois dans le sens de la longueur (n° 1) : les deux bandes noires doivent être bien juxtaposées (fig. 116).

On replie l'écran une 1re fois dans le sens de la largeur en maintenant les bandes noires au même niveau (n° 2). Toujours dans le sens de la largeur, on replie une 2e (n° 3) puis une 3e fois (n° 4).

Lors de la première imprégnation, il faut procéder, le matin, au pliage de la quantité d'écrans à imprégner dans la journée : il faut compter entre 150 et 180 écrans par personne et par jour.

Chaque « imprégnateur » doit être muni de gants en caoutchouc : le produit n'est pas toxique mais devient irritant s'il est manipulé longtemps. L'écran, maintenu par la partie bleue, est trempé dans la solution d'insecticide (photo 15) de façon que les bandes noires soient presque totalement immergées (il est inutile de tout tremper : par capillarité l'insecticide va imprégner tout le tissu noir).

Une petite partie du tissu bleu peut s'imprégner de solution insecticide : cela n'est pas gênant, mais pour réduire une dépense inutile il faut demander aux imprégnateurs de travailler de la façon la plus précise possible.

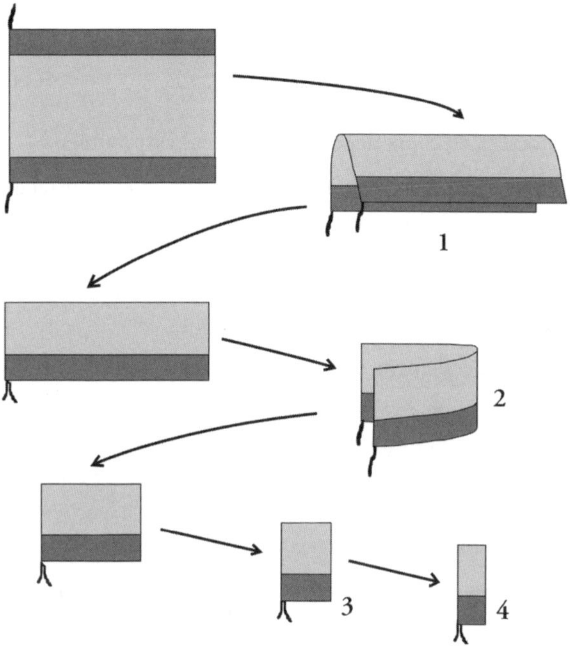

Figure 116
Pliage de l'écran avant imprégnation

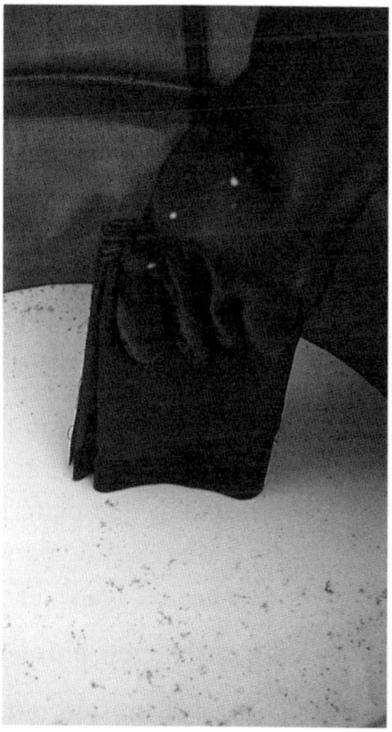

Photo 15
Trempage de l'écran

Les bandes noires sont essorées (ni trop, ni trop peu, l'essentiel est que l'insecticide ne goutte plus). L'écran est ensuite déplié puis étalé au soleil sur une surface plane et propre (voir Séchage, p. 239).

Les pièges

Première imprégnation

Tout le piège est imprégné puisque les glossines peuvent se poser partout. Un lot de 10 pièges est trempé dans une cuve (pour le piège Vavoua) ou dans un seau (pour le pyramidal) contenant la solution d'insecticide pour un nombre déterminé de pièges (50 ou 100).

Les 10 pièges sont tournés deux ou trois fois dans la solution et foulés avec les mains (protégées par des gants) pour que toutes les parties soient bien mouillées.

On retire les pièges, on les égoutte puis, comme les écrans, on essore légèrement. Dès que l'insecticide ne coule plus on étale les pièges sur une surface propre.

Imprégnations ultérieures

On peut utiliser plusieurs protocoles, le choix dépend des moyens disponibles.

La solution la plus rapide et la plus efficace est de ramasser tous les pièges installés et de les remplacer par des pièges neufs déjà imprégnés. Ce système se justifie par deux faits :

– la plupart des cônes ou pyramides en tulle moustiquaire sont très abîmés au bout de six mois ; il faut les remplacer (en récupérant le reste du piège) ;

– le nombre de pièges utilisés est généralement réduit et tous sont accessibles.

La deuxième solution, si les pièges ne sont pas trop endommagés (auquel cas, il faut les remplacer et on revient à la première solution) consiste à se déplacer de village en village, avec le matériel d'imprégnation, puis de procéder normalement. Si au village, il existe une personne capable de s'occuper des pièges, on lui confie leur remise en place et, avant d'attendre que ces pièges soient secs, on se rend au village suivant.

Le système est plus lent et moins commode.

La troisième solution consiste à se déplacer d'un point à un autre, muni d'un pulvérisateur à pression entretenue utilisé pour le traitement des arbres fruitiers.

Connaissant la quantité de solution absorbée par un piège (voir le calcul des dilutions) et le débit de l'appareil (qui peut être déterminé en mettant une quantité d'eau connue dans l'appareil et en mesurant le temps nécessaire pour le vider, par exemple 100 cm^3 en 30 secondes), on pulvérise la solution sur chaque piège.

Ce système, s'il n'est pas plus rapide, est plus simple que le précédent.

STOCKAGE

Dès que les écrans sont secs, on les ramasse en faisant des paquets de 50 que l'on emballe par groupes de 4 ou 5 dans des bâches confectionnées avec de la toile de sacs (utilisés en agriculture pour le stockage des grains et que l'on trouve partout sur les marchés locaux). On emballe de même les pièges Vavoua par groupes de 50. Pour le pyramidal qui n'a pas d'armature métallique, on le plie le plus soigneusement possible pour éviter de trop froisser les tissus noirs et bleus.

Les sacs sont ensuite entreposés à l'abri de la pluie ou de l'humidité.

Annexe 30
Les pièges d'évaluation

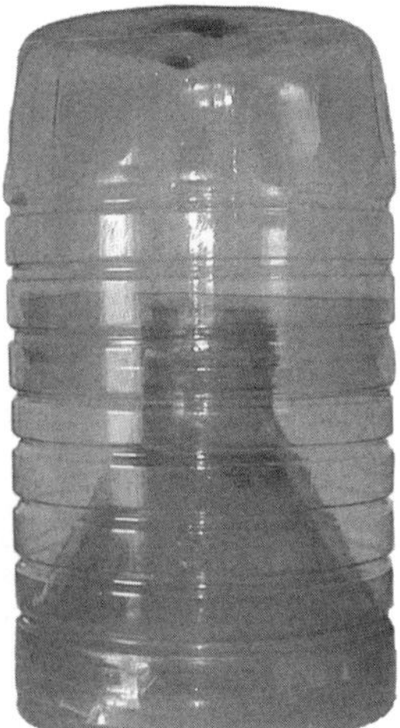

Photo 16
Boîte de capture installée sur un piège

Un piège d'évaluation est identique au piège de lutte. La seule différence se situe au sommet du cône ou de la pyramide : il est ouvert pour laisser passer le système de support d'une boîte (photo 16) qui servira à récolter les insectes (vivants ou morts) pour évaluer le niveau de la population avant et pendant la campagne de lutte. Bien évidemment, les pièges d'évaluation ne sont pas imprégnés, ils doivent même être entreposés loin des pièges de lutte pour éviter toute contamination par l'insecticide.

Pour les évaluations, les pièges sont surmontés d'une boîte de capture fabriquée avec une bouteille d'eau minérale en plastique (photo 16, 17 ; fig. 117). Cette bouteille d'eau minérale (a) doit avoir un col conique (d).

Avec des ciseaux pointus, on découpe le fond (b) qui servira de couvercle à la boîte (hauteur du couvercle, de 10 à 11 cm).

Le corps de la boîte (c) est constitué du centre de la bouteille et mesure entre 8 et 9 cm.

Le col de la bouteille (d) est découpé pour être inséré dans le corps de la boîte et y être collé avec de la colle pour PVC. La colle est déposée, en quantité raisonnable et de façon continue, à l'intérieur du corps de la boîte à environ 1/2 cm de sa base. Le cône est inséré dans le corps de la boîte ; une légère pression suffit à mettre le tout en place et à bien répartir la colle pour assurer l'étanchéité du système.

On vérifie l'étanchéité en remplissant les boîtes d'eau : les fuites éventuelles sont colmatées avec un peu de colle (après séchage de la boîte).

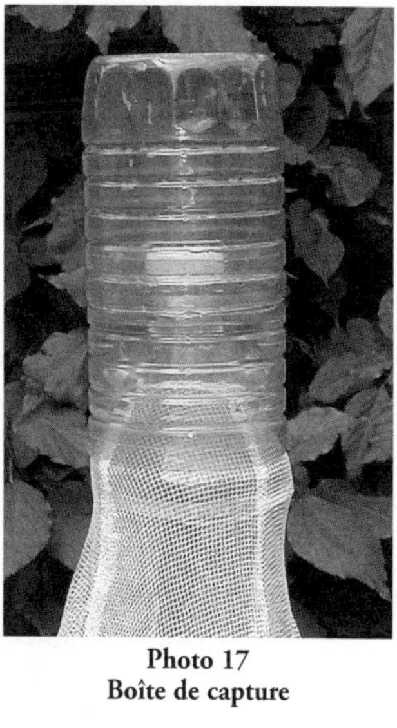

Photo 17
Boîte de capture

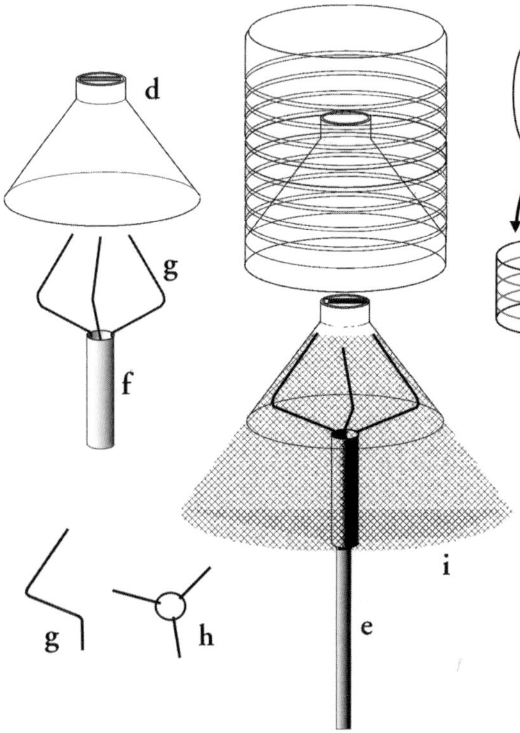

Figure 117
Schéma du système de support du piège

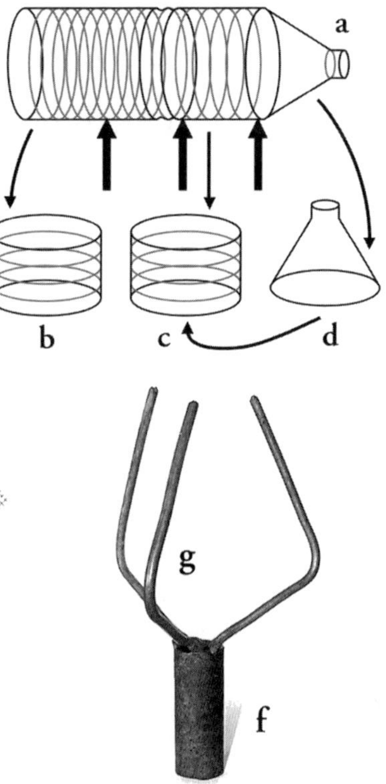

Figure 118
Support du cône plastique

Une boîte peut rester en place au moins pendant deux semaines.

Pour les évaluations, il est préférable que le piège soit fixé au sol par un piquet en fer plutôt que d'être suspendu. Ce piquet (e) est fabriqué dans du fer à béton de 8 mm de diamètre d'une longueur de 1,70 m, ou plus en fonction du sol.

Le cône repose sur un support métallique (fig. 118) composé :

– d'un bout de tube métallique (type tube serrurier) de 5 cm de long pour un diamètre d'environ 15 mm (suffisant pour qu'il s'emboîte sur le piquet en fer) (f) ;

– de trois brins (g) de fil de fer galvanisé (3/10) soudés à 120° à l'intérieur du tube (h). Ces brins sont coupés et galbés de façon à s'emboîter parfaitement à l'intérieur du cône en plastique.

Le piquet en fer est d'abord enfilé dans la gorge aménagée entre les écrans. Puis l'ensemble cône et support est inséré dans le cône en tulle moustiquaire du piège dont l'extrémité est percée à la différence des pièges de lutte. Le support en fer est enfilé sur le piquet (i) et le piquet enfoncé à la main dans le sol de façon que le bas du piège ne soit pas à plus de 50 cm de hauteur.

Pour l'évaluation, la boîte est remplie (jusqu'à 2 cm de son bord supérieur) avec de l'eau formolée à 5 % (50 cm^3 de formol pour 1 litre d'eau) et recouverte par le couvercle ; le tout est posé sur le cône de support du piège.

EXEMPLE DE REGISTRE DE RELEVÉ DE PIÈGE D'ÉVALUATION

Village : Boguédia Date de collecte : 31/10/1999

N°	Type	Nombre de glossines	Observations
1	Lisière village Boguédia 1	18	
2	Points d'eau sur Loudima 2	2	Piège tombé pendant 8 jours
3	Gué sur la Léfini	8	
4	Lisière village Yaokro	1	
5	Pont sur le Bandama	-	Piège volé (non remplacé)
6	Baignade sur le ruisseau	0	
7	Point de rouissage près village	0	Boîte volée (remplacée)
8	Lisière village Boguédia 2	4	
9	Bois sacré près Bafia	2	
10	Baignade sur la Loudima	0	

Annexe 31
Questionnaire pour la distribution des écrans
(exemple de la forêt en Côte d'Ivoire)

Demander au planteur (et inscrire sur la fiche) :

1°) Combien il possède de plantations ?

2°) Combien il cultive de rizières dans un bas-fond ?

Pour sa plantation (ou sa 1re plantation s'il en a plusieurs)

1°) Cette plantation a-t-elle un campement ?

Si la réponse est OUI .... donner un écran (sinon ne pas donner d'écran)

2°) Y a-t-il un point d'eau (sauf le puits au campement) ?

Si la réponse est OUI .... donner un écran (sinon ne pas donner d'écran)

3°) Cette plantation touche-t-elle un bas-fond ?

Si la réponse est OUI .... donner un écran (sinon ne pas donner d'écran)

■ ***Faire la même chose pour chaque plantation.***

Pour sa rizière (ou pour la 1re rizière s'il en a plusieurs)

1°) Cette rizière est-elle dans le bas-fond touchant la plantation ? (si le planteur a dit que sa plantation touche un bas-fond).

OUI .... pas d'écrans : NON .... demander :

2°) La rizière est-elle entourée par d'autres plantations ?

OUI .... pas d'écrans : NON .... demander :

3°) La rizière est-elle bordée partout ou sur un côté par de la forêt ?

OUI .... donner un écran.

Annexe 32
Modèle de feuille pour la distribution d'écrans

PLANTEURS D'AKROMIONBLA CÔTE D'IVOIRE

Nom (sexe – année de naissance)	N°	Plantations	Rizières	Campement	Point d'eau	Bas-fond	Total
Adjakidjé Bernardin (M-1952)	**12/1**	2	0	0	1	0	**1**
Adjé Eugène (M-1941)	**26/1**	2	0	1	1	1	**3**
Amani Kanga Théodore Amani Jean (M-1965) décédé	**28/1**	2	0	0	0	1	**1**
Boni Konan Benoît (M-1947)	**10/1**	1	0	0	0	0	**0**
Djaha Kouassi Paul (M-1959)	**27/1**	1	0	0	0	1	**1**
Diaméla Koffi Ambroise (M)	**4/1**	1	0	1	0	1	**2**
Kanghabéga Michel (M-1956)	**24/1**	1	0	0	0	1	**1**
Koffi Kan Émile (M-1946)	**17/1**	1	0	1	0	0	**1**
Koffi Daniel (M-1965)	**16/1**	4	0	1	0	1	**2**
Koffi Yao Boniface (M-1935)	**23/1**	2	0	2	1	1	**4**
Konan Kouadio (M-1930)	**C5/1**	1	0	2	2	2	**6**
Konan Kouakou (M-1930)	**1/1**	2	0	0	1	1	**2**

Le mode de recensement des planteurs est donné dans l'annexe 3 (p. 280).

Annexe 33
Système pour le marquage des bouteilles

Ce système de marquage permet de tracer très rapidement un trait à la pointe diamantée sur des bouteilles de verre en vue de la redistribution d'insecticide. Le trait matérialise le volume d'insecticide pur nécessaire pour l'imprégnation d'un écran.

Le marquage des bouteilles est effectué à l'aide d'un appareillage dont la fabrication est simple (fig. 119).

- On mesure une première fois, de façon précise, le volume d'eau absorbé par un écran (dont on retranche la quantité d'insecticide nécessaire) que l'on verse ensuite dans une bouteille.
- On fixe la pointe diamantée sur un support stable.

Le support (a), en bois ou en contre-plaqué, repose sur deux pieds en bois (b) de 3 ou 4 cm d'épaisseur. Sur le support on fixe perpendiculairement une tige filetée (c) d'un diamètre au moins égal à 10 mm. Elle est maintenue au-dessus et au-dessous du support par deux écrous à 6 pans (d). Ces deux écrous serviront aussi à régler la hauteur du support de la pointe diamantée.

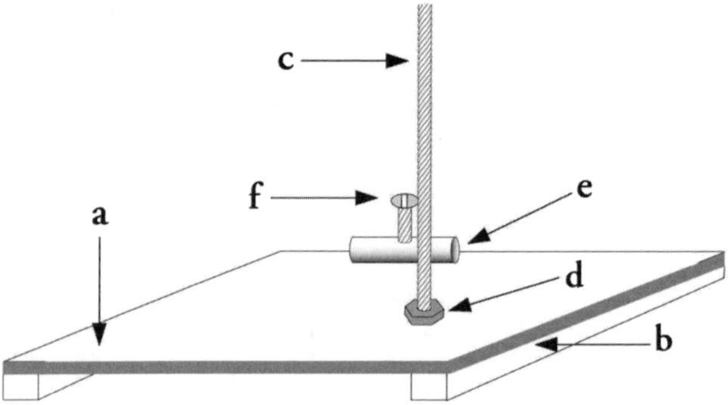

Figure 119
Fabrication du système de marquage des bouteilles

Sur la tige filetée est soudé un morceau de tube (e), de 4 à 5 cm de long et d'un diamètre interne légèrement supérieur à celui de la pointe diamantée. Sur ce tube est monté un boulon (f) qui servira à fixer solidement la pointe diamantée.

■ On règle la hauteur de la pointe en la plaçant exactement au niveau de l'eau dans la bouteille.

■ On fixe définitivement le support de la pointe diamantée et on ajuste son extrémité en vissant ou en dévissant l'écrou supérieur ; après le réglage, on bloque l'écrou sous le support pour maintenir définitivement l'ensemble en place.

■ On approche ensuite chaque bouteille de la pointe diamantée et, sans trop appuyer, on tourne la bouteille pour tracer un trait de 4 à 5 cm (fig. 80, p. 257).

Annexe 34
Préparation et matériel de prospection

Une prospection, que ce soit pour le dépistage de la THA ou pour le traitement, nécessite une préparation et une organisation rigoureuses (fig. 120).

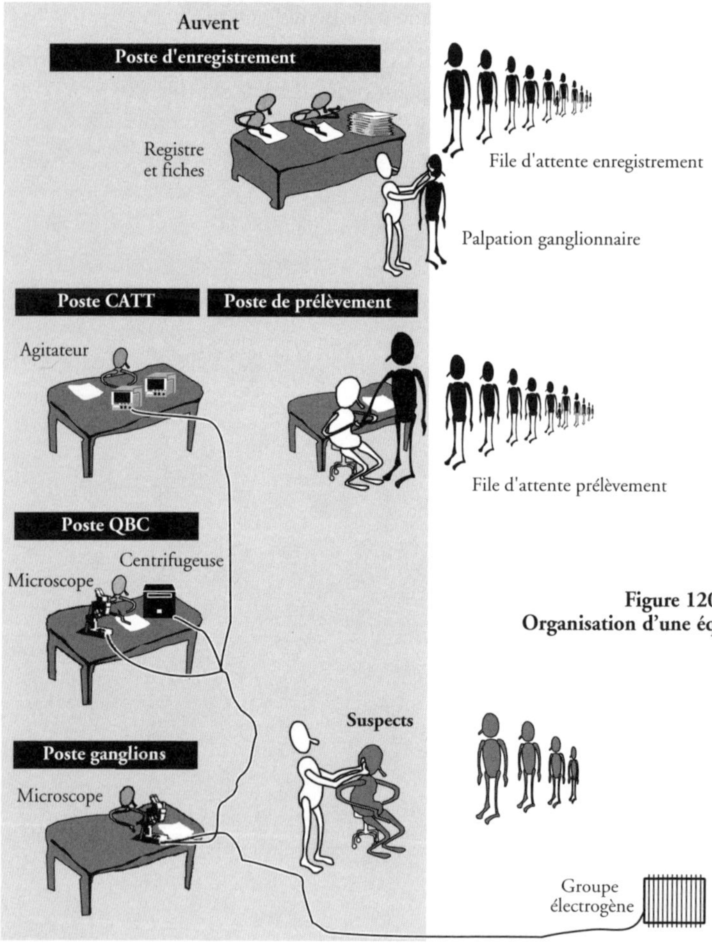

Figure 120
Organisation d'une équipe mobile

MATÉRIEL TECHNIQUE

■ Pour le CATT, il faut prévoir, en nombre suffisant, ce qu'un recensement bien fait avant le début de la prospection permet d'évaluer avec une précision suffisante :
– le matériel de prélèvement (lancettes, tubes capillaires, portoirs, coton, alcool, cuvettes métalliques, etc.) ;
– le matériel nécessaire à la réalisation du CATT (agitateurs, cartes plastifiées, réactifs, accessoires) ;
– tout le matériel concernant les mesures d'hygiène (voir ci-dessous).

■ Pour la ponction ganglionnaire le matériel se limite à :
– des seringues, des aiguilles, des lames, des lamelles ;
– un microscope ;
– le matériel nécessaire aux mesures d'hygiène.

■ Pour les autres techniques du diagnostic parasitologique, le matériel est plus spécifique :
– une centrifugeuse adaptée à la technique utilisée :
  ■ à microhématocrite pour la CTC ;
  ■ parafuge pour le QBC ;
  ■ standard pour la mAEC.
– deux microscopes :
  ■ standard (pour mAEC, CTC, diagnostic de phase) ;
  ■ avec éclairage UV Paralens pour le QBC.
– le reste du matériel spécifique consiste en :
  ■ tubes capillaires héparinés ;
  ■ pâte de scellement pour les CTC (de la pâte à modeler peut faire l'affaire) ;
  ■ kit commercialisé pour le QBC ;
  ■ kit commercialisé pour la mAEC.

■ Les accessoires :
– ampoules de rechange pour les microscopes ;
– fusibles pour chaque appareil électrique ;
– prises multiples et rallonges électriques.

CHAÎNE DU FROID

Les réactifs CATT doivent impérativement être conservés à 4 °C. Il faut donc prévoir une ou plusieurs glacières, pour y placer les réactifs, avec des conservateurs de froid *(ice pack)*. Ces glacières peuvent également servir à conserver des prélèvements.

À l'arrivée sur le terrain, il faut s'informer de la possibilité de transférer les réactifs dans un réfrigérateur d'où on les sortira en fonction des besoins quotidiens.

Il faut également s'informer sur la possibilité de recongeler les conservateurs de froid pour le travail de la journée et pour le voyage de retour.

MÉDICAMENTS

Même si l'équipe mobile a pour objectif le dépistage de la maladie du sommeil, il ne faut pas oublier qu'elle est une équipe médicale qui doit être à l'écoute des problèmes de santé de cette population. Le coordonnateur prévoira un minimum de médicaments pour traiter certaines affections courantes.

L'équipe mobile ne se substitue en aucun cas aux agents de santé locaux s'ils participent à la prospection : dans ce cas, certains problèmes de santé ne sont soumis au médecin de l'équipe qu'en dernier recours.

Les consultations au village ne doivent pas gêner le déroulement de la prospection. Le médecin, ou l'infirmier responsable de l'équipe, les reporte à la fin du travail quotidien.

Les médicaments pouvant être délivrés doivent se limiter, sous peine de débordement, à un antipyrétique, un antipaludique, un antidiarrhéique et au nécessaire pour soigner de petites blessures.

LISTINGS

Cette rubrique concerne les recensements, les listes de suspects déjà identifiés, la liste des malades à revoir. S'ils existent, il faut les avoir avec soi.

La liste de recensement facilite les préparatifs, le travail du secrétariat et permet de vérifier que l'ensemble de la population a été vu. Elle est réactualisée lors de la prospection.

L'existence d'une liste de suspects et/ou d'une liste des malades à revoir implique qu'une surveillance a déjà eu lieu. Il est impératif de retrouver toutes les personnes inscrites sur ces listes : les premières pour contrôler leur séropositivité et vérifier si elles ne sont pas trypanosomées ; les secondes, si l'équipe en a les moyens techniques, pour vérifier si le traitement a réussi et, dans le cas contraire, les adresser de nouveau au centre de soins.

PAPETERIE

Le nombre de registres et cahiers qu'il faut avoir dépend du nombre de personnes à prospecter. C'est dire, encore une fois, l'importance du recensement préliminaire.

Il faut un grand registre au secrétariat et au moins un cahier par poste (CATT, ganglions, CTC ou QBC, mAEC). Il faut également un grand cahier ou registre pour le coordonnateur. Pour celui-ci, comme pour le secrétariat, on peut utiliser des feuilles préalablement préparées. Il faut réaliser une page type en traçant les colonnes et les lignes nécessaires. Cette page sera ronéotée ou photocopiée au nombre d'exemplaires nécessaires, l'ensemble étant ensuite assemblé sous forme de registre.

Il faut enfin les fiches individuelles qui resteront la propriété des personnes examinées.

HYGIÈNE ET TENUE

À chaque poste il faut avoir :

- une poubelle pour le matériel non réutilisable. Le mieux est d'utiliser un sac en polyéthylène, fixé avec un adhésif à la table de travail. Il sera brûlé une fois rempli ;
- un récipient pour le matériel réutilisable (lancettes, cartes CATT, etc.). Il devra contenir de l'eau savonneuse ou additionnée d'eau de Javel ;
- un seau pour se laver les mains ;
- du papier hygiénique ;
- des gants.

Le personnel doit travailler en blouse propre et avec des gants en latex. Outre le fait que cette tenue protège le technicien, elle donne une image de sérieux à la population prospectée. Pour les mêmes raisons, les membres de l'équipe ne doivent pas manger ou boire sur les lieux de travail, au vu de la population locale.

MOBILIER

Il faut :

– une grande table et deux chaises pour le secrétariat ;

– une table et une chaise pour le prélèvement ;

– une table bien stable avec chaise pour chaque poste technique (le CATT, la ponction ganglionnaire et les postes CTC ou QBC et mAEC) ;

– une table avec chaise pour le coordonnateur.

Il faut donc au moins 6 tables et 8 chaises. L'équipe doit avoir ses propres tables pour tous les postes techniques (CATT, ponction ganglionnaire, CTC ou QBC et mAEC), de préférence des tables pliantes, légères et faciles à transporter. Les autres tables peuvent être fournies sur place par la population. Il est en revanche préférable que l'équipe dispose de ses propres chaises pour l'ensemble des postes à pourvoir, ce qui évitera de s'asseoir sur des chaises bancales ou mal adaptées aux tables.

ÉLECTRICITÉ

Deux groupes électrogènes sont nécessaires : un premier tourne en permanence et un second en secours. Le chauffeur, responsable de ces groupes, doit s'être assuré, avant le départ en mission, qu'ils sont en parfait état de marche. Il doit prévoir l'huile nécessaire à leur fonctionnement et des récipients en nombre suffisant pour le carburant afin d'éviter une panne sèche.

Il faut également disposer de câbles électriques et de prises multiples pour brancher tout le matériel nécessitant de l'électricité. Un câble suffisamment long (au moins 25 m) permet de placer le groupe électrogène à distance du lieu de travail dans un endroit abrité de la pluie et du soleil. Chaque poste de travail est relié à ce câble, ce qui implique un maximum de 6 branchements (CATT - microscope pour la ponction ganglionnaire - centrifugeuse à hématocrite, ou à QBC, et microscope - centrifugeuse de paillasse pour la mAEC et microscope).

MATÉRIEL DE CAMPEMENT

Tout dépend des possibilités d'accueil dans la zone visitée. Si l'équipe peut être logée par les autorités locales (à l'hôpital ou au dispensaire, par exemple), ce matériel peut se limiter aux effets personnels et au matériel de cuisine.

Il faut un lit avec matelas et moustiquaire pour chaque membre de l'équipe. Le mieux est de se procurer des lits du type « lit Picot » ou « lit Ponty » ; ces deux modèles sont pliables. Les matelas, en mousse suffisamment fine (5 cm) peuvent être roulés et prennent moins de place dans le véhicule. Chaque lit doit être équipé d'une moustiquaire, de préférence imprégnée d'insecticide, fixée sur des tiges en bois ou en métal attachées aux pieds des lits.

Le matériel de cuisine doit comporter un réchaud avec sa bouteille de gaz (suffisamment pleine), des casseroles, des assiettes, verres et couverts. Pour diminuer la surcharge du véhicule, les provisions doivent être emportées en quantité raisonnable dès lors qu'un approvisionnement local est possible.

Table des matières

Photogravure : Pays d'Oc (Montpellier, France)
Impression : Louis Jean (Gap, France)
Dépôt légal : 420 – Juillet 2005